# 老年健康长寿指南

李杰 王丽 ◎ 主编

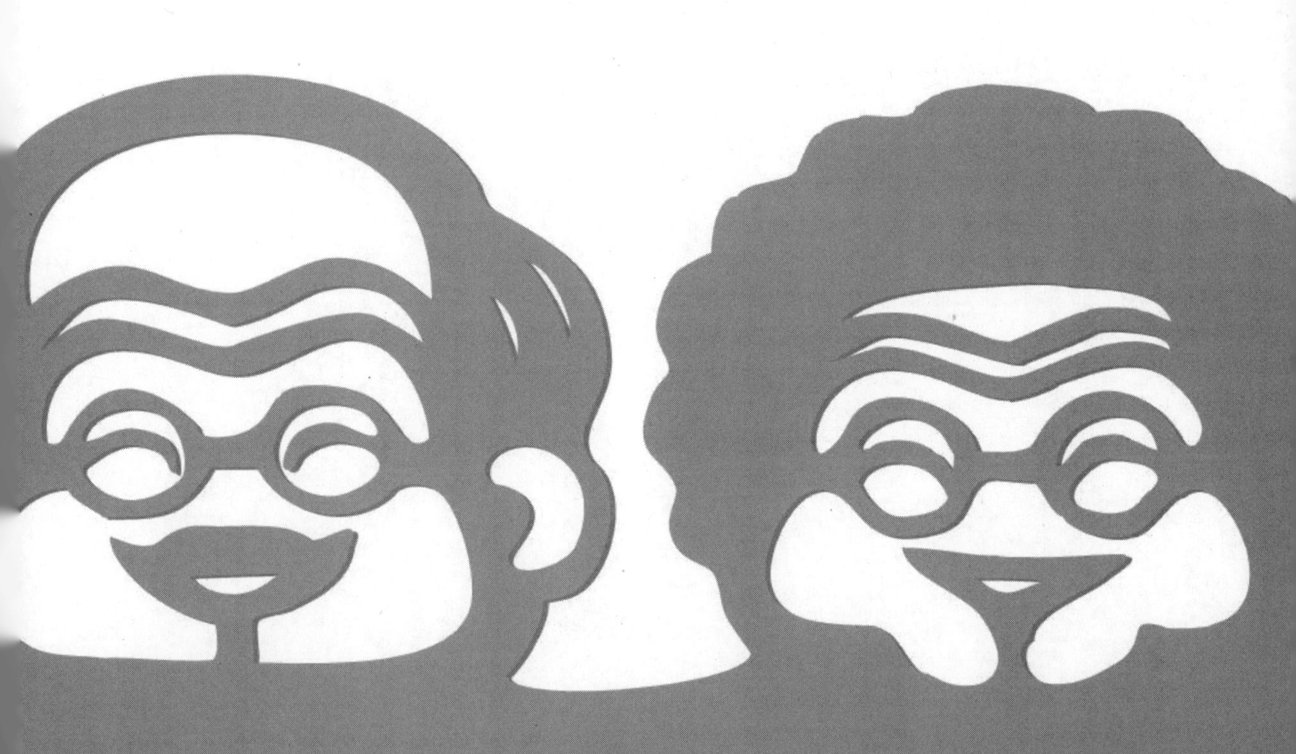

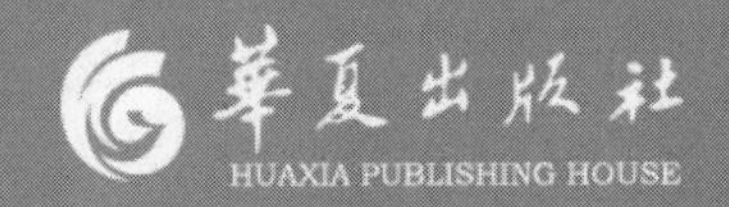

## 《老年健康长寿指南》编委会


**主　　编**　李　杰　王　丽

**副 主 编**　刘　萍　赵晓燕

**编　　委**　（按姓氏笔划排序）

于　雷　王小慧　王立荣　王晓英

王　超　刘世臻　刘志超　刘丽娟

刘彩红　孙　利　杜秀华　杜春娜

杨风珍　李远梅　李秀芳　李　强

宋永梅　张　玉　张　杰　张宝林

张　翔　陈美贞　陈　勇　陈　艳

陈惠英　苗　裕　宗建林　赵　玲

赵晓燕　段素英　曹丽敏　龚　勇

# 前　言

全国老龄委办公室于2013年2月27日发布的我国第一部全面总结和评估老龄事业发展状况的蓝皮书——《中国老龄事业发展报告（2013）》，给出了这样的数据：2012年我国60岁以上老龄人口达1.94亿人，老龄化水平达到14.3%；2013年我国老年人口数量将突破2亿大关达到2.02亿，老龄化水平达到14.8%。老年人口的高龄、失能（生活不能自理）和空巢化将进一步加剧应对人口老龄化的严峻性和复杂性。截至2012年底，80岁及以上高龄老年人口达2273万人，失能老年人口3600万人，慢性病患病老年人口0.97亿人，空巢老年人口0.99亿人。2025年之前，高龄老年人口将保持年均增长100万人。由此可见，中国老年人口基数大，人口老龄化进程快，老年人慢性病患病率高。

老年人的健康代表着一个家庭的安宁和幸福，随着全国老龄化的加速，老年人健康和长寿已成为我们全民族共同关心的话题。作为老年人，怎样才能做一个健康合格的护卫者呢？这就需要不断掌握一些健康与长寿方面的知识。

我们老百姓常讲的一句话，"青年的时候拿着健康换钱，老了拿钱换健康"，其实这句话错了，因为不是有钱就能把病治好的，不是有钱就能买命的。大家要明白一个道理，一定要重视健康。健康面前人人平等。为健康投资的，一定能收获到一份健康。违背健康规则的，抱着陈旧观念不舍得放弃的，那就要付出生命的代价了。有一句话这样讲的：只有失去健康的人才懂得健康的重要性，有健康才有幸福！

本书就是基于目前我国老龄社会的整体状况及老年人常见病实际情况所撰写。包含的内容有：老年人的生理特点；老年病的特点与应对；抗衰老与保健；老年人的心理保健；老年人的家庭、婚姻、性；老年人的饮食；运动与健康；老年人常见症状；老年人常见慢性疾病；中药抗衰老与防病等。

希望本书对老年人本身或关心老年人健康的家庭成员、社会工作者及相关人员提供有价值的帮助！

编　者

2014年2月28日

# 目录



## 第一章　老年人的生理特点



## 第二章　老年病的特点及应对



## 第三章　抗衰老与保健



## 第四章　老年人的心理保健

## 第五章　老年人的家庭、婚姻与性



## 第六章　老年人饮食



## 第七章　运动与健康



## 第八章　老年人常见症状

## 第九章　老年人常见慢性疾病



## 第十章　传统中医养生保健

# 第十一章 常见中药养生保健

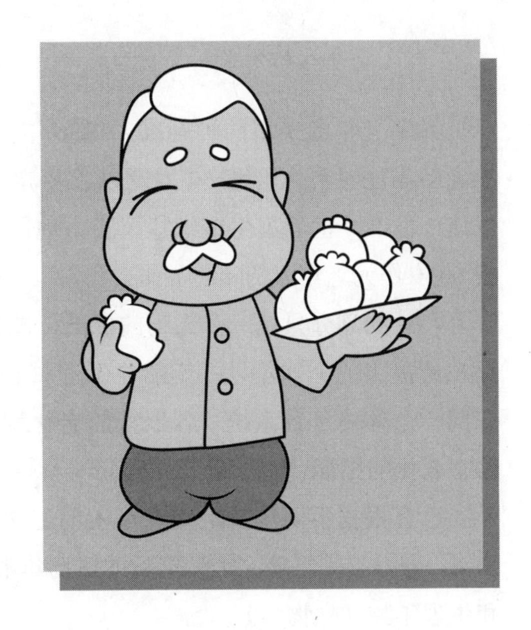

# 第一章　老年人的生理特点

### （一）老年人的定义

界定老年多采用两种标准，1956 年联合国将 65 岁以上界定为老年，1982 年维也纳老龄问题世界大会将 60 岁及以上界定为老年。目前欧美国家及发达地区多采用 65 岁这一标准，世界卫生组织建议亚太地区和发展中国家使用 60 岁作为老年标准，我国将 60 岁作为老年人的年龄界限。

年龄的划分只是一个人为的标准，缺乏生物学依据，把年龄作为生物衰老的指标，存在着很大的个体差异，年龄与生理、心理、器官老化程度的表现并不都一致，即使在同一个体内，各系统、各器官的老化程度也不一致，目前尚无明确的生理、心理及器官老化的指标。

也有根据不同年龄组别老年人的工作能力、健康情况和对卫生保健及社会照顾的需求，分为年代年龄（实际年龄或日历年龄）、社会年龄（社会学）、心理年龄（心理学）和生理年龄（生物学）。

人口学上有将老年人不同年龄段分为：准老年人（55 ～ 64 岁）、“青年”老年人（65 ～ 75 岁）和高龄老年人（75 岁或 80 岁以上）。

也有将 45 ～ 59 岁定为老年前期（中老年人），60 ～ 79 岁为老年期（老年人），80 岁以上为高龄期（高龄老人），90 岁以上为长寿期（长寿老人），100 岁以上为百岁老人。

### （二）老年人的身体有哪些生理变化

老年人是一个年龄跨度很大的特殊人群（最年轻者 60 岁，最年长者达百岁开外，至目前报道，有据可查的高龄者达 115 岁）。由于同种生物中本身就存在着个体差异，因此在年龄跨度如此之大的老年人之间个体差异就显得更加悬殊。有的老年人刚到 60 岁就老态龙钟、言语迟钝，而有的人年过 90 还精神抖擞、谈笑风生。

尽管个体差异如此之大，但从整个群体来讲，衰老的机体有其共同的生理特点。诸如：衰老过程中机体普遍存在组织更新与修复能力明显低下，器官生理功能逐渐减退，机体代谢变得缓慢，免疫机能下降，应激能力日渐减弱的趋势更为突出。这个渐变的过程，具有普遍性和随年龄变化的特点。

#### 1. 细胞的变化

组织中细胞数量减少，细胞分化与修复的功能明显减退。细胞出现空泡样改变，有淀粉样蛋白和免疫复合物类沉积，细胞中出现脂褐素是衰老机体的普遍现象。许多实验研究表明，衰老的细胞代偿能力差，细胞超微结构有明显退行性改变，细胞丧失了原有的活力，逐渐发生退行性变化。随着增龄，衰老细胞中 DNA 复制与修复、蛋白质合成与代谢功能都有所下降。

2. 机体成分的变化

大量研究资料表明老年人与青年人相比，身体组成成分有很大的变化。据报道，25 岁年龄组的青年人机体组成成分为脂肪占 15%、骨骼占 6%、细胞内水分占 42%、细胞外水分占 20%、其他组织占 17%；而在 75 岁年龄组其脂肪占 30%、骨骼占 5%、细胞内水分占 33%、细胞外水分占 20%。显而易见，老年人与青年人在机体组成成分方面有比较大的改变，脂肪所占比例增加较明显。随着年龄的增长，机体的组成成分里细胞外水分基本保持在原来水平，但是细胞内水分明显减少，这与组织器官普遍出现萎缩的现象相吻合。

3. 代谢机能下降

机体代谢所需要的一些酶类和生物活性物质，不但其含量在减少，而且其生物活性也在明显下降，诸如：胃蛋白酶、胰酶、己糖磷酸激酶、细胞色素氧化酶、血清脂蛋白酯酶、乳糖酶、生长激素、促红细胞生成素等。有资料表明 64 ～ 80 岁老年人与 24 ～ 47 岁成年人比较骨骼肌的酶活性时发现，老年人酶活力降低 40% ～ 60%。乙酰胆碱转移酶和乙酰胆碱酯酶活性都有所降低，对老年人记忆与认知有一定影响。老年脑组织中的单胺氧化酶 B 活性上升，该酶与人类衰老关系密切。这些变化的结果使得机体的整体代谢功能逐渐减退，机体的各种生理功能受到影响，表现为内分泌代谢、生殖、神经传导等生理功能呈现随年龄下降的趋势。

4. 免疫机能

胸腺及骨髓的退化，使得 T 细胞的生成受到影响。淋巴细胞对各种特异性抗原刺激的反应性下降，抗体效价随衰老降低。免疫功能的低下主要表现为一些细胞因子如自然杀伤细胞、肿瘤坏死因子、白细胞介素（IL-2R 、IL-6 等）水平的下降。特别表现在免疫应答能力低下，对细菌、病毒产生的抗体效价降低。而高亲和性抗体在预防感染方面十分重要，其降低会使老年人抗感染能力下降。当生活环境发生变化时（如气候冷热的差异、情绪好坏的变化、突发意外等情况下）老年人容易发生疾病，诸如呼吸道或消化道感染、心脑血管疾病、跌倒骨折等。表现出应激能力差，免疫机能低下，一旦患病常表现为疾病复杂难于控制，恢复体力所需时间比较长。

5. 抗氧化机能

衰老机体的血浆过氧化脂质（LPO）有随年龄增高的倾向，衰老过程中红细胞的超氧化物歧化酶（SOD）的活性随着年龄的增加而降低。由于 SOD 能够清除体内产生的过多自由基，因此 SOD 成为衰老生物学的一个重要标志。红细胞 $Na^{+}$-$K^{+}$ ATP 酶 的活性随增龄降低，$Na^{+}$-$K^{+}$ATP 运转是人体重要生命活动之一，这种酶的活性，老年人比青年人低 56%。曾经有人对 29 例百岁老年人测定 4 项抗氧化机能，表明老化过程中过氧化脂质往往随年龄增加而累积增多，但百岁老人的过氧化脂质却接近正常水平，说明保持机体的抗氧化能力、维持超氧化物歧化酶在较高的水平将会十分有助于健康长寿。

（三）老年人身体的各个系统生理变化

老年人机体生理功能的变化是渐进的，具有普遍性的特点。这种变化在各个组织器官都有不同程度的体现，使得各个系统的生理功能也都发生相应的变化。

1. 循环系统

血管的变化明显表现在血管弹性蛋白的过度交联，使血管弹性减弱、内膜变厚。大、中动脉和冠状动脉血管出现硬化。血管弹性的普遍减弱致使主动脉加大血液充盈量，这种代偿性变化长期持续下去会使老年人的收缩压逐渐增高，而且收缩压与舒张压之间的脉压差也加大。

有资料表明，人在 30 多岁时心脏就有一些微小的变化，心肌细胞总数量随着年龄增长而在减少。衰老心脏多呈萎缩性变化，在心肌细胞里发生了脂褐素的沉积和一些淀粉样变性，也可见到心肌间出现脂肪沉积。心脏重量减轻，体积变小。有的老年人出现心包下脂肪含量增加，或者受心内膜增厚等因素影响，其心脏则略大些。老年心脏房室变薄，而瓣膜厚度增加，硬度有所加大，弹性明显变弱，瓣膜钙化并以主动脉瓣和瓣环的钙化为多见。由于受血流动力学的影响更为直接，主动脉瓣和瓣环受损机会较其他瓣膜多，其退行性变化更加明显。绝经期后妇女心脏瓣膜钙化率增高。

随着增龄，上述变化逐渐加重，心血管的生理功能逐渐减退。主要表现为心脏搏出量减少，每搏射血时间缩短，常出现期前收缩。心肌是以有氧代谢为主，氧的供应量充足与否直接影响心肌代谢生理功能，影响血氧含量或心肌供血量的各种因素都会对心肌的生理功能产生影响。因此当冠状动脉出现不同程度的硬化时，由于心肌出现供血不足常伴发异常的生理变化，心肌酶谱异常或心前区疼痛等，在增加负荷的情况下心肌顺应性及调节能力明显降低，容易发生心脏功能不全。

衰老的心脏心肌己糖磷酸转移酶的活性也表现为逐渐降低，更加重了心肌生理功能减退的状况。另外，小动脉毛细血管基底膜的普遍增厚使管腔变得狭小，造成机体末梢循环速度变慢，进而产生供血供氧不足，因此老年人容易手脚发凉、畏寒，末梢循环不好。末梢循环不良进一步加大外周毛细血管的阻力，加之神经体液调节发生了一些相应的改变，使老年人常表现出收缩压和舒张压都有不同程度的升高，这也是老年人患有高血压的人数比较多的原因之一。随着机体的增龄变化窦房结也出现组织退行性改变，窦房结起搏细胞数量减少，自律功能明显降低，老年人发生窦性心动过缓或发生窦房结综合征的情况较多见。

2. 神经系统

神经系统退行性变化表现为脑组织的重量减轻、细胞数目减少，脑的整个体积缩小，皮质层变薄。重者出现脑萎缩，往往以大脑半球前半部的萎缩比较多见。中脑的黑质和桥脑的蓝斑核细胞数目减少比较明显。对于不同个体和脑的不同部位其细胞数目减少的程度各有不同，个体差异比较大。有资料表明在30岁以后就有脑神经细胞的进行性减少的趋势。负责躯体运动的细胞减少较为明显，而且这种现象出现得也比较早，加之骨关节的退行性改变，因此，老年人的运动协调性较差，行动迟缓。

还有一些常见的脑老化改变包括脑的沟回变宽、侧脑室和第三脑室增大、脑组织常见散在的脂褐素沉积以及淀粉样改变、神经细胞内出现微丝沉着、神经轴索渐渐萎缩等。脑的神经生理功能减弱，神经传导功能发生障碍，认知功能和记忆功能减退。

由于衰老伴退行性变化，老年人神经系统的生理功能逐渐减退甚至出现病理性改变。通常出现大脑皮层兴奋性降低条件反射能力减弱。大脑中枢对于机体内环境稳定性的控制能力下降，甚至出现神经内分泌的失调、代谢的紊乱。下丘脑的生理调节功能减退，衰老机体的生长激素水平明显低下，整体代谢速度变得越来越迟缓，因此，老年人的肌肉变得松弛，脂肪过多堆积，出现老态臃肿。丘脑下松果体的萎缩及其分泌功能的减弱，使睡眠的生理时相发生变化，老年人经常在白天坐着打盹，夜晚又睡不着觉，总睡眠时间减少，睡眠质量差，老年人的精神活力受到影响。

随着增龄，脑组织的血流量和耗氧量都有所下降。大脑的兴奋和抑制过程的转换比较慢，脑的生理功能低下，所以老年人表现出反应慢一些、应激能力也比较差；脑神经反应的灵活性以及动作的协调性都比较差；注意力不够集中，近期记忆减退严重。有的老年人发生性情偏执的改变。

3. 呼吸系统

老年人的呼吸管道——鼻、咽喉、气管以及支气管黏膜普遍出现萎缩，黏膜退化纤毛减少，纤毛的运动及具有保护性作用的咳嗽反射变弱。肺的体积变小、重量变轻，常呈现为肺气肿样改变。肺泡数量减少，随着年龄增加肺泡间和肺泡管周围的弹力纤维减少，肺泡扩大或者出现畸形，甚至出现肺泡的破裂或者破裂后相互融合成蜂窝状的小囊泡，肺泡换气面积明显减少，肺泡壁以及毛细支气管扩张，肺脏的有效扩张和收缩的能力下降，加上肺脏发生退行性纤维化改变进一步影响气体的弥散作用，使肺脏的生理功能发生改变，主要表现为换气功能减弱，肺脏的总容量和肺活量减少，残气量和功能残气量增多。因此老年人发生低氧血症和高碳酸血症比较常见。肺活量、时间肺活量以及最大呼吸容量都在减少。

4. 消化系统

消化道的黏膜、平滑肌和分泌腺体都有不同程度的萎缩。比较多见的是胃的主细胞减少，胃黏膜呈现肠上皮化生样的改变。胃酸和胃蛋白酶以及在消化过程中起着重要作用的各种酶类分泌明显减少。唾液腺分泌减少，舌部味蕾萎缩而且数量减少很多，加上随着年龄的增长老年人牙龈也逐渐萎缩，牙齿非常容易松动和脱落，牙龈容易发炎。这些变化促使老年人的消化功能不良，很容易产生胃肠功能紊乱。由于小肠黏膜的萎缩，致使营养吸收的能力下降，钙元素的吸收受到影响。胃肠道的蠕动机能变弱，结肠的肌张力减小，老年人容易发生便秘。

参与消化的外分泌腺体诸如肝脏、胰腺的生理功能也发生了变化，肝组织呈纤维化改变、结缔组织增多。肝细胞的各种酶活性减低，蛋白质合成的能力也有不同程度的下降。致使药物代谢过程中肝脏的解毒功能减弱，代谢清除率下降。因此老年人用药时应该考虑这些影响因素，审慎用药。长期服药者，用药期间应监测肝肾功能，酌情调整。胰腺的退行性变化是胰蛋白酶原颗粒变少而且活性降低，腺体出现弥漫性纤维化增生，重量减轻，老年人胰腺分泌功能下降及胰岛素活性减低、受体功能减弱可能是促使机体容易发生代谢紊乱的重要因素之一。

胆囊所分泌排泄的胆汁在脂肪的消化过程中起着重要作用。由于胆囊和胆总管发生着退行性变化，其弹性减弱，胆囊壁变薄，功能减退，所分泌和排泄的胆汁变得稀薄，消化作用大为减弱。

5. 内分泌系统

内分泌腺体逐渐发生萎缩，脑垂体出现间质增生样改变，垂体细胞数量减少，重量减轻。腺垂体容易产生胶样囊肿，神经垂体多发生结缔组织增生。垂体分泌的生长激素水平下降，青年人胰岛素样生长因子 -1（IGF-1）为 500 ～ 1500u/L，而老年人 IGF-1 水平约为 350 ～ 500u/L，明显低于年轻人，因此老年人的整体机能降低。肾上腺皮质发生以纤维化改变为主的退行性变化，皮质功能减退。脑垂体—肾上腺皮质内分泌系统储备能力下降，血液和尿的皮质激素水平降低，其代谢产物的含量也随着年龄的增加而减少。

甲状腺出现纤维化样改变，滤泡之间有结缔组织增生。血液中游离甲状腺素的结合活性减弱，甲状腺功能在逐渐下降。甲状旁腺嗜酸性细胞增多。绝经后妇女发生甲状旁腺功能亢进者为数不少。

老年人的促性腺激素水平下降。男性血液中的睾丸素逐渐减少，女性雌激素水平在 35 ～ 40 岁就有一些减少，绝经期后下降更为明显，大约 60 岁时下降到最低。有研究资料表明 90 岁以上老年人的松果体几乎全部钙化。

6. 泌尿生殖系统

老年人肾脏的退化改变主要表现为肾脏实质的萎缩，肾小球数量减少，肾小管萎缩，肾脏变小、变轻。老年人功能肾单位数量减少，大约比青少年减少一半左右。随着增龄，肾小球毛细血管的基底膜基质蛋白分子交联增加，基底膜弹性减弱，肾小球滤过率减少，在 50 岁后更为明显。肾小管对于水、电解质的选择性重吸收的生理作用减弱，对抗利尿激素反应性下降，调节血钠水平的能力也降低。有20%的住院老人肾功能差。尿素氮、肌酐有随年龄增高的趋势。

另外，泌尿道及膀胱黏膜渐渐呈退化性改变，膀胱有一些小梁样增生，肌层萎缩，容量变小。老年人的大脑皮质下层排尿中枢神经细胞的功能随着年龄增长而下降，容易出现控制排尿中枢功能失调。因此老年人容易发生尿失禁，临床医疗中常见老年人发生泌尿系统感染，因前列腺增生而发生尿潴留的情况非常多见。老年人前列腺分泌液减少，前列腺组织增生，腺泡为囊性扩张，结缔组织和平滑肌呈结节样增生。男性到50岁以后前列腺开始增大，其前列腺增生的患病率随年龄上升。60岁以上老年人中前列腺增生患病率达64%。女性的子宫、卵巢、乳腺以及外生殖器都有不同程度的萎缩，功能退化。卵巢分泌孕激素和雌激素的量逐渐减少，同时下丘脑—垂体—卵巢神经内分泌调节功能发生变化，出现紊乱。临床常见一些中年妇女产生明显的更年期综合征。老年妇女因雌激素水平下降容易发生骨质疏松。

7. 骨骼肌肉系统

老年人骨骼肌肉的退行性变是显而易见的。肌肉细胞水分减少，细胞间液增多，肌肉萎缩松弛，肌张力减弱。在肾功能尚可的情况下，老年人虽因肌肉减少，肌酐水平也有所减少，但最初肌酐变化不很明显。骨骼的骨矿含量减少，而且骨胶原含量也逐渐减少，骨骼弹性下降而脆性增加。老年人往往容易发生骨质疏松，主要以脊柱、股骨颈和骨盆等部位的变化最为明显，因此，老年人常有腰酸背痛的症状。老年期椎间盘也渐渐趋于萎缩变薄，而脊柱则渐渐变短。有的老年人出现比较明显的脊柱弯曲和前倾。有资料报告，在8年的时间里男性老年人平均降低3.7cm，女性平均降低3.97cm，降低最多的达13.7cm。高龄老年人普遍表现为身高变矮，体重变轻。人体内有99%的钙在骨骼中，只有5克左右的钙元素是可以交换的。其中大部分在血浆中，而血浆中的钙有一半呈游离态，另一半则与蛋白质结合，从而维持恒定游离钙浓度。老年人往往因血浆蛋白水平的低下，使结合钙浓度降低。老年妇女由于雌激素水平下降，其对抗甲状旁腺对于骨吸收的能力减弱，所以会出现血钙和血磷水平无明显下降。

老年人骨关节的退行性变主要为：关节软骨呈现脱水和纤维化，也常见有钙化和增生性改变，骨关节面变得粗糙。加上关节韧带的弹性降低，在多种因素作用下，骨关节易出现活动受限和疼痛。因此老年人行动多有不便，站立不稳，走路缓慢，容易跌倒。老年人应该注意缓起慢行，在日常生活中和医疗护理时应该特别小心跌倒，以免发生意外。

8. 其他系统

老年期各感觉器官的变化很容易被察觉到。诸如：皮肤的弹性降低，老年人常眼皮松弛和下垂，眼角出现皱纹。角膜逐渐浑浊，脂肪对于角膜的浸润形成“老年环”。眼结膜的胶原纤维和弹性纤维老化，使球结膜弹性减弱脆性增加，因此老年人容易发生结膜下出血。由于角膜、结膜、晶状体和睫状肌的老化，容易出现视物不清，视力疲劳，老年人普遍存在老花眼的现象。晶状体逐渐浑浊和硬化，产生老年白内障。

随着年龄的增加，老年人听力下降。一方面由于听神经的退行性变化，同时受内耳微小循环供血情况不良的影响，老年人常发生耳鸣，老年人耳聋多表现为双耳听力呈进行性减退。

皮脂腺和汗腺的功能减退。表皮变薄而干燥，真皮乳头变平或者消失。皮下脂肪减少，皮肤角质层含水量明显减少。老化的皮肤毛细血管变细、数量减少。

衰老过程中机体免疫功能下降，骨髓造血功能差，胸腺细胞数量明显减少。负责机体免疫的T细胞数量和活性都有所下降，而且免疫识别能力减退。对于外来入侵的细菌和异物产生抗体进行抵御的能力减弱，而对于自身的物质却不能清楚地识别，反而对于自身体内的蛋白质、代谢物进行攻击，产生自身抗体伤害自身组织器官。老年人免疫机能低下，同时又容易发生自身免疫性疾病。

### （四）老年人的味觉、视觉等感知活动变化

一个人的感知活动功能主要靠视觉、听觉。外界的信息大约有80%是通过视觉、听觉得到的。视像的模糊和言语交流的不顺畅势必会严重影响人们的社会交往，给其心理活动带来影响。

心理感知活动可概括为：①视觉：辨别外界物体的大小、远近、明暗度和深浅；②听觉：辨别声音的频率、方向、大小，对不同语言的理解能力；③嗅觉：对气味的辨别能力；④味觉：对四种基本味觉酸、甜、苦、咸的辨别；⑤皮肤感觉：主要指皮肤触觉对温度、疼痛刺激的体验辨别能力；⑥平衡感觉：前庭器官的功能，小脑的运动神经元功能；⑦心理运动反应：指对各种刺激的反应能力，涉及对复杂问题、多种信号刺激的识别和选择相应的反应所需时间、动作精确程度；⑧认知功能：观察、想象、记忆和思维的能力；⑨实际操作技巧，适应环境变化的能力、参与社会活动的能力。

由于老年人的器官组织存在不同程度的退行性变化，某些生理功能已存在明显的减退，往往视觉、听觉、味觉的变化容易首先显露出来。

1. 舌的味蕾数目明显减少，导致味觉的下降

75岁老人比30岁青年人的味蕾减少1/3，导致老年人味觉迟钝，吃什么都没滋味，食欲差很影响老年人心理状态。

2. 视力下降

由于晶状体的混浊及其调节能力下降，特别是老年人多有屈光不正、老花眼或白

内障导致视力下降、光感降低等，因此伴有这些感觉功能减退的老年人容易产生焦虑压抑感，心情不畅快。与外界交往受到影响，易产生孤独、抑郁等。

3. 老年人的视敏度较低，辨认精细物体的能力下降

深度视敏度是指对两个物体相对位置最小差距的分辨能力。老年人深度视敏度明显下降（45 岁以后即有下降），以致老人在判断距离或深度时经常出现困难，判断不准确，走路时深一脚浅一脚。老年人在走路、上下台阶、上下楼梯时要看清脚下的路，避免迈空摔倒。

4. 老年人对视觉信息加工的速度下降

表现为反应的潜伏期加长，即从呈现刺激到做出反应之间的时间延长。

5. 老年人的视觉注意容易受到无关刺激的干扰

在要求注意力转换时，老年受试者的反应往往随条件的复杂性增加而变慢。老年人抗干扰能力以及注意转移的灵活性都较青年人差。

6. 老年人因年龄增长出现的听力损失，使得言语辨别能力大减

有资料认为，在一般情况下，50 岁以前，具有正常听力的人的言语辨别能力是相对稳定的。但是，一个 80 岁的老年人，这种语言辨别能力可能会有 25% 的损失。听觉功能的降低势必会严重地影响到人们的社会交往和心理状况。

7. 老年人言语知觉出现障碍

不仅仅是由于听觉系统对不同频率的声音感受性降低，而且也反映出大脑高级中枢对语言信息加工的障碍。

### （五）老年人的记忆特点

所谓记忆就是人们对感知、思维、体验、实践过的事情在大脑储存下来的“文件”，在以后的一定条件下可以再提取该“文件”，以其再现方式表现出来。记忆就是大脑对于“文件”存储和提取的过程。

老年人常诉说自己爱忘事，记忆不如以前。老年人的记忆力随增龄发生变化是显而易见的。记忆正常老化的特点是：

1. 老年人初级记忆比次级记忆好

许淑莲等做过一项研究，向一组年轻人（20 ～ 25 岁）和一组老年人（80 ～ 90 岁）呈现有汽车、脸盆等常用物品图片 15 张，呈现完毕后立即要求受试者回忆所见图片内容，回忆可以不按顺序。结果表明老年人和年轻人对图片正确回忆率的差别是明显的，分别为 35%、95%。但是对末尾呈现的一张图片老年人的正确回忆率达到 74%，对倒数第二张图片达 65%，和年轻人的差距很小，年轻人为 78% 和 72%。在初级记忆方面，80 多岁老人也只略微有些减退。但老年人的次级记忆与年轻人有差异。老年人在信息

组织加工方面的效率不如年轻人，这是老年人记忆方面的主要变化。

2. 老年人再认活动保持较好

如老年人再认没困难，对看或听到过的事物，能回忆起来。

3. 老年人对有意义的记忆比机械记忆好

当看完一部电影后，老年人对有趣的故事情节记忆清楚，但是对演员的名字却记不住，说明机械记忆、死记硬背的能力减退得多。

4. 老年人日常生活记忆比实验室记忆好

记忆与经验、知识的积累关系密切，老年人生活经验丰富，其日常生活的记忆是比较好的。虽然老年人记忆随增龄逐渐减退，但这种减退是缓慢的。真正的记忆减退大多在 70 岁以后。老年人可以通过掌握自己的学习节奏，采用适当的学习方法，发挥经验的作用，可采用勤锻炼、勤用脑，抓紧反复记忆，抓住提示线索的方法，可以很好地改善记忆效果。

### （六）老年人的智力特点

对智力的概念尚未统一，有关心理的资料通常所说的智力是指学习能力、记忆能力、认知能力，同时也涵盖了认识、思维、分析综合感知信息的能力，是人们认识事物和改造客观事物以及适应社会的各种能力的综合。其中的思维能力是核心。智力是一种稳定的心理特征。智力的测定目前是靠心理测验，如“韦氏成人智力量表”。通过测试一个人的一般常识、理解能力、运算能力、记忆能力、概括能力和思维能力以及知觉整合、观察、学习、记忆、注意力及反应速度的多种综合能力，进而了解一个人的智商。

1. 老年人液态智力随年龄减退明显，而晶态智力保持较好

霍恩（Horn）和卡特尔（Cattell）将智力的不同方面归纳为两类，即“晶态智力”和“液态智力”。“晶态智力”是后天获得的，它与知识、文化和经验的积累有关，例如知识积累、词汇的理解力等。成年后，这些能力随着年龄的增长不但没减退，反而有所提高，直到 70 岁或 80 岁后才出现减退。“液态智力”主要与神经的生理结构和功能有关，而与知识和文化背景关系较小。例如知觉整合能力、运算能力、思维敏捷度以及注意力、反应速度等。这些能力在成年期达到高峰后，由于大脑、神经系统、感觉器官的生理结构和功能变化，随着年龄增长出现较快减退。“晶态智力”与“液态智力”的变化不是平行的，认为智力随着年龄增长而减退的说法不够准确。正常情况下，人活到高龄，智力也不会有很大减退。不少人在晚年仍然保持创造力，做出贡献。老年人的智力具有一定的可塑性，如果能积极采取措施，加以训练，智力是可以改善的。

2. 老年人智力的“经典老龄化模式”

智力测验的不同方面随增龄而产生不同的变化。“韦氏成人智力量表”中的语言测验与知识经验有关，在一定程度上反映“晶态智力”，而作业测验与记忆力、注意力、反应速度和灵活性有关，在一定程度上反映“液态智力”。国外用此量表所作研究表明，老年人的语言分明显高于作业分，因为语言分随年老而下降的变化较为缓慢，作业分随年老则下降较快。这就是智力的“经典老龄化模式”。国内的同类研究结果与国外一致。在用修订的“韦氏成人智力量表”对140例成人（20～89岁）测验，按十岁间隔分组，每组20例，各组在性别、文化条件方面互相匹配。结果表明，语言分在30岁最高，70岁前都比较稳定，70岁后明显下降，其中“知识”、“词汇”和“领悟”这三项成绩70岁组仍高于20岁组，直到80岁才有明显减退；作业分也是30岁组最高，但50岁以后就逐渐下降，60岁以后下降明显。分析其原因，可能主要由于老年人动作缓慢、知觉整合能力下降，所以与操作技能有关的智力减退较早。

关于反应速度与智力关系有两种观点：一种认为操作快慢反映了中枢神经系统功能，在智力评定中速度测验特别重要；另一种观点认为操作快慢主要反映肌肉活动，而不是大脑活动，反应速度在智力行为中并不重要。目前智力测验“液态智力”项目中，仍包含反应速度问题，反应快慢对测验的成绩影响很大。

3. 影响智力的因素

智力受多因素影响，遗传背景是重要的一个方面。后天环境的因素是智力发展的另一重要方面。因为智力与文化教育、生活经验、职业、家庭及社会生活、历史背景都有着密切的关系。其中健康问题的影响在老年人“液态智力”减退方面起着较大作用。许多健康的老年人智力没有明显减退。老年人智力的明显变化往往与常见的老年病有关，如较多见的脑血管性疾病造成脑供血不足，脑血栓、脑血管性痴呆、老年性痴呆。中枢神经系统疾病也会引起智力减退，病情越重者智力成绩越差。有的心血管病患者不能像健康人一样完成测验，高血压和冠心病患者即使临床上无明显的脑动脉硬化征象，但是其智力活动与健康老人相比，仍有下降趋势。这都表明疾病会加速智力老化速度。防治疾病对预防智力减退十分重要。

智力测验能对鉴别老年人生理或病理性变化提供重要信息。在正常情况下，健康的老年人在“韦氏成人智力量表”的语言测验部分，“知识”和“领悟”两项测验成绩直到80岁后才出现减退。如果发现老人这两个成绩出现较早衰退，就应考虑到是否有老年性脑部疾病存在。智力是各种能力有机的综合，它的结构复杂。智力是一种心理特征，通过人的各种学习、记忆思维、反应、计算等各种活动表现出来，通过测验我们可以对一个人进行比较客观的心理功能估量。

老年人通过合理安排生活，用脑适度，有劳有逸，有张有弛，就会保持良好的智力效能。一般情况下，老年人比青年人容易疲劳，因此看书读报或看电视时间不宜过长。当脑力疲劳时可以更换另一种活动方式，以利于尽快解除疲劳。可根据自己的生活习惯和特点来安排工作和学习，自己掌握节奏，培养学习兴趣，建立学习、记忆的信心，积极获得良好的智力效能。

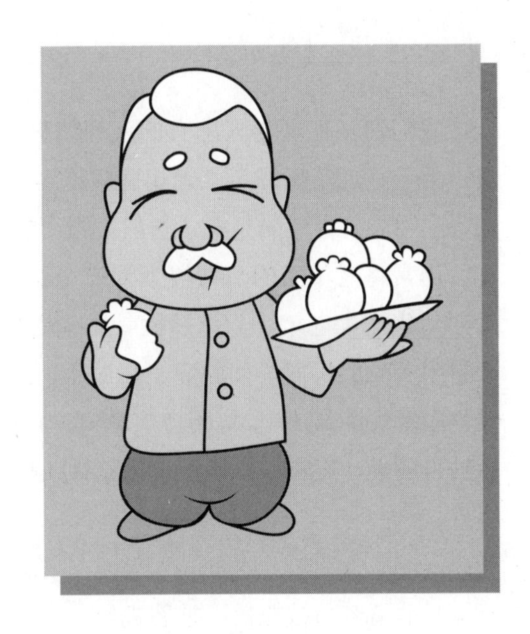

# 第二章　老年病的特点及应对

### （一）什么是老年病

我们通常把老年人患有的疾病统称为老年病。目前，还没有关于老年病的确切定义。至于“老年病院”、“老年病门诊”的称谓主要是以其就诊对象为老年人而定位的。国际通用的“老年病”概念一般是指“老年相关性疾病”。

通常将老年病的范畴概括为三个部分：（1）老年人特有的疾病：诸如老年性痴呆、老年角化病、老年聋、原发性骨质疏松症、前列腺增生、老年性阴道炎等。（2）老年人群中多见的疾病，如肿瘤、高血压、冠心病、脑卒中、骨关节病、糖尿病、白内障、慢性阻塞性肺部疾患、胃肠道疾患、贫血等。（3）与其他人群共有的疾病，如肺炎、肝炎、急性胃肠炎、皮炎、心理疾患、精神疾病等。

### （二）老年人患病的特点

1. 病情容易被掩盖、被忽视

老年人患病时通常表现神情淡漠、倦怠、乏力或以昏迷状态就诊，从得病到发作没有明显的阶段性，比较隐匿。由于老年人普遍存在组织器官的退行性变化，整体生理机能下降，比较明显地表现出反应性减慢以及动作迟缓，这与视听等感观能力下降有直接的关系；另外由于末梢血流减慢，黏膜细胞普遍萎缩，舌乳头味蕾数目变少，皮肤痛觉阈值增高，因此对外来的刺激如冷热温度和味道的变化以及对疼痛刺激的反应性都不太敏感，同时对自身的感觉判断也变得似是而非、模模糊糊。

特别是高龄老人，机体免疫机能下降明显，机体承担防御杀伤功能的细胞识别能力大为减弱，甚至变得“敌我不分”。自身免疫调节功能减弱，原有的自我保护性的能力下降，动员全身防卫体系攻击致病菌的反应能力低下。因此一些老人虽然感染已经很严重，体征却不能反映出感染的严重程度，不能像小孩子或年轻人发生炎症时体温升高那么快、上升那么高。临床上经常遇到患病老年人体温仅仅在37度左右，虽然表现很平淡，但是实际病情要严重得多。

由于老年人患病具有隐匿性，往往病情容易被掩盖、被忽视，容易耽误治疗。因此遇到老年人就诊时，一定要尽量多询问，掌握病情相关信息，一定要利用相关的辅助检查手段包括实验室血清学检查和影像学检查，以便及时确定诊断尽早治疗，以免遗漏真实病情而耽误诊治。

2. 患病以后恢复缓慢

由于老年的机体、器官组织的普遍老化，神经内分泌的调节功能明显衰弱，应激能力低下，如果遇到感染、创伤时，机体抵御疾病能力很弱，动员全身各系统的调节能力差，所以患病之后的治愈率低，机体康复缓慢。老年人患病后治疗和恢复的时间比较长，而且容易留下“病根”。日后一遇到风吹草动就容易犯“老毛病”，最典型的例子是“老慢气”（老年慢性支气管炎），秋冬、冬春交界的季节里，“老慢气”们很容易反复发作，迁延不愈。“老慢肝”（老年慢性肝炎）也是同样，迁延不愈，反反复复。同时，由于疾病的迁延或反复感染，会一次又一次地加重老年人的病情，使机体更加衰弱。因此，无病早防、有病早治的原则对于老年人尤为重要。

3. 病情表现不典型

由于老年人的整体反应性低下，一些疾病的临床表现在老年患者身上往往不典型。例如，老年人患有心肌梗死，却不表现出典型的心前区疼痛、胸闷、烦躁等症状，老年人患冠心病，却不表现典型的心绞痛，没有什么先兆。一些人通常有憋气、胸闷、喘不过气来，一些人则表现为突发性的特点。有的老年人以昏迷不语、意识丧失而就诊，病史未有任何可记载的异常，还有些老人以呕吐或腹痛为初发症状，是以消化道疾病来就医，有的以精神神经症状为初发症状就诊，实际患的是心血管疾病。高龄老人的肺炎很少出现咳嗽、胸疼、发烧，即使出现也很轻微，而表现为嗜睡、食欲不佳，或表现为难以解释的败血症、休克、呼吸困难、心率增快。近几年老年人中肺结核患病率有所抬头，但是由于临床表现不像其他年龄组人群那么典型，看不到典型的体温波动，症状也不那么严重，咳嗽也轻微，X 线片影像也不典型，常常需要与肺部肿瘤或非典型肺炎进行仔细鉴别，加之老年人的结核菌素试验常表现为阴性，更增加了临床上辨别和诊断的难度。

4. 病情表现错综复杂

老年人的机体犹如一台用了几十年的机器一样，机体的各个“零部件”都受到一定程度损耗。但是这些器官又不能像机器的零配件那样可以随意去更新置换，使临床老年病诊治更加复杂化。老年人患病往往表现出多器官受累错综复杂的情况。

老年人群的患病情况调查资料显示，有 40% 的老年人是一人多病。这种多病共存、衰老与疾病作用叠加，加剧了病情的复杂性。肿瘤、心脑血管疾病、呼吸系统疾病、糖尿病、骨质疏松、肾病、骨关节疾病、老年痴呆、帕金森病、前列腺增生等是老年人的常见病、多发病。老年人的肺心病、冠心病也常并存，甲状旁腺机能亢进与骨质疏松并存；高血压、糖尿病肾病、白内障并存，胃、十二指肠溃疡、肝纤维化并存的情况也不少见。

器质性病变与生理性老化的叠加作用是老年人患病复杂性的一个重要因素。随着年龄增长生理老化是客观存在的。尽管一些老年人的外观看起来不显老，但毕竟生理年龄进入老龄阶段，细胞的衰老、组织器官的退行性变化与年轻时无法同日而语。在这种衰老的生理功能基础上如果发生疾病，器质性变化与生理性变化同时存在产生叠加作用，使老年人的病情变化更为复杂，起伏波动大，稍不留神就会使病情急转直下，容易出现休克、昏迷或发生严重的意外。衰老的机体潜藏着多器官功能衰竭的危险。

疾病的情况也更加复杂，往往病程缠绵。

5. 病史不清、病情复杂，容易误诊

一些老年人特别是高龄老人，自己诉说不清病情的过程，加之患病对于各种刺激不敏感而更显迟钝。医生无从获得完整、准确的病史，往往给疾病诊断增加难度，有一些含混不清的主诉容易导致误诊或漏诊。常有一些老年人把心前区不适当成为胃病或者“心口疼”，把白内障视物不清当成“老花眼”，把肺结核引发的咳嗽当成“老慢气”，把肝纤维化并发非典型腹膜炎当成“肠炎”、“腹泻”等，结果耽误及时就医诊治。

因此，老年人及其身边子女亲属等应该注意为老人保存完整的疾病资料，以便及时提供准确病史以利于诊治疾病。当老年人感觉不舒服时要及时就诊不可延误，家属和医护人员切不可慢待老年人的就医服务，应仔细观察询问病史，及时救治。

### （三）注意疾病的早期信号及时应对

由于老年人反应不敏感，患病表现不典型，不易被察觉，一些老年人忍耐性比较强，认为能扛就扛过去，不积极就医，往往耽误了救治的最佳时机。老年人应了解一些疾病常识，预防为先，有病早治，有几种常见老年病的发病先兆可提示注意。

1. 心肌梗死

过去有心脏病或心口不适的病史，现有心前区疼痛或不适，发作有因可查，比如走路时间较长，干的活重了一些，走路过急过多，可诱发胸痛与胸闷；有的老人在一段时间里无直接原因发生心前区疼痛，发作时间长，频率高，有的疼痛向肩部放射性加重；饭后心前区不适，稍活动就觉心慌；有的老人曾有过心绞痛发作，体验过发作时的明显心慌、气喘，服用硝酸甘油、亚硝酸异戊酯后症状可缓解，如果再发作时服用同样药物却不能如已往那样奏效，应考虑可能为心肌梗死的前兆；伴恶心、呕吐、大汗淋漓或伴急性心衰症状出现，不能平卧，偶有粉红色泡沫样痰；也有以休克症状出现，突然血压急剧上升或急剧下降。这些情况都显示心肌梗死有可能要发生。当出现这些信号，应就近及早就医，检查心电图，看看是否出现了 S–T 段的异常，应高度警惕可能在近期发生心肌梗死。紧急情况下可采取的措施是平卧、吸氧、止痛、服用急救药物，以赢得时间去医院救治。

2. 心功能衰竭

这些先兆信号应警惕：呼吸困难，夜间突然憋醒，端坐呼吸才能缓解，有的人表现不典型的症状，如：不明原因的下肢肿胀或右上腹胀痛，闷气、乏力也是心功能衰竭的前兆。应及时用药治疗。

3. 脑卒中

脑卒中往往使人措手不及，因此，能及时捕捉其发生前的征兆十分重要。以下几种情况可作为脑卒中发生前的一些不良信号：突然不明原因的倦怠、不爱言语、头晕、头痛或伴恶心、呕吐，有些老人脑卒中前无明显诱因，有嗜睡样状态。有的资料表明，如果原来就有脑缺血情况，反复发作后，特别是颈动脉系统脑缺血发作，应警惕在 2 ～ 3 年内可能容易发生脑卒中。突然发生性情、人格行为、智力、交往等方面的改变者，也要考虑到可能是脑卒中前兆的表现。遇到上述信号应及时求医诊治，以防脑卒中发生。

4. 青光眼

老年人青光眼患病率虽然不是很高，但由于青光眼往往是老年人致盲的主要疾病，不可小视。其先兆比较明显，主要表现为：眼球胀痛、视物不清、模模糊糊犹如烟雾缭绕；也有的表现为：头痛剧烈伴恶心、呕吐；有典型表现者看灯光时能看到灯光周围有红绿色的光环；也有一些患者首先出现视力减弱、周边视野变得越来越小，伴头痛、眼胀、巩膜充血等症状，这些信号出现时必须立即去医院及时诊治，不可耽误，以免致盲。

5. 肿瘤

肿瘤是一种隐蔽性、早期无明显症状的疾病，在小于 0.2cm 以下很难从仪器上显示出来，因此对其早期信号的注意十分重要。不明原因，无法解释的食欲下降、体重减轻、贫血、乏力者；无痛性肿块；无痛性黄疸；持续性上腹不适、疼痛、体重减轻；迁延不愈的溃疡，如消化道、胃溃疡久治不愈应警惕。偏头痛呈现进行性加重并伴视觉障碍或伴呕吐者或出现走路不稳，无原因的突然晕倒常为脑占位病变先兆信号，应及时去做检查排除肿瘤。不明原因的鼻出血、鼻涕带血或痰中带血；无痛性声音沙哑，治疗不见好转，持续月余应排除声带肿瘤；进食有哽噎、滞留感、异物感或胸骨后烧灼感，常为食道癌的信号；锁骨上凹窝包块常为肺、胃肿瘤的不良征兆；腋窝处包块、乳房的异常硬包块、乳头溢液，特别是血性溢液常是不良信号，都要及时看医生及时诊治。不规则的阴道流血，白带增多，颜色不正应警惕宫颈问题；皮肤黑色痣无痛性变硬，外延扩大或发痒破溃；无痛性血尿；大便带脓血、便形异常者；干咳、痰中带血者都为不良信号，应引起注意。

6. 老年痴呆

情感冷漠，性格行为改变或疑神疑鬼、胆小猜忌或起急暴躁、刻板固执，记忆力明显下降，丢三落四，越来越记不住事，例如，找错家门，见到熟人叫不出名字，甚至忘得一干二净，如同陌生人一般。计算能力明显下降，简单的加减法都忘了。语言表达出现莫名其妙的词不达意的改变。上述种种先兆提示应及早就医诊治。

7. 糖尿病

生活节奏明显减慢，活动量较前明显减少，腹围明显增加，常感到口干口渴，饮水量增加，小便次数增多，感觉疲乏无力。诊断不清者可去内分泌专科看医生及诊治。

8. 前列腺增生

本病是男性老年人常见病之一。北京城乡老年病流行病学调查资料表明，在老年人中前列腺增生患病率为61.4%。早期症状多为夜间尿频，逐渐发展为排尿不尽、排尿不畅、断断续续，老百姓多称为“拉拉尿”，尿频尿急，夜间多次小便影响睡眠。由于尿不尽，致使膀胱逼尿肌代偿。当膀胱逼尿肌代偿功能逐渐失调，不能将尿排尽，残余尿量逐渐增多，出现滴尿时已属临床二期。建议出现早期症状时及时到泌尿科诊治。

（四）老年人常见病的早期发现和预防

老年病的治疗重在预防，老年人本身应增加自我保健的常识，注意日常生活行为的调整，注意膳食营养的合理科学搭配，保持起居劳作的规律性，坚持户外运动，平衡心态，适应社会。

唯有强调的是老年人应坚持定期查体，半年一次为宜，如有单位组织集体体检时，一定要积极参加，不要错过机会，如果没有单位组织的体检至少要做到每年检测一次与老年病有关的几个主要项目，诸如测量血压：检查有无高血压、心血管疾病；称量体重：检测是否超重、是否肥胖，因为肥胖与心血管、糖尿病有密切关系；血常规化验；血脂：以明确脂代谢有无异常，是否存在心血管疾病的危险因素；血糖：检测有无糖代谢的异常；X线透视：及时发现肺部疾患及心脏的一些异常情况；B超：检查肝、脾、胰、胆、肾、乳腺，排除主要脏器疾患；心电图：捕获心脏及其相关瓣膜血管疾病的蛛丝马迹；眼底及眼压：老年人眼底情况的变化可显示早期血管的硬化，老年视觉的异常变化，青光眼等眼病；查便潜血：老年人肠癌患病率较高，消化道溃疡患病率也很高，此项检查可及早发现和鉴别相关疾病；尿微量蛋白检测：对血管损伤性疾病、糖尿病、肾病、高血压肾病早期病变有重要提示；肛门指诊：老年前列腺增生、肠癌、肠息肉早期症状不明显，但通过此项检查早期检出率较高。

人们已经渐渐认识到老年人问题的重要性：一方面老年病本身直接影响着老年人的生存质量，这是不言自明的；另一方面，老年病会给社会带来许多严重的问题，如老年痴呆由于认知和记忆功能的丧失不能自理而且需要特殊看护；老年人视力、听力的减退和障碍容易造成失明、耳聋等残疾；骨关节病、骨质疏松症可能导致老年人行动困难，造成摔倒、创伤、意外而致伤致残；脑血管病或者精神心理疾病的老人可能出现认知障碍，精神错乱，造成生活不能自理，伤害自己或伤害他人，成为社会的不稳定因素。

老年病大多病程缠绵迁延难愈，高血压、冠心病、糖尿病、老年痴呆、慢性阻塞性肺部疾患等都是长年服药，医疗资源消耗相当大。我国老年人口基数大，每种老年疾病的绝对患者人数也是多得惊人，严重影响着老年人的生存质量，同时也给家庭及社会都带来了极其沉重的负担，因此老年病的防治应受到社会的重视。期待不久的将来，我国老年病的防治工作会有一个较大的发展。

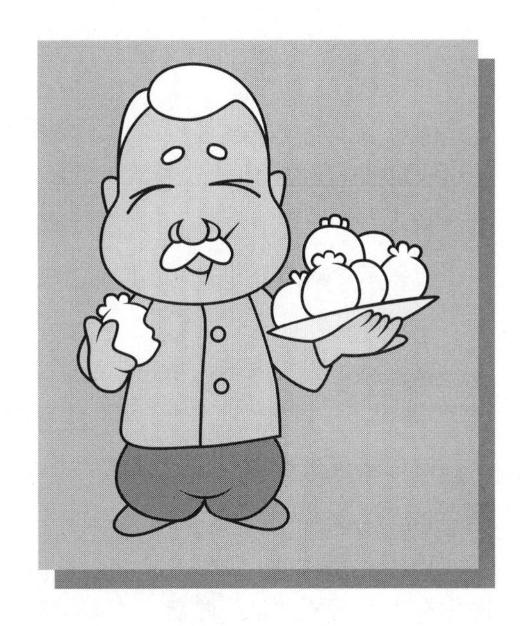

# 第三章　抗衰老与保健

### （一）有关衰老的各种学说

关于衰老的学说虽然很多，但基本上可归纳为两大类。一类认为衰老过程是由遗传所决定的，生物的生长、发育、成熟、衰老和死亡，都是按遗传程序展开的必然结果。另一类认为内外环境中的不利因素会造成机体成分（如 DNA、蛋白质和脂类）的损伤，损伤的积累导致细胞衰老或死亡。

1. 自由基学说

自由基又称游离基，系指外层轨道含有未配对电子的原子、原子团或特殊状态的分子。

自由基可在正常新陈代谢中产生，是普遍存在于生物系统的种类多、数量大、活性高的过渡态代谢中间产物。

1956 年 Harman 提出了衰老的自由基学说，他认为衰老是细胞代谢过程中自由基产物有害作用的结果。此后，许多学者对自由基进行了大量研究，发现自由基在机体老化和疾病发生发展过程中具有重要作用。

当机体衰老时，由于自由基产生过多，或清除自由基的能力下降，致使自由基在体内大量积聚。自由基破坏的靶子是类脂质、蛋白质和 DNA。自由基可使类脂质发生脂质过氧化，从而破坏细胞膜和细胞内微结构。脂质过氧化的主要代谢产物为丙二醛（MDA）。临床上可通过测定血浆丙二醛含量得知老年人体内脂质过氧化程度，间接了解体内氧自由基水平。丙二醛能通过与蛋白质的一级氨基团反应而与蛋白质交联，并可与核酸上的氨基或磷脂类起反应，形成脂褐素（即老年色素）。脂褐素的积聚是细胞衰老的基本特征，尤其在神经元、心肌细胞和肝细胞中多见。生物膜的破坏和脂褐素在细胞中的蓄积性增加，导致细胞老化和死亡。此外，由自由基所引起的结缔组织大分子的交联会阻碍营养物质的扩散并损伤组织的活力。自由基还可使蛋白质发生羰基化和巯基丢失，从而引起酶的失活，增大蛋白质分解的可能性。自由基对 DNA 的破坏和交联所引起的突变可导致体细胞突变，并使主要酶的表达缺如，引起细胞死亡。以上这些变化被认为是老化发生的主要机制。此外，体内自由基增多还可促进多种疾病的发展，如动脉粥样硬化、脑神经细胞变性、糖尿病和癌症等。

2. 线粒体 DNA 损伤学说

线粒体 DNA 损伤是近年来国际上研究衰老机理的热点，有学者认为它是细胞衰老与死亡的分子基础。线粒体是细胞进行氧化磷酸化产生能量的主要场所（占 95%），是细胞的“动力工厂”。在线粒体内发生氧化作用，产生高能分子三磷酸腺苷（ATP），供细胞生命的需要。线粒体耗氧量占机体耗氧量的 90%，线粒体摄取氧的 1% ～ 4% 转变为氧自由基，是人体内氧自由基的主要来源。另一方面，线粒体 DNA 与细胞核

DNA不同，没有组蛋白或其他结合蛋白来保护，所以极易受到自由基攻击而被氧化损伤，损伤的DNA又缺乏修复能力，故线粒体DNA的突变率比细胞核DNA高10～100倍。衰老时线粒体DNA出现明显的氧化损伤，能量产生减少，影响细胞的能量供给，导致细胞、组织、器官功能的衰退。线粒体的变性、渗漏和破裂DNA是细胞衰老的重要原因。延缓线粒体的破坏过程，可能延长细胞寿命，进而延长机体的寿命。

3. 交联学说

这一学说认为，生物体内蛋白质、核酸等大分子的交联导致机体的老化。

衰老组织中主要的交联键为组氨丙氨酸，它是连接两条多肽链的架桥物质。结缔组织的胶原蛋白中，组氨丙氨酸交联键含量随衰老而增加。胶原蛋白的异常交联，使皮肤、血管和关节等组织硬度增大，妨碍细胞的物质交换。动脉壁中含有组氨丙氨酸交联键的蛋白质还能与钙和脂质结合，成为动脉硬化的可能原因之一。弹性蛋白分子的氨基酸可通过类似于胶原交联的方式使肽链互相交联。弹性蛋白的交联可导致其弹性降低，从而降低动脉壁的扩张性、心肌的伸张能力、肺的通气能力和关节的弹性等。

此外，随着年龄的增加，DNA可发生交联，形成巨大分子，从而影响基因表达。细胞内的蛋白酶也可发生交联，导致酶活性降低，影响正常的生理功能。

促使交联反应随年龄增高而增加的因素有两个：体内因素如自由基；体外因素如高温、过度营养等。生物分子与来自脂质过氧化作用的醛（最重要的是丙二醛）发生反应引起交联，这也是前述脂褐素形成的主要机制。

4. 糖基化衰老学说

在生理条件下，葡萄糖能与多种氨基酸、多肽和蛋白质中的氨基酸发生反应，生成薛夫碱（Shiff bases），薛夫碱则可发生分子内的重排而生成较为稳定的产物，该产物的进一步降解，如脱氨、水解则可产生某些不饱和醛酮类中间产物。这些中间产物与蛋白质和核酸中的氨基交联共轭，聚合重叠，结成发黄褐变的生物垃圾、荧光色素等，这些产物目前被统称为糖基化终端产物（AGE），其中包括嘧啶、吡咯，也有吡嗪、咪唑及其生物分子的聚合物。

糖基化衰老学说指出：糖基化造成的蛋白质的交联损伤是衰老的主要原因。糖基化造成结构蛋白的硬化，功能酶的损失，如抗氧化酶和DNA修复酶等，还会造成能量供应的减少，代谢功能的降低，平衡机能的失调等老化过程。糖基化造成的蛋白质的交联硬化、逐渐变性是造成血管、肾脏、肺叶和关节提前老化的关键因素。糖尿病患者的提前老化现象可用糖基化衰老学说来解释。

由于氧化和糖基化衰老学说既互相独立，又互相联系、互相补充，所以，近年又有学者提出了自由基氧化/糖基化衰老学说。这个结合使得某些氧化和糖基化衰老学说单独无法解释的现象得到了很好的解答。

5. 免疫学说

机体的免疫系统主要由两类淋巴细胞所构成，即T细胞和B细胞。T细胞是依赖于胸腺的淋巴细胞，主要作用是攻击和破坏外来细胞（如移植的细胞）和异常细胞（如癌细胞）。B细胞是直接由骨髓中的干细胞衍生的另一类淋巴细胞，主要功能是释放抗体蛋白，同细菌、病毒及癌细胞做斗争。

衰老机理的免疫学说包括免疫机能减退和自身免疫学说。

衰老过程中免疫功能逐渐降低。胸腺是重要的中枢免疫器官，在性成熟后，随着年龄的增长，胸腺很快出现明显的退化和萎缩。胸腺萎缩使具有免疫活性的多肽物质胸腺素分泌减少，T淋巴细胞数目减少且功能下降，对微生物、病原体等感染的抵抗力降低，机体易于发生感染和恶性肿瘤等疾病，对寿命也有一定影响。

自身免疫在导致衰老过程中起着重要作用。衰老过程中，T细胞功能低下，不能有效地抑制B淋巴细胞，导致自身抗体产生过多，使机体自我识别功能障碍，对自身正常组织或已改变了的组织（如突变细胞、过氧化脂质）发生免疫反应，由此造成机体的损伤，从而加剧组织的衰老。老年人多有的神经痛、关节炎被认为是免疫系统自身攻击的结果。

6. 神经内分泌学说

该学说认为神经系统及有关激素的功能下降是衰老的重要环节。中枢神经系统的功能随年龄变老而减退，这不但包括大脑皮层，也包括丘脑下部。下丘脑和垂体起到衰老的中心作用。如雌、雄老年大鼠因下丘脑促性腺激素释放激素分泌减少而使生殖能力降低；还有人证明大鼠随年龄增加而出现生长激素波动或分泌下降。衰老引起的功能减退，是由于下丘脑对垂体失去控制，而垂体又对内分泌腺失去控制的缘故。下丘脑—垂体—肾上腺、性腺、甲状腺轴影响衰老过程。近年来人们对褪黑激素予以关注，它在调节睡醒节律、免疫防御和癌症的产生方面有重要的功能，它的分泌在老年减少。

研究表明，神经内分泌系统与免疫系统有着密切联系，构成神经内分泌—免疫网络。已知胸腺退化在老化动物T淋巴细胞功能变化过程中起着决定性作用。神经内分泌系统在衰老过程中直接影响胸腺退化及胸腺微环境的改变。

7. 遗传程序学说

人们发现每一物种都有它们相对固定的寿命指标。以最高寿命来说，人类约为百岁，狗在20岁以内，大鼠在30月左右，果蝇只有几十天。这表明物种的寿命是由物种特有的遗传性所决定的。此外，长寿双亲子女的预期寿命较短寿双亲的子女长，这也提示寿命与遗传之间的密切联系。

衰老的遗传程序学说认为衰老受遗传因子的影响。遗传基因物质在最初就预先编成程序，在一定时间促发生长、发育、成熟，再到一定时间又促发衰老。例如，在人类，女性 13 ～ 14 岁开始来月经，到 50 岁左右进入绝经期，45 岁左右出现老花眼等，都是按一定程序表现出来的。在细胞培养中，正常人胚肺纤维母细胞约 50 代后就停止分裂并死亡，成人纤维母细胞只能增倍 20 次左右，这是一种固定的时间程序现象。只有在早老病人中细胞增倍较同龄健康者明显降低。所以，细胞的死亡通常也是有一定程序的，故有所谓“程序性细胞死亡”之称。衰老是生命周期中已经安排好的程序，特定的遗传信息按时激活退变过程。这些退变具有组织特异性，反映退变器官特有的分化程序。退变过程逐渐展开，最终导致衰老和死亡。控制机体衰老程序的是细胞核内的遗传物质 DNA，其机制主要有以下几种可能：①细胞内有衰老基因；② 基因密码受到限制；③ 重复基因耗损；④ DNA 修复功能下降。

一些学者认为，遗传程序导致衰老是进化的需要。当个体生存到一定期限而又没有进化上的益处时，就会开始失去进化力的控制而走向衰老。

8. 端粒缩短学说

该学说认为，细胞衰老是由端粒（telomere）的长度随年龄增高而逐渐缩短所致。端粒是染色体自然末端的特殊结构，人类染色体端粒由进化上高度保守的 DNA 重复序列 TTAGGG 组成，可由自带引物的逆转录酶——端聚酶催化合成，它们的存在使染色体末端得到完全复制。端粒的稳定性由端聚酶维持，精细胞和肿瘤细胞含有较高的端聚酶活性。由于端聚酶的存在，精细胞的端粒相当稳定，不会衰老。高分化的体细胞由于端聚酶活性处于抑制状态，细胞分裂时，由于 DNA 不完全复制而引起端粒 DNA 的少量丢失，难以补偿。所以随着分裂次数的增加，端粒不断缩短，当缩短到一定程度（临界长度）时，细胞不再分裂。人成纤维细胞端粒的 TTAGGG 重复顺序长约 4 kb（1 kb = 1000 碱基对），体外培养每繁殖一代端粒平均缩短 50 bp（碱基对）。衰老成纤维细胞的端粒长度可降至 2 kb。这一端粒长度即是临界长度，细胞出现了传代培养极限，不再分裂。人外周血白细胞端粒长度随增龄变化，其长度平均每年减少约 35 bp。因此人染色体端粒长度与细胞衰老之间有一定联系，有可能是决定细胞增殖能力的计时器。衰老细胞常带有染色体畸变现象，端粒缩短可能是原因之一。

应该指出，至今还没有一种独立、圆满的学说来阐明人类衰老的机理，问题就在于生命衰老的机理是复杂、多层次、相互联系的。因此，不论是哪种原因所致的衰老都是长期作用的结果，也是多种因素综合作用的结果，不能过分强调某一因素的重要性，只有全面地看问题，才能对衰老原因和本质有一个深刻的认识。

### （二）影响衰老的因素

衰老的发生、演进是不可抗拒的自然规律，而人类个体衰老速度的快慢又受着内、外环境因素的影响。人类的预期寿命是 100 ～ 120 岁，但能生存到预期寿命的人还是少数。

影响寿命的因素很多，研究影响寿命的因素是提高健康水平，达到延年益寿的重要环节。

1. 遗传因素

人的寿命与遗传和优生有密切的关系。长寿调查表明，百岁老人的家族长寿率高。德国维尔茨堡大学调查了百岁以上老人500名，有长寿家族史者占65%。我国对家族谱系的研究表明，如果双亲长寿，而本人又在良好的条件下生活，则本人也多是长寿的。原因可能是长寿老人的遗传物质结构和功能比较稳定，DNA损伤程度较小，修复功能较强，不易受外界理化因素的影响。

对双胞胎的研究发现，单卵双胎（同合子）的两人寿命差异比双卵双胎（异合子）的两人寿命差异小。单卵双胎者的基因来自同一个受精卵，两人的基因基本相同，寿命的差异小，这说明遗传对衰老与寿命的影响大。

2. 环境因素

人类衰老速度受到许多环境条件的影响，诸如地理、温度、辐射、社会经济等。全世界著名的长寿地区如我国的广西巴马县和新疆，前苏联的高加索和达斯格坦、巴基斯坦的丰扎、厄瓜多尔的伟尔卡斑巴，都具有较好的地理环境，如空气新鲜、无工业污染、良好的水土资源和饮食，这种条件的具备有利于增强人们的抵抗力，促进体内新陈代谢过程，起到抗衰延寿的作用。

大多数动物实验表明，辐射可缩短寿命，因为辐射可直接造成基因突变，也可通过自由基增高而引起脂类、蛋白质和DNA的损伤。环境中某些化学因素和衰老的关系极为密切，如铅的积累可能加速脑细胞衰老，吸烟及工业废气使不会吸烟的人血中一氧化碳水平被动上升，导致机体一些器官早衰。

降低温度，对变温动物有延长寿命之效。因为遗传基因决定了一生中总的耗氧量，当达到这个总耗氧量，动物面临死亡。在低温环境中，每天耗氧量减少，达到总耗氧量所需时间就长，寿命延长。恒温动物（包括人类）因有体温中枢的调节作用，温度下降时不能减慢老化速度。另外，由于人体难以应付恶劣的低温环境，其疾病发生率和病死率上升，寿命反而缩短。因此，环境温度应在适当范围，既不能过高也不能过低，才不会影响人类寿命。

3. 精神、心理因素

精神心理状态的好坏与健康长寿的关系很大。不良的精神状态和心理状态可能加速机体的衰老。我国湖北省曾对88位百岁老人的研究表明，性格开朗和遇事宽容者占95.5%，孤僻忧郁者仅占4.5%。在一组200例近40年随访研究中，59例性格开朗心情舒畅组患慢性病或35岁死亡者仅占3.4%，而48例精神压力最大者却高达37.5%，说明心理因素对衰老有着重要的影响。动物实验表明，不良的精神刺激可使大脑皮层处于过度兴奋状态，引起大脑细胞萎缩，使之不能对机体各器官功能进行有效的调节，容易发生各种疾病，从而加速衰老。不良心理因素易导致各器官产生生理、病理反应，例如，情绪激动、大喜大怒，可使肾上腺分泌儿茶酚胺骤然上升，使血压升高，心率增快而诱发心绞痛、心律失常、心肌梗死、脑溢血甚至猝死，还可以通过神经内分泌系统干扰免疫系统，使免疫功能下降，导致恶性肿瘤的发生。因此，保持性格开朗、乐观愉快及情绪稳定是延缓衰老速度和健康长寿的重要条件。

4. 营养因素

营养是维持人体健康的重要因素之一。由于营养缺乏或不足而发生多种疾病，已为大家所熟知。但不正确的饮食，过度的营养也是损害人体健康的极重要的原因之一。当今社会影响人寿命的营养因素主要是营养过剩的问题。据调查，长寿老人一般都饮食清淡，食不过量。

限食对寿命的影响是近年来许多学者研究的热点。动物实验表明，大鼠和小鼠从幼年期开始限食（主要是限制热量摄入），限食幅度在 30% ～ 40% 以上，能延长其最高寿命；从成年期开始限食也有一定的延寿作用，但不如幼年鼠限食的作用明显。限食延寿的机理主要为降低代谢速率，增强免疫功能，减少下丘脑垂体分泌衰老的激素，减少自由基的生成。

对幼年期小鼠过度喂养可促进成熟，并缩短寿命；成熟后过度喂养也缩短寿命，并增加心脏、肾脏、前列腺等老年性疾病和肿瘤的发病。人的营养过高导致肥胖，促使心、脑、肾等疾病和糖尿病的提前发生，从而缩短寿命。体重超过标准体重 5% ～ 14% 时，死亡率增加 22%；超过 15% ～ 24% 时，死亡率增加 44%；超过 25% 时，死亡率增加 74%；低于标准体重 15% 时，死亡率最低，提示适当限食对延寿的重要性。

5. 体力活动因素

现代医学证明，适当的体力劳动，不仅能增强体质，而且还具有防病延年的作用。长寿者一般以体力劳动者居多。日本曾对全国百岁以上老人进行调查，其中男性有 76%，女性有 47% 既往是从事重体力劳动的。广西巴马县 90 岁以上长寿老人调查表明，他们一般都是自幼参加体力劳动，70 ～ 80 岁高龄还参加农田劳动。经常体育活动或劳动锻炼，可防止老年性肌肉萎缩，提高关节韧带的弹力，还可减少心肺功能衰老现象，促进心肌侧支循环的形成和发展，增加冠脉血流量，改善心肌的营养和代谢，以及改善大脑皮层的机能活动状态，起到延缓衰老过程、防止病理性衰老的作用。动物实验中被强迫运动的鼠的寿命也明显增加。体力活动可改善代谢过程和生理功能，增强体质和抗病能力，并减少脂肪的存积和避免发胖。因此，长期进行体力活动对保持健康长寿是十分重要的。

6. 生活方式因素

衰老与人的生活习惯、起居饮食、嗜好、运动、爱好等生活方式有着重要的关系。

据世界卫生组织调查，当今影响人们健康寿命的主要因素中，不良的生活方式及行为已占主导地位（占 50% ～ 60%）。例如：吸烟、酗酒、吸毒、吃喝嫖赌等都可以严重损害身体健康，诱发各种疾病，导致机体的早衰。

日常生活无规律，如起居无常、饮食无节、营养不良、吸烟、吸毒、酗酒及大便无规律等，容易导致机体代谢的紊乱，加速衰老进程。

良好的生活习惯有助于延缓衰老。老年人应建立健康的生活方式，在衣、食、住、行、生活习惯、爱好、学习、工作等方面都应严格按照科学的要求，做出合理的安排。老年人应注意生活规律，睡眠充足，情绪稳定，最好不吸烟，少饮酒，避免环境中一切有害因素的刺激，合理安排好自己的生活。

7. 疾病因素

疾病是短寿的重要原因。随着增龄而出现各种老年性疾病，可加速人的衰老和死亡。目前对寿命影响较大的疾病有恶性肿瘤、心脑血管病等。这些疾病随年龄的增长而发病率递增，如能防治好这些疾病，必然会使寿命大大延长。

影响衰老与寿命的因素相当复杂，并非由单一因素所能解释，除上述因素以外，卫生条件、婚姻状况、教育程度、职业、社会环境、家庭环境、意识形态、伦理道德、风俗习惯等也起着重要作用。

### （三）延缓衰老的生活方式

衰老研究的根本目的是使人健康长寿、延缓衰老。虽然衰老是人类生命过程中的必然规律，但是推迟衰老的发生、发展是十分需要，而且也是完全可能的。随着对衰老机理的揭示，为探讨延缓衰老的方法开拓了广阔的前景。延缓衰老要采取综合措施，消除各种致衰的因素，要做到“良好的心理、优美的环境、合理的营养、适宜的锻炼、科学的生活方式”。研究表明，人体各器官的老化大多从 40 岁左右开始。因此，延缓衰老要早抓，切不可到老年时再抗衰老。而且要树立长期观点，持之以恒，才会奏效。

1. 保持心理平衡和乐观情绪

人进入老年后很自然地会产生一系列情绪心理变化。这些变化来源于两个方面：躯体生理因素和社会心理因素。老年人由于其躯体生理机能的减退和应激能力的减弱，很容易引起焦虑、急躁或抑郁等情绪变化。老年人遇到的社会环境因素，如家庭子女问题、周围人际关系问题、社会经济动荡问题等，常促使老年人产生不良情绪。

为使老年人能保持心理平衡和乐观情绪，应采取以下措施：① 提供良好的医疗保障。通过及时解决老年人身体方面的缺陷，提高其适应生活的能力，达到消除焦虑、抑郁等不良情绪。② 建立良好的社会环境。通过建立健康的家庭关系，提供合理的生活环境和娱乐场所，达到保持老年人精神心理的健康和稳定。③ 老年人自己陶冶培养开朗乐观的性格和恬淡寡欲的情操，这是长寿老人的必备条件。④ 加强老年人心理咨询和心理治疗，用科学的方法帮助老年人解决心理问题。

2. 合理的饮食营养

饮食对不同年龄的人，由于生理需要不同，应各有侧重。老年人的饮食要以老年人代谢特点为依据，通过合理的饮食充分利用各种营养素，达到营养平衡，以增强体质，进而延年益寿。

现代医学研究表明，适当节食有助于健康长寿。老年人应根据自己的体质、活动量的大小、热能消耗的多少等具体情况，实行少吃多餐。一般说来，老年人饮食量要少，质要好，不暴饮暴食，不多食过饱，热量分配一般以早餐占总热量的 30%，午餐 40%，晚餐 30% 的比例比较适宜。

在适当限制饮食的情况下，还应注意合理营养。大量研究表明，老年人合理膳食结构的原则应是低动物脂肪（占总热量的 20%）、低胆固醇（少于 300 毫克 / 日）、低盐（少于 6 克 / 日）、多纤维、充足的维生素、合理的微量元素、足量的优质蛋白和热能均衡。

3. 注意体力活动与锻炼

生命在于运动，运动促进健康。运动是推迟衰老的重要因素。科学的体育运动，是保持身体健康的良方，是人得以延缓衰老所必需的。但由于老年人各自的体质状况不同，所患疾病种类和性质的差异，必须掌握老年运动锻炼的原则，制订切实可行的运动锻炼计划，才能达到增进健康、祛病延年的作用。

老年人运动锻炼的原则：① 因人而异，选择适当的运动项目。体质较好、有锻炼基础的老人，可参加慢跑、游泳、打球等运动。年龄较大、体质较弱，患有多种慢性病的老人，可以打太极拳、散步、练气功等。② 循序渐进，不要急于求成。开始时运动量小一些，经一段时间适应之后，再制定运动处方，坚持长期锻炼。③ 适量而止，不要过猛过劳。④ 选择适宜的时间，注意气候变化。⑤ 做好准备活动和整理活动。⑥ 坚持锻炼，持之以恒。此外，老年人适当参加一些轻度家务劳动、养些花草等既活动了筋骨，又有益于身体健康。

4. 加强脑力活动与锻炼，延缓脑老化

人的脑细胞即神经细胞有 120 亿个左右，自婴儿时基本不再分裂增长，只能自身逐渐老化直至死亡。中年人随着年龄的增长，脑细胞数目开始减少，体积缩小。到 70 岁时，脑细胞可减少 20%。随着脑细胞的减少，人的智力、记忆力等脑的功能便会减退。在流行病学研究中发现，受教育程度低、不爱动脑的人容易发生老年性痴呆。

延缓脑老化要从中年抓起，方法包括：① 勤于用脑。“用进废退”的规律不仅适用于肌体，而且更适用于大脑。人的大脑受到的信息刺激越多，脑细胞越旺盛发达。参加读书、写字、绘画等活动，既是一种积极的生活方式，也是一种脑力活动形式。勤于思考的人脑血管经常处于舒张状态，脑神经细胞得到良好的保养，发生脑动脉硬化的少，大脑也不至于过早衰老。② 运动健脑。参加体育锻炼可维持大脑良好的血液供应，并能提高大脑的工作效率。③ 活动手指。手指运动中枢在大脑皮层中所占的区域最为广泛，经常活动手指可以延缓脑细胞的衰老过程。日常生活中习惯用右手的应多使用左手，以刺激右脑工作，防止右脑细胞的减少，并使左、右脑功能平衡。④ 食物健脑。要常吃一些健脑食物，如鸡蛋、鱼类、瘦肉、豆制品、核桃、瓜子、黑芝麻、花生、栗子、枣、蘑菇、玉米、小米、蜂蜜、海藻类、紫菜以及新鲜蔬菜和水果等，少吃脂肪和糖。注意不要吃得过饱。⑤ 积极防治高血压、糖尿病等可导致脑老化的疾病。

5: 建立健康的生活方式

老年人应注意: ① 生活规律，睡眠充足。一般 60 ～ 70 岁老人每天应睡 8 小时左右，70 ～ 80 岁平均每天 9 小时。老年人应保证 1 ～ 2 小时的午睡时间。② 养成良好的卫生习惯。③ 看电视要有节制。老年人连续看电视的时间最好不超过 1.5 小时，并且尽量少看刺激的惊险节目和球赛。④ 不吸烟，少饮酒，避免暴饮暴食。老年人要想延缓衰老进程必须戒烟，同时要戒白酒。老年人饮酒害多利少，如果饮酒要注意选择低度酒，少量饮用，不要空腹饮酒，患有心、肝、肾脏疾病或胃溃疡者应禁酒。⑤ 培养有益的兴趣爱好，使老人在精神上有新的寄托。⑥ 根据个人健康情况，适当参加社会活动，助人为乐。这样既锻炼了身体，又充实了精神生活。

6. 积极防治各种老年疾病

老年人容易患高血压、高血脂、糖尿病和动脉粥样硬化症，这些都是使老年人容易致残和缩短寿命的病症。一些常见的老年病如冠心病、脑卒中、癌症等，不仅会明显加快衰老的速度，而且可以过早地夺去人们的生命。因此，如能平时积极防治心脑血管病、糖尿病、肥胖症等，必然能延长老人的寿命。

上述各种老年人的常见病虽在老年人中多见，但是真正的发病多起于中年，因此预防工作应从中年做起。此外，应当定期进行全面体检，掌握一定的疾病防治知识，对各种疾病做到早发现、早诊断、早治疗、早康复。

### （四）抗衰老的药物及保健品

延缓衰老药物是指以提高机体生命效率（即延长生存时间和提高生命活力）为目的的一类药物，从整体多系统、多层次和多阶段来发挥其调整功能。延缓衰老药物的研究是建立在衰老机理研究的基础上的。由于目前对衰老机理的认识还不很清楚，因此真正被人们公认的具有延缓衰老作用的药物并不多，尤其在延长最高寿命方面只是在动物实验中发现少数药物有一定作用，对人体的作用则很难予以评价。这些药物或保健品包括以下几种。

1. 自由基清除剂

（1）维生素 E（Vitamin E）：又称生育酚，是脂溶性化合物，主要存在于麦胚油、豆类和蔬菜中。

【药理作用】维生素 E 在体内外均有很强的抗氧化作用，能够清除 $O_2^-$、$OH^-$、$ROO^-$（脂类自由基）等自由基，能与多价不饱和脂肪酸竞争性地与脂质过氧基 LOO 结合，终止脂质过氧化的链式反应，从而维持生物膜的正常脂质结构和生理功能。本品能抑制过氧化脂质的生成，预防低密度脂蛋白（LDL）的致动脉硬化作用；还能保护细胞内过氧化氢酶和过氧化物酶的活性，减少脑组织等细胞中脂褐素的形成，从而有助于延缓衰老过程。此外，维生素 E 能保护免疫细胞免受自由基损伤，具有推迟免疫系统衰退的作用。足量维生素 E 可减轻关节局部炎症，减少过氧化中间产物，减轻关节畸变。研究结果还显示，作为自由基清除剂的维生素 E 可能还有预防白内障形成的作用。

【用途】延缓衰老，提高免疫力。在众多抗氧化剂中真正能应用于人类以抗衰老者，为数并不多，其中最重要的是维生素 E。但也有学者认为，脂褐素、自由基等指标仅是评价抗衰老的参考指标，维生素 E 只能轻度延长动物的平均寿命，不能延长其最高寿命，故维生素 E 抗衰老作用的证据不足。但它可辅助治疗一些老年性疾病，如对高脂血症、脑动脉硬化、自主性神经紊乱综合征、更年期障碍等具有一定疗效。对习惯性流产、男女不育症、贫血、肌营养不良症、间歇性跛行、大骨节病等均有一定疗效。

【注意】大剂量服用可引起恶心、呕吐、胃肠功能紊乱、唇炎、口角炎、眩晕、视力模糊、性腺功能紊乱、低血糖等症，一般停药后上述症状可逐渐消失。长时间服用大剂量（200 ～ 600 毫克 / 日或更多），可引起某些毒副作用，如血栓性静脉炎、肺栓塞、下肢水肿、血清胆固醇值升高等，并可能影响免疫功能使其下降。因此大剂量维生素 E 的应用应加以限制。长期服用，一日量最好不超过 200 毫克。如果必须长时期应用较大剂量时，应在医生指导下进行。

（2）维生素 C（Vitamin C）：又名抗坏血酸，是一种水溶性化合物。新鲜蔬菜和水果如柑橘、枣、辣椒、番茄及有叶蔬菜等均含维生素 C。膳食中每日如能供给 10 毫克维生素 C，即可防止其缺乏症发生。

【药理作用】维生素 C 是一种很重要的自由基清除剂，能够有效地清除 $O_2^-$、$H_2O_2$、$OH^-$ 和 $^1O_2$ 等多种活性氧。此外，维生素 C 参与氨基酸代谢、神经递质的合成、胶原蛋白和组织细胞间质的合成，可降低毛细血管的通透性，且有抗组胺和阻止致癌物（亚硝胺）的生成的作用。

【用途】维生素 C 可用于延缓衰老，防治动脉粥样硬化和冠心病，防治坏血病、缺铁性贫血和巨幼红细胞性贫血，还用于急慢性感染性疾病、外伤或手术后恢复期、恶性肿瘤的辅助治疗，以及治疗紫癜、过敏性疾病等。

【注意】过量服用（1～4克/日）可引起恶心、呕吐、腹泻、腹痛、皮疹，有时可见泌尿系结石、深静脉血栓形成、血管内溶血或凝血等。每日用量超过5克时，可导致溶血，重者可致命。大量长期应用会诱导耐受性，突然停药有可能出现类似坏血病症状，故宜逐渐减少剂量，直至停药。

（3）维生素A（Vitamin A），β胡萝卜素（β-carotene）：维生素A虽能人工合成，但目前主要来源仍为鱼肝油制剂。在肝脏、蛋黄、乳类及肉类中，含有维生素A。β胡萝卜素是维生素A的前身，又称维生素A原，吸收入动物体内，能转化成维生素A。在胡萝卜、辣椒、番茄、南瓜、黄杏、柿子、柑橘、红果、黄玉米及绿叶蔬菜中，含有β胡萝卜素。

【药理作用】β胡萝卜素能灭活$^1O_2$，抑制脂质自由基导致的甲基亚油酸等的氧化，能保护细胞膜和LDL免受脂质过氧化损伤。β胡萝卜素有免疫保护作用，能够提高T、B淋巴细胞的增殖反应能力，保护巨噬细胞因氧自由基损伤而致的抗原受体缺失，促使中性粒细胞和吞噬作用。此外，维生素A还能抑制肿瘤细胞生长；参与视紫质合成，增加视网膜感光力；促进生长，维持上皮组织正常功能和结构的完整性等。

【用途】可用于防治阻塞性动脉粥样硬化、脑卒中等多种老年性疾病，对慢性稳定型心绞痛有治疗作用。此外，可用于预防和治疗由维生素A缺乏引起的干眼病、角膜软化症、夜盲症、皮肤干燥等症，对感染、烫伤和皮肤局部应用也有一定疗效。有人认为对预防上皮癌、食管癌等的发生有一定意义。

【注意】我国成人每日维生素A需要量为1毫克（约3000单位）。长期应用大剂量可引起维生素A过多症，甚至发生急性或慢性中毒。表现为骨痛、头痛、皮疹、瘙痒、毛发脱落、肝脾大、厌食、恶心及腹泻等。停药1～2周后可消失。成人一次剂量超过100万单位，可致急性中毒；如连续每日服10万单位超过6个月，可致慢性中毒。

（4）超氧化物歧化酶（Superoxide dismutase，SOD）：SOD是一类重要的抗氧化金属酶，它广泛存在于生物体的各种组织中。SOD可由牛、猪等的红细胞中提取，亦可由菠菜、小白菜、刺梨、酵母、细菌中提取。目前国内外已有SOD的制剂出现。

【药理作用】SOD可使超氧阴离子$O^-_2$歧化为$H_2O_2$而被清除，这是体内清除$O^-_2$的一种极为重要的方式，由此发挥延缓衰老和防治疾病的作用。

【用途】延缓衰老：SOD能有效地防止脂质过氧化，从而抑制脂褐素的形成。目前SOD主要作为局部抗衰老剂应用，如可做日化产品的添加剂，有助于抗皱、防止色素沉着和皮肤衰老，且安全可靠。SOD还可作为食品添加剂用于抗衰老也是有益的。此外，SOD对以下疾病有一定疗效：临床肿瘤放射治疗或放射事故引起的放射病，心、脑、消化道等组织缺血再灌注损伤，骨关节炎等炎症，红斑狼疮、类风湿性关节炎等自身免疫性疾病、白内障等。

【注意】SOD是一种酶蛋白，临床治疗时有可能引起过敏反应，但发生率极低。

（5）褪黑素（Melatonin）：是脑内松果体分泌的一种神经内分泌激素。褪黑素在松果体的生物合成主要受光照周期和年龄的影响。白天光照抑制褪黑素的合成和释放，夜晚无光照，褪黑素分泌大量增多。老年人合成与释放褪黑素减少，尤其在夜间更为严重。已发现在机体其他器官，如视网膜、胃肠道、肺、肝、皮肤和脑的核团中也有褪黑素存在。

【药理作用】褪黑素具有多方面的抗衰老作用，清除自由基作用是其中一个重要方面。褪黑素易通过生理屏障，渗入机体中任何组织，从多个环节防治自由基损伤。实验发现，褪黑素可显著抑制脑、肝、肺、心肌、视网膜、血浆等众多组织中过氧化脂质的产生。褪黑素作为一种新型健康食品已经上市，并将其在临床上作为实验治疗药物。此外，褪黑素具有镇静催眠作用，它可以提高睡眠质量，延长睡眠时间。

【用法】口服，3～6毫克/次，每日一次，睡前1小时服，根据服用的效果可调整剂量。

2. 单胺氧化酶抑制剂

主要作用是抑制单胺氧化酶活性，提高儿茶酚胺水平，促进新陈代谢，调节神经系统平衡，增强记忆功能。

（1）普鲁卡因制剂（Procaine preparation）：为常用的局部麻醉药。普鲁卡因复方制剂具有抑制单胺氧化酶B（MAO-B）活性的作用，这一作用可能与它的抗衰老功效有关。

福康宁（C-$H_3$）是由盐酸普鲁卡因、苯甲酸、偏重亚硫酸钾、磷酸二氢钠、泛酸钙等制成的复方胶囊剂，每粒含盐酸普鲁卡因100毫克。有调节神经系统障碍、增强神经系统营养、促进新陈代谢、抗衰老等功效。用于老年人脑动脉硬化、脑卒中后遗症、斑秃、老年性皮肤瘙痒症、冠心病、妇女更年期综合征等。用法：每日早晚空腹服1粒，连服24天为一疗程，停药1周后，继续第2个疗程。对普鲁卡因过敏者忌用。

（2）司立吉林（Selegiline）：是选择性很高的单胺氧化酶B（MAO-B）抑制剂，具有直接的或间接的抗氧化活性。司立吉林与其结构类似物均可限制多巴胺氧化代谢过程$H_2O_2$、$OH^-$等活性氧的形成。大量研究已证实，帕金森病的发生与氧化应激有关。司立吉林能增加纹状体内SOD活性，可延缓多巴胺神经元的增龄性改变。脑内胶质细胞增生可使神经元减少，该药通过抑制单胺氧化酶来减少胶质细胞增生，具有保护神经元作用。因此，司立吉林的抗氧化作用有利于保护多巴胺能神经元，可用于治疗帕金森病，延缓其症状的发展。此外，它能明显延长大鼠平均寿命和最高寿命，并能恢复老年大鼠的性功能，提示该药有抗衰老作用。

3. 免疫功能增强剂——胸腺激素

胸腺激素是一组由中枢免疫器官胸腺分泌产生的肽类激素。胸腺分泌的多种肽类对免疫细胞的发育、分化过程起着重要的调节作用。报道较多并已进入临床的有胸腺素、胸腺五肽等。

（1）胸腺素（Thymosin）：系由牛或猪胸腺提取得到的肽类激素。

【药理作用】胸腺素能促使淋巴干细胞分化成具有免疫活性的T淋巴细胞，使淋巴细胞增殖，达到调节和增强人体免疫功能的作用。

【用途】临床用于中老年患者因免疫功能低下或失调所引起的一些疾病，如病毒性肝炎、自身免疫病、癌症、病毒性角膜炎等，并有一定的抗老防衰功效。

【用法】每1毫升含药1毫克。每次肌内注射或皮下注射2～4毫升，隔日一次。

【注意】注射前或停药后再次注射时，需做皮肤过敏试验，阳性反应者忌用。注射后，偶见注射部位红肿、头晕、胸闷，一般可自行消失。

（2）胸腺五肽（Timopentin）：是人工合成的五肽，其氨基酸顺序和结构与胸腺生成素的32～36位氨基酸组成相同，为精氨酸—赖氨酸—天冬氨酸—缬氨酸—酪氨酸，是胸腺生成素重要的功能活性部分。

【药理作用】胸腺五肽能促进胸腺和外周T淋巴细胞的分化和发育，对机体的免疫功能具有双向调节作用，能使过高或过低的免疫反应趋向正常。

【用途】临床用于原发性或继发性免疫缺陷病的治疗，也可用于老年及免疫功能低下患者。胸腺五肽对老年性自身免疫病如类风湿性关节炎、系统性红斑狼疮、多发性硬化等有一定的治疗作用。

4. 微量元素制剂

微量元素在人体内含量甚微，但是，体内微量元素水平对人体的生长发育、新陈代谢、免疫、酶、内分泌活性、神经系统功能及衰老等具有十分重要的意义。目前国内市场上比较多见的微量元素制剂，除碘、铁、铜制剂外，主要是锌制剂（葡萄糖酸锌、硫酸锌等）、硒制剂（硒力口服液、亚硒酸钠等）和金施尔康片、善存片等。

（1）葡萄糖酸锌（Zinc gluconate）：口服后主要由小肠吸收，生物利用度比硫酸锌高，消化道刺激性较硫酸锌小。

【药理作用】锌能激活多种重要抗氧化酶，从而消除氧自由基的损伤，维护细胞膜正常通透性，保护细胞膜正常生化成分、代谢、结构和功能。锌不仅能诱发T淋巴细胞活化，也能激活B淋巴细胞；锌还参与抗体形成和释放，并刺激免疫细胞分泌多种细胞因子。老年人缺锌会造成免疫功能失调。锌能影响胰岛素的合成、分泌、储存、降解及生物活性，是一种直接影响胰岛素生理功能的主要微量元素。锌可提高机体对胰岛素的敏感性。糖尿病患者血清锌明显低于对照组。

【用途】可用于延缓衰老，增强免疫反应，治疗非胰岛素依赖性糖尿病。

【用法】饭后服，按元素锌计算，成人10～25毫克/次，2次/日。

【注意】副作用主要有胃部不适、恶心、呕吐等消化道刺激症状，一般减少药量或停药后反应可减小或消失。本品不宜空腹服药；忌与四环素、青霉胺、多价磷酸盐同时服用；用药过量可影响铁的吸收，应在确诊缺锌时使用，不可超量使用。

（2）硒力口服液：本品为以富硒植物为主要原料精制提取而成的含硒口服液体制剂，每10毫升含硒100微克。除微量元素硒外，本品尚含维生素E、C及滋补性中药成分。

【药理作用】硒是谷胱甘肽过氧化物酶的重要组分。谷胱甘肽过氧化物酶可清除自由基和过氧化脂质。随着年龄的增长，此体系的功能逐渐降低，这时如果适当补充硒，就能使谷胱甘肽过氧化物酶活性增强，清除自由基及过氧化脂质的能力加强，从而达到延缓衰老的目的。硒与维生素E在保护生物膜免受氧化损伤方面有协同作用。此外，硒能维持心血管正常结构与功能，还可能与血管修复有关。缺硒与冠心病、动脉硬化、高血压等疾病关系密切。硒能刺激免疫球蛋白和抗体的产生，增强机体的抗病力。硒对致癌剂诱发的多种癌症有明显的抑制作用，能降低发病率或减少肿瘤发生；缺硒则易诱发肿瘤。

【用途】本品可改善老年人体力衰退、视力下降、精神抑郁、失眠、健忘等症状，老年斑的出现减少。此外，可用于防治癌症、动脉粥样硬化、冠心病、克山病、大骨节病、肝炎、肝硬化等。用于减轻化疗、放疗引起的不良反应。

【用法】保健：每日服10毫升，可长期服用。预防：每次服10～20毫升，1日2次。治疗：每次服20毫升，癌症病人1日2～3次，其他病人1日2次。

【注意】服用硒制剂过量会引起中毒，应注意避免。正常人每日硒供给量应为50～250微克，每日最大安全摄入量为400微克。一般在此剂量内服用是安全的。癌症、心血管等疾病患者的服用量由医生酌情决定，而不受此限。

（3）多维元素片：市场供应多见的是金施尔康及善存片，组成内容类似。

【药理作用】本品含有机体正常代谢所必需的多种维生素及微量元素。

【用途】本品为营养补充药，用于预防因维生素及微量元素缺乏所引起的各种疾病。

【用法】口服，需服者1片/日。

5. 微生态制剂

本类药物又称“微生态调节剂”或“肠道菌群失调矫正剂”。

（1）双歧杆菌系列制剂：双歧杆菌（Bifidobacterium）属革兰阳性菌，厌氧，无致病性。主要分布于人的结肠内，每1克成人粪便中其数量可达$10^{10}$个。新生儿出生后不久，肠道内以大肠杆菌为主，生后6～8日，肠道内即建立起以双歧杆菌占绝对优势的菌群。它们使糖类发酵，产生大量的乙酸和乳酸，从而抑制具有潜在致病性的肠杆菌的生长和繁殖，逐渐达到肠道微生态的平衡。随着年龄的增长，人体内双歧杆菌逐渐减少，到老年时更少，但长寿老人体内的双歧杆菌数量明显地较一般老人多。当人们由于年龄、环境、食物、疾病、滥用抗生素、接受放化疗等原因而使双歧杆菌数量减少、造成肠内菌群失调时，致病菌就会乘虚而入，大量繁殖，分泌内毒素，终于引发疾病，损及组织器官，促使人体衰老。

通过口服活的双歧杆菌，使它们在肠道内定居、繁殖，以促进和维持肠道微生态平衡，可达到治疗、保健、抗衰老的目的。但如果是死的双歧杆菌，则没有上述作用。

（2）乳酸菌制剂：本类制剂的主要产品之一是乳酸菌素片。它系应用酸牛乳为原料经生物发酵后制备而成的片剂，能调节肠道微生物生态平衡，抑制大肠杆菌、痢疾杆菌等肠道致病菌，防止大肠内蓄积有害物质，从而有利于延缓机体衰老，促进胃肠蠕动与胃液分泌。可用于老年体弱、消化不良、肠内异常发酵、急慢性肠炎、腹泻等。用法：嚼碎后服下，1～2片/次，3次/日，必要时可酌情增量。

6. 高多烯酸

高多烯酸即高级多不饱和脂肪酸，供药用者主要有γ-亚麻酸（十八碳三烯酸）、二十碳五烯酸（EPA）和二十二碳六烯酸（DHA）等，多具有抗氧化、降血脂、阻止血液凝固等作用，其中DHA还有增强大脑功能的作用。

（1）γ-亚麻酸（Gamma-linolenic acid，十八碳三烯酸）：本品存在于人乳及某些种子植物、孢子植物的油中，如月见草的种子油中含本品7%～10%。本品也可利用微生物发酵方法大量生产。

本品是组成人体各组织生物膜的结构材料，也是合成前列腺素的前体。作为人体内必需的不饱和脂肪酸，成年人每日需要量约为36毫克/公斤。如摄入量不足，可导致体内机能的紊乱，引起某些疾病，如糖尿病、高血脂等。

【药理作用】本品具有明显的抗脂质过氧化、降低总胆固醇、提高高密度脂蛋白、抑制血小板聚集及血栓素A合成、降低血压、抑制溃疡及胃出血、增加胰岛素分泌、减肥等作用。

【用途】可用于防治高脂血症、动脉粥样硬化、血栓性心脑血管疾病、糖尿病、肥胖症、胃溃疡等。

（2）二十二碳六烯酸（Docosahexaenoic acid，DHA）：本品为一种多不饱和脂肪酸，主要存在于海产鱼类（尤其是鱼油）中。

【药理作用】本品可增高SOD活性，具有抗氧化作用。DHA大量存在于大脑的磷脂中（大脑磷脂的10%是DHA），磷脂在脑细胞的形成和构造中起重要作用，老年人常服DHA，可增强大脑功能，改善记忆力。本品可降低血清总胆固醇及低密度脂蛋白胆固醇，增高高密度脂蛋白胆固醇，抑制血小板聚集，降低血液黏度，改善血液循环。

【用途】可用于健脑补脑，提高记忆力及思维能力；防治高脂血症、动脉粥样硬化、脑血栓形成等。

（3）二十碳五烯酸（Eicosapentaenoic acid，EPA）：本品的主要来源与 DHA 相同，均来自海产鱼类的鱼油。

【药理作用】与 DHA 相似，但 DHA 有增强大脑功能的作用，尚未见报道本品有此种作用。在抗血栓形成的作用方面，本品优于 DHA。

【注意】据报告儿童过量服用本品可导致性早熟，应加以注意。本品沸点和凝点与 DHA 相近，难以分离，两者常混存于鱼油制剂中，目前所用的 DHA 实际上多数是与 EPA 的混合物，单独的 EPA 制剂很少见。

（4）鱼油：鱼油中所含的二十碳五烯酸（EPA）、二十二碳六烯酸（DHA）是人体必需脂肪酸，具有调节体内抗氧化能力、清除自由基的作用。其中 EPA 在抗血栓、抗血小板聚集和防治动脉硬化等方面起着重要作用。DHA 对保持脑功能必不可少，当它缺乏时可导致脑功能下降，对人体智力和行为有很大的影响。

鱼油中的 DHA、EPA 含量因鱼种而不同。沙丁鱼等的鱼油中，含 EPA 较多，而金枪鱼、鲣鱼的鱼油中则以 DHA 的含量较高。

7. 大脑功能促进剂

（1）银杏叶提取物（Ginkgo biloba extract）：从银杏叶中分离纯化得到的提取物主要含有黄酮甙类和萜烯内酯类等生理活性物质。制剂较多，包括金纳多、达纳康、舒血宁、天保宁、银可络等。

【药理作用】本品具有扩张冠状动脉和脑血管作用，能明显增加冠脉流量和脑血流量，促进心、脑组织代谢，改善心、脑功能。对血小板活化因子具有拮抗作用，能防止血小板聚集和微血栓形成，增加红细胞的变形能力，降低血液黏滞度，改善微循环障碍。同时可提高 SOD、CAT、GSH-Px 等抗氧化酶活性，清除氧自由基，抑制脂质过氧化反应。此外，可增强记忆，改善认知功能。

【用途】用于治疗脑血管痉挛、脑供血不足、眩晕、听力减退、老年性脑功能紊乱。对认知功能减退、情感障碍、老年痴呆有一定的改善作用。

（2）藻酸双酯钠（Alginic sodium diester）：本品是以藻类为基础原料，用化学方法引入有效基团合成而得的，为具有肝素样生理活性的海洋药物。

【药理作用】能降低血液黏稠度，使红细胞稀释或解聚，具有抗凝血、降血脂、扩张血管、改善微循环、降血压和降血糖等作用。

【用途】临床主要用于防治脑血栓、脑栓塞、脑动脉硬化、高血黏稠度综合征、高脂血症、老年痴呆等，对冠心病、高血压、糖尿病也有一定疗效。

【用法】口服，50 ～ 100 毫克 / 次，3 次 / 日。也可静脉滴注。

【注意】口服给药，个别病人会出现胃肠道反应。有出血史及严重肝、肾功能不全者禁用。

8. 中药

中药中很多益气养血补肾药具有增强免疫功能和抗衰延年作用，如人参、鹿茸、灵芝、首乌、黄芪、白术、黄精、玉竹、刺五加、当归、白芍、枸杞子、菟丝子、补骨脂、肉苁蓉、巴戟天、红景天、绞股蓝、冬虫夏草等。还有一些有效的抗衰保健中药方剂。（详参见“中医药养生保健”。）

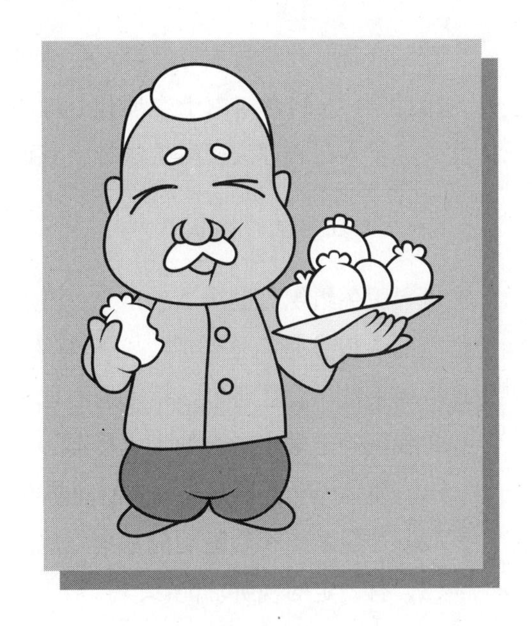

# 第四章　老年人的心理保健

在当今现代化进程中，老年人会碰到许多新问题，产生心理冲突，出现躯体、心理、行为的异常：人到老年由于生理和心理的变化，往往会产生消极的心理状态难以适应。因此，老年人在心理失衡时要进行自我调节，增强适应能力，保持心理健康。

### （一）心理健康的标准

世界卫生组织对健康下的定义：“健康是身体上、精神上和社会上完善的状态。”一个健康的人应该是躯体健康、心理健康、社会功能良好，也就是说人的健康不仅是指生理功能正常，而且还包括正常的心理过程和健康的个性。

1. 我国确定健康老人的十大标准

（1）躯体无明显畸形；关节活动基本正常；

（2）神经系统和心脏功能基本正常；

（3）有一定的视听功能；

（4）有一定的学习记忆能力；

（5）性格健全；

（6）情绪稳定；

（7）能恰当地对待家庭和社会人际关系；

（9）能适应环境；

（10）具有一定的社会交往能力。

以上4～7条就是属心理功能的，这也说明心理健康的重要性。但是心理健康与不健康之间没有明确的界限，不像躯体的生理活动有公认的、一致的标准，通过各种检查可以得出结论。

2. 国外学者马斯洛和密特尔曼修订的心理健康的十条标准

（1）是否有充分的安全感；

（2）是否对自己有充分的了解，并能恰当地评价自己的能力；

（3）自己的生活目标和理想能否切合实际；

（4）能否与现实环境保持良好接触；

（5）能否保持个性的完整与和谐；

（6）能否具备从经验中学习的能力；

（7）能否保持良好的人际关系；

（8）能否适度地表达和控制自己的情绪；

（9）能否在集体允许的前提下有限度地发挥个性；

(10) 能否在社会规范的范围内，适度地满足个人的基本需求。

3. 世界卫生组织提出人类健康的新标准：机体健康“五快”

（1）食得快。进食时有很好的胃口。能快速吃完一顿饭而不挑剔食物。

（2）便得快。一旦有便意时，能很快排泄大小便，而且感到轻松自如。

（3）睡得快。上床后能很快入睡，且睡得酣甜，睡醒后精神饱满，头脑清醒，这证明中枢神经系统的兴奋、抑制功能协调，且内脏无病理信息干扰。

（4）说得快。语言表达准确，说话流利，表明头脑清楚，思维敏捷。

（5）走得快。行动自如，转动灵活敏捷，证明精力充沛旺盛。

4. 世界卫生组织提出人类健康新标准——精神健康三良

（1）良好的个性。性格温和，意志坚强，感情丰富，具有坦荡的胸怀与达观的心境。

（2）良好的处世能力。看问题客观现实，具有较强的自我控制能力，适应复杂的社会环境，对事物变迁能始终保持良好的情绪。

（3）良好的人际关系。待人接物大度和善，不过分计较，能助人为乐，与人为善。

### （二）老年人心理健康的标准

综合归纳国内外心理学家关于心理健康的研究，结合我国老年人的实际表现，一个心理健康、人格健全的老年人应具有以下特点：

（1）热爱生活，喜欢活动：心理健康的老年人有明确的生活目标和精神支柱，积极进取，勤于学习，生活充实。

他们愿意从事有意义的活动或从事力所能及的有益的工作，乐于奉献几十年积累的经验、知识与智慧，保持蓬勃的朝气。

（2）心情愉快，能控制情绪：心理健康的老年人胸襟博大、情绪稳定、豁达洒脱，不以物喜，不以己悲，经得起欢乐与忧伤的考验。

他们在生活中碰到各种挑战，甚至对将来一定要到来的死亡，不苦恼不恐怖，处之坦然，永远乐观、无忧虑、无怒气。

（3）面对现实，善于适应：心理健康的老人有自知之明，能乐天知命，知足常乐，善于顺应自然。

他们对社会家庭和自己的生活容易满意，对自己的一生感到欣慰。既不埋怨对己不公，也不抱怨自己没有机遇。自己能力达不到的不去强求，在规范允许内满足自己的需要，有限度地发挥自己的个性。

（4）人际关系协调，家庭和睦：心理健康的老人感情真挚，宽大为怀。对人对己都能恰当地评价，既理解他人，也为他人所理解。

他们善于调适家庭人际关系，能宽容能忍让，总是以和谐为贵，团结为重。

### （三）老年人怎样达到心理健康

影响心理健康的因素很多且又复杂，有研究发现气象变化都可影响心理健康。现就老年人自己能做到的坚持适当的活动、调节情绪、协调家庭人际关系这三条途径来探讨心理健康问题。

1. 坚持适当的脑力活动

心理现象是脑的机能，是客观现实在头脑中的反应。对老年人心理活动影响最大的是大脑，多数人的病始于神经系统的紊乱，大脑是长寿的调节器。如果大脑有疾病，智能就会受影响，不可能有良好的个性和愉快的情绪。现代医学研究认为“生命在于脑运动”。因为人的机体衰老首先是从大脑开始的。老年人坚持适当的脑力活动和体力活动，可以延缓大脑的衰老，可以促进心理健康。

有人用正电子断层放射照相术的方法对大脑新陈代谢进行研究。发现葡萄糖利用率在脑内分为许多个不同的小区。看电视、听音乐、读书时脑子里葡萄糖利用率的小区都不一样。脑子活动时总是把较多的葡萄糖送到最需要的地方。老年人用起脑来，脑内最活跃的地方，所得到的葡萄糖与青年人基本一样。用正电子断层放射照相术的方法发现，八九十岁健康老人和青年人的大脑新陈代谢几乎完全相同，可见脑力活动可促进脑的新陈代谢，延缓衰老。

有研究发现勤于用脑的人，脑内的核糖核酸含量要比普通人的平均水平高出10%～20%，由于脑内的核糖核酸促进脑垂体分泌神经激素，对促进记忆力和智力的发展有很好的作用。

勤用脑可以使人年轻，人在生理上只可能有一个青春，但在精神世界上还可能开创第二个春天。有些老年人上老年大学学习，重新回到社会中去，结识新朋友，共享友谊与欢乐，丰富生活情趣，陶冶高尚情操。老年人上老年大学不仅自己感到年轻，在外人特别是家人心目中也显得年轻了。

勤用脑可以丰富晚年生活。老年人如果没有工作需要用脑，可以通过读自己喜爱的书促进用脑。读书可以为自己开创一个新天地，读书可以使人开阔眼界，读书可以使人聪明，明白真理，增强辨别能力，使心胸开朗免去烦恼。老年人所需要的安逸、平和、趣味、智慧等，都可以从书中找到，所以读书可以丰富晚年生活。

2. 坚持适当的工作

工作可以促进躯体健康。工作和运动都是在运用身体的器官和组织，只是运用的部分和使用的方式不同。无论从事哪一种活动，神经系统与大脑都要充当重要角色，工作对大脑的作用、运动对肌肉的作用都是积极的。早在18世纪，生物学家拉马克就提出:“用进废退的学说是生物界的普遍规律。”

工作可以满足心理上的需要。老年人的心理需要是要有所作为。为社会或家人尽力。从人的行为动机来看，工作可以使人获得满足感。“成就动机”的实现，使人增强信心，经过实践达到成功，就更促使人去取得新的成就，从而实现自己的才能和意愿。

工作可以保持良好的人际交往。工作可以与四周环境中的人和事建立起联系，可以多接触人，通过工作结交新的朋友，可以消除孤独，增添生活乐趣，促进心理健康，延缓生理机能的衰退。

工作可以排除忧虑与烦恼。老年人由于社会角色和人际关系的改变，加上身体的衰弱，亲人病亡，会感到失落、孤独、悲哀。要解决这些心理上的困惑，投身工作是个好办法。

3. 老年人要学会调节情绪

老年人要达到心理健康，必须学会对情绪的自我控制，否则就会心理失衡，严重影响老年人的身心健康。情绪不好时，怎样调节呢？

（1）要知道情绪对健康的影响：不良情绪是正常细胞向癌细胞形成的“催化剂”。它可使肾上腺皮质分泌大量的皮质激素，该激素可以削弱免疫系统对癌瘤的抑制作用。

有人发现免疫系统的器官中有神经纤维，所有神经最后都与脑部相连，由此证明，脑部与免疫系统有神经联系。还有人发现免疫细胞对脑的信息传导的化学物质神经肽反应灵敏，说明免疫系统与脑部还有化学联系。

人的情绪可以通过大脑影响心理活动和全身的生理活动。良好情绪可以使体内神经系统、内分泌系统、消化系统自动调节作用处于最佳状态，又有利于促进人的感知、记忆、思维、意志等心理活动。

我国古代医学早有研究，说明不良情绪可损伤脏腑功能，导致各种疾病。《灵枢•口问篇》指出：“悲哀忧愁则心动，心动则五脏六腑皆摇。”张景岳《类经》说：“忧动于心则肺应，思动于心则脾应，怒动于心则肝应，恐动于心则肾应。”有人说不良情绪有如小偷，偷去了你的生活乐趣，偷走了你的健康甚至生命。

（2）主动调整自己的看法和态度，便可调整情绪：这符合人的主观能动性观点，也符合心理学“情绪困扰的 A、B、C 理论”。情绪困扰的 A、B、C 理论中的“A”代表外来刺激，“B”代表一个人对那一事件的认识与态度；“C”代表情绪结果。心理学研究认为，直接影响“C”的并不是“A”，而是“B”。

以上观点正如哲学家依托塔士所说：“快乐之道无他，就是我的力量所不及的事，不要去忧虑，快乐人们的共同特点就是善于接受并适应那些无法避免的困境，善于解脱，善于从苦中求乐。”

（3）排除不良情绪的方法：

1）疏导法：把闷在心里的忧虑或者想不通的心思倾诉出来，以得到开导。因为一个人自我解脱有一定的局限性，需要他人的帮助，需要一个明智的朋友提些忠告，或许只要他说句鼓励的话就够了，而且要在消极情绪刚萌芽的时候，就主动地、及时地、自愿地去寻求帮助，不要等到消极情绪几乎要压倒自己的时候去寻求帮助。

2）自我激励法：找一个自己羡慕的榜样，或者想想自己有过的成功，用来鼓励自己。发扬自己的优点，肯定自己的能力，增强自己的信心。想想过去做过了哪些有益的事情，过去受过哪些称赞。在日常生活中找出自己“成功”的事例。肯定了自己的成绩，就可兴奋、振作，不被烦恼所困扰。

3）转移法：为什么当人们忙着一件事情的时候就能把困扰人的不良情绪从头脑中挤出去呢？这是因为最聪明的人，也不可能在同一个时间想一件以上的事情。让别的事情把脑子占领，把不愉快的情绪从头脑中挤出去。

4）发展才能和培养兴趣法：根据各人的特点，利用多年积累的工作经验和才能，创造条件，开辟工作的新天地。

烦恼、忧虑的人，对事往往无兴趣，但是兴趣是可以培养的。做喜欢做的事情，常常会加深认识，提高技能，使自己得到胜任愉快的感觉，这就支持了人的自尊心，就能鼓励自己前进，提高生活的乐趣。一个人对事件产生了兴趣，他的新陈代谢作用会立即加速，而且不感疲劳，而是振奋。

4. 老年人怎样调适家庭人际关系

（1）关心家人的需要：隔离和孤独的情感是多数老年人情绪障碍的核心。生活在人群中的老年人，需要社会和家人的支持安慰、需要帮助以解脱疑虑。如果一个人关心他人的疾苦和幸福，就会增强心理上的耐力。你愈关心别人，你在他生活中的重要性将因之增强，他人自然也会转而关心你。这时，你就会用希望代替失望，用乐观代替悲观，用愉快代替烦恼，生活在和谐的气氛中，不会感到孤独，也不会焦虑，只会感到温暖和安慰。

（2）诚恳的赞美与善意的批评：在关心与了解的基础上对家人诚恳的赞美与善意的批评，是团结家人的好办法。不要太注意自己，以致不能发现家人的可称赞之处，如果多注意别人，就会发现值得称赞的地方。赞美、表扬要诚心，实事求是，而不是虚伪的应酬。与家人朝夕相处，总会有不同意见，要采用商量与批评的办法，不要讥讽而引起反感。要使对方体会到善意，同时照顾家人的自尊心。

（3）大事清醒小事糊涂：老年人要明白大事，善于将自己的经验、体会与观察事物的能力传给后代，引导后代取得成功。老人还要继续不断地学习，追求进取，不能倚老卖老，闲散起来，不能无所事事，要孜孜追求，提高自己的辨别能力。郑板桥说：“聪明难，糊涂亦难，由聪明转入糊涂更难。”老年人与家人相处时要学会糊涂，不要在生活小事上斤斤计较或猜疑。在有些事情上可以不管不问。曾有一位 84 岁的老人看上去就像60岁，问她身体好的秘诀，她很得意地说："我的孩子都对我好，我不发愁、不操心，我会糊涂。"所以糊涂可以免除烦恼。

（4）适当承担家务劳动：家务劳动是社会劳动的组成部分，离退休老人回到家里，从事家务是间接为社会做出贡献，这是社会学家们予以肯定的。有的老人把买菜、做饭、看孩子作为乐趣，把承担家务活动作为对自己的锻炼，老人照顾晚辈既享受天伦之乐，又能分担子女的家务事，让子女一心扑在工作、学习上，真是一举多得。

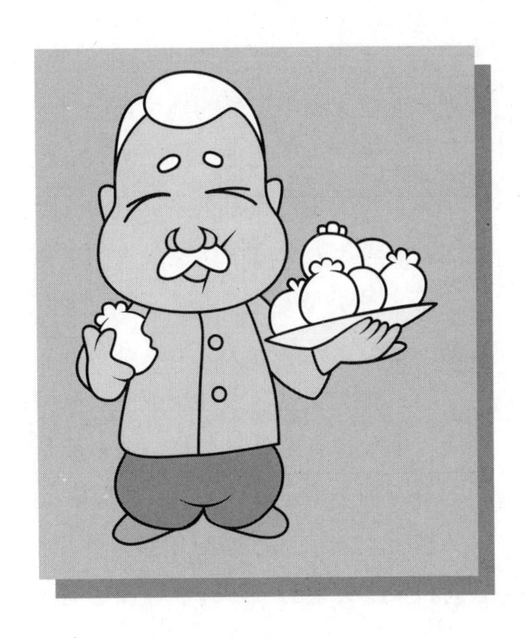

# 第五章　老年人的家庭、婚姻与性

老年人退休之后主要生活在家庭，因此，家庭的结构、家庭成员之间的关系，以及老年人在家庭中所处的地位都会对老年人的身心状况和健康产生重要的影响。

当今老年人所属的家庭，大致有以下几种类型。

第一种类型是直系关系家庭：是指老年人或老年夫妇与已婚子女组成的家庭，这是我国目前老年人家庭中比重最大的类型。

第二种类型是老人核心家庭：是指老年人或老年夫妇以及他们的未婚子女组成的家庭，这类家庭数量仅次于直系家庭。

第三种类型是老人独居或空巢家庭：是指无子女以及和子女分居的老人家庭，在这中间，少数是老人单身家庭，大多数是老年夫妇家庭。

第四种类型是隔代家庭：是指单身老人或老年夫妇和第三代共同组成的家庭。

当子女陆续进入婚配年龄，并相继成家时，做父母的必然要考虑家庭重新组合的去向和家庭关系的重新调整等现实问题。

### （一）老年人与子女生活在一起

老年人的精神健康和两代之间的关系有着直接而密切的关系。一些调查发现，子女对父母的态度对家庭气氛有着重要的影响：子女对老年父母态度好，家庭气氛大多数是比较融洽和谐；子女对父母态度不好，家庭气氛往往紧张，从而影响老年人晚年生活质量。

老年人在家庭中的地位也是两代人关系中的一个重要影响因素。大多数老年人在家庭中受到子女的尊敬，但有一部分老年人（尤其是农村）一旦失去劳动能力后，在家庭中处于从属地位，有的甚至为被视为累赘而遭到虐待等不公正的待遇，这直接严重地破坏了老年人的正常生活，同时对他们的心理和精神状态会产生极其有害的影响。

与家人相处可谓是一种艺术，有的人却一生都把握不好，有时甚至可以说，这是最简单却又是最复杂的艺术。家庭生活是琐碎的，同时也是长久的，家庭生活关系就是在这种既琐碎又漫长的旋律上建立并发展下去的。毫不夸张地说，家庭生活关系是一切人际关系中较难处理得当、也最容易引起矛盾的关系之一。而由于老年人自身存在的许多特殊性，因此，想要处理好与老年人之间的关系是一个很微妙的问题，这不仅需要做儿女的能表现出较高的个人素养，而且还应该掌握与老年人相处的技巧，只有这样，才能把握和运用好这门艺术。

老人和子女都是一家人，谁都不会存心跟谁过不去，即使双方因为某些原因吵闹一下也就很快地过去了，一般都不往心里去。但是，如果儿女和老年人之间的矛盾和冲突过于频繁，或者在一些根本问题上经常发生矛盾和冲突，就有可能影响双方之间的情感联系和家庭正常生活。经常发生冲突，做父母的有时谅解子女的年轻无知，会宽宏大量、忍让一下；子女为了照顾父母的身体和情绪，有时也会违心地服从听话，然而双方内心并没有就此罢休。长此以往，各种矛盾越积越多，就会在双方之间留下深刻的成见。不仅难以维持正常的家庭关系，甚至于有朝一日会爆发成更剧烈的冲突，造成终生的怨恨。因此，在家庭生活中，儿女和老年人之间应该尽量避免和减少争吵。

从心理学的角度来看，儿女和老年人之间的冲突是无法完全避免的。正确处理的方针应该是使双方之间的冲突成为家庭生活和关系发展的动力，而不是成为一种破坏力和阻碍力。要做到这一点，需要父母与子女双方共同努力。但是，两者之间，子女应当负主要责任，或者说，能够使双方之间的关系向健康的方面发展，从根本上说取决于子女。

一般来说，父母虽然有许多缺点和错误，然而他们对子女的爱是深厚和无私的。他们说话做事的动机和出发点往往是为子女好。当然，他们的情绪也会受一些生理变化的影响，这就需要子女多加体谅。至于父母在他们年轻时代所形成的人生观、价值观、道德观，子女也应予以重视和尊重。

应该说，代沟的存在既有有利的一面，也有不利的一面。新的一代总要强过老一代，只有相互交流与沟通，取长补短，社会才能向前发展。但是老年人的丰富阅历又是一笔财富，如果两代人固执己见，互不相让，不仅难于取长补短，更不利于家人之间的情感认同。可以说，子女与老年父母之间的这种所谓的冲突由来已久，不可能在一夜之间完全填平，要想做到两全其美，实属不易，看来只有相互谦让才能解决问题。求同存异、互相尊重对于促进代际关系的和睦确实是一个上策，它不仅可以保存青年人的一些优点，也能在两者之间寻找到对双方都有利的共同点。求同存异的前提和基础是相互理解，是相互之间情感与心理的良好沟通。在代际交往中，相互理解更多的是要求能设身处地为对方着想，做到将心比心。例如，年轻一代有充沛的精力，好竞争、求创新、喜好独立，不愿受别人支配，对此，老年父母往往很不理解，觉得年轻人过于轻狂了。而老年人的特点则是稳重、深思熟虑、清心寡欲、保守。对这些特点，年轻人也常常很不理解，认为老年人思想认识跟不上社会形势的发展。这种理解上的偏差必然会直接影响到双方态度和交往行为，影响双方交往的深度和质量。如果双方都能做一次角色换位，从对方的角色出发，体验一下对方的感情，就能很好地改变自己的看法，做出有利于双方交往的行为。

求同存异是要求双方能主动地寻找出共同点，达到求同的目的。例如，老年父母经历多、见识广，社会经验丰富，做父母的应主动加强与年轻人的交流，将丰富的社会经验传授给他们。而年轻人在科技发展的现代社会，也有一些颇具现代化特色的知识和技能，可以手把手地教教父母，让父母也能掌握新的知识，更新知识体系，完善知识结构。这样，两代人在时代变革的潮流中，差异缩小了，冲突消失了，代际交往也就和谐了。

要想老年人过上幸福而健康的文明生活，最基本的条件就是让老年人生活舒适，衣食住行万事无忧。物质条件不需要非常优越，但是至少应保证让老年人不为基本的温饱问题而操心。这样的条件保证至少能达到两个目的：一是让老年人确实可以安然地享受一下自己一生的成果，在自己辛苦培养了大半辈子的子女的照顾下平静、安逸地度过每一天；另一点是为老年人营造一个安全、舒适的环境，使老年人生活在一种和谐安详的心境和情绪之中。只有这样，老年人才能感受到真正的天伦之乐，才能在一种良好的情绪状态下与周围的人形成积极的人际互动关系，在有限的空间和时间内再次发挥自己的余热和能量。只有这样，我们才可以说老年人在过着一种真正幸福的晚年生活。也只有这样，我们才可以说老年人在一生的结尾处依然体现出了自己一生的价值。

### （二）老年夫妻的相处

白发夫妻的情感，就像一壶多年的老酒，芬芳浓郁，醇厚绵长。这样的情感，需要有原汁原味的爱来勾兑，然而，在老年夫妻当中，正因为在一起生活得太久，反而使感情交流变得更为迟钝。这里的原因，一是中国夫妻从古至今都追求白头到老、相敬如宾，越到老年，越怕出现新的问题。这样反而背上了沉重的负担，使自己对周围的一切都表现得过分敏感，甚至导致情感脆弱。二是老年夫妻在儿女离开自己后，更多的精力集中在老伴身上，并希望从对方身上获得更多的回报，因而特别注意对方对自己的态度。如果对方并不注意这个问题，而自己又将情感完全寄托于对方，这样，就有可能使自己陷入情感的危机之中。三是上了年纪的人，无论男女，最怕寂寞，如果老年夫妻的生活缺少色彩，就会产生寂寞，这种寂寞有时又会转化成为对外部世界的羡慕，甚至转化为嫉妒，最终是双方发生矛盾。白发夫妻更要注重双方的情感交流。在语言方面、心理方面，都要进行交流，使对方真正了解自己，千万不要因为上了年纪就忽视创造色彩斑斓的生活。在生活中，要多关心对方，经常一起参加社会活动，使彼此在对方的心目中更有地位、更有魅力，使老年夫妻的生活得到升华，使老年夫妻的生活更加丰富。

然而，有的老年夫妻往往认为已经是老夫老妻，而不注意调适夫妻关系，造成夫妻关系不和谐，甚至破裂。在老年夫妻关系调适上应该注意以下几点：

1. 互谅互让，相互体贴。老年人在退休以后，由原来的社会人变为家庭的人，老年夫妻朝夕相处，各自的优缺点、真正的性格、为人和脾气都逐渐一清二楚地显现出来。特别是当身体不佳或者心情不愉快的时候，生气发脾气情况就会增多。在这种情况下就需要夫妻之间的谅解、帮助和体贴。

2. 制定一张共同的家庭生活日程表。老年人在退休之后，硬性规定的劳动、工作和学习时间没有了，那么剩下的就是如何安排和支配所谓业余时间了。这种时间在某种意义上不带有强制性，老年夫妇花费在这方面的时间也比较多。老年夫妇间要调适好夫妻关系，增加共同活动时间。家庭是一个互助关系十分密切的单位。共同的家庭生活日程表，可以促进和增强夫妻间的融洽。

3. 要珍惜家庭特有的价值。老年夫妻要在活动之中沟通，使人际关系之间的深层关怀更加深刻地显示出来，并加以发展和升华。

### （三）支持老年人再婚，建立新的港湾

老年丧偶者，多半还想找个亲密的伴侣，以相伴度过最后的岁月。这个时候，儿女基本上都已经建立了各自的小家庭，不可能再有太多的精力和时间来照顾老年人的生活。另一方面，儿女成家立业后，不论多么周到的悉心照料，也不可能取代老夫老妻之间那种稳定而又亲密的感情关系。丧偶的老年人往往都有很多难言的苦衷，总是希望有一个自己信赖和亲密的人可以倾诉。尤其是生活中的一些小事，老年人并不喜欢麻烦自己的儿女。

还有一些老年人，中青年的时候就失去了自己的另一半，为了自己尚且幼小的儿女不受影响，往往决定自己一个人抚养他们长大。等到辛辛苦苦把孩子拉扯大后，尤其是儿女们都成了家，自己的责任和义务也就少了许多。这个时候，儿女们忙于经营自己的小家庭，对老人的关心、照顾自然而然就减少了，丧偶老人也就自然产生要建立自己的家庭、找个老伴的想法。

对于老年人的再婚，有些子女会表示极力反对，亲戚朋友和邻居也会议论纷纷。有的子女认为，老人再婚是家庭中一大丑闻，丢自己的面子；有的子女认为，老人再婚是“老不正经”，因而冷嘲热讽或粗暴干涉，甚至借用传统伦理来威胁、辱骂老人。

这些子女为什么会反对父母再婚呢？原因有三个：一是受传统伦理观念的束缚。他们认为老人只有“从一而终”才是天经地义的，再婚会让人家笑话。二是担心老人再婚后，自己与继父、继母不好相处，会让人感到别扭。三是为自己的切身利益考虑。老父或老母本来有些财产，如果不再婚，子女是当然的继承人；如果再婚，这些财产和积蓄将来就有一部分要被“外人”拿去，使自己蒙受经济损失。

从社会角度来说，老年再婚有百利而无一害。单身老人生活中的种种困难应当得到社会和政府的关心和照顾，然而我国现在还处在社会主义初级阶段，国家的财力和物力有限，还拿不出更多的资金来解决单身老人的困难问题。如果单身老人再婚之后能够相亲相爱、彼此关照，就能较好地解决社会目前所不能解决的问题，减轻国家负担，同时老年人自己也有一个较好的生活环境。

大量的理论研究和事实已经证明，让老年人拥有美满幸福的婚姻生活，对社会的

文明进步、家庭的安定团结、老年人自身的健康长寿均有益。对于老年人的婚姻生活，我们应当从法律上予以保护，从道义上给予支持，做儿女的就更应该理解和支持老年人，为老年人获得美满幸福的婚姻生活而尽心尽力。

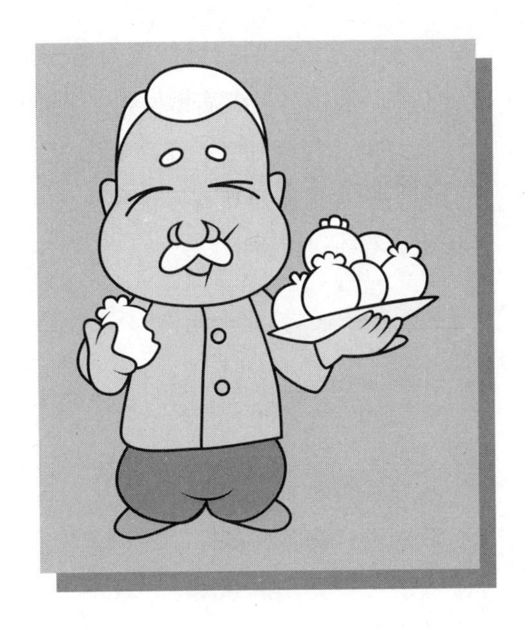

# 第六章　老年人饮食

饮食营养是影响健康最重要的因素，因为它提供了健康的物质基础。20世纪80年代以来，我国居民疾病谱发生了根本的变化，慢性非传染性疾病，如心脑血管疾病、糖尿病、癌症、慢性呼吸系统疾病已成为威胁国人健康的主要问题。大量科学研究表明，不合理的膳食结构是导致慢性疾病发生的主要原因之一，下面主要介绍膳食营养与慢性疾病的有关知识。

### （一）中国居民膳食指南

中国营养学会根据中国的具体情况，于1997年4月了修订了“中国居民膳食指南”，共有八条。

1. 以谷类为主，合理搭配

我国的食物多种多样，各种食物所含的营养成分不完全相同，没有一种食物是十全十美的。各类食物中含营养素不尽相同，要选择搭配多样的食物才能满足人体对多种营养素的需要。

（1）各类食物的营养特点：

①谷类及薯类，如米面杂粮、土豆、白薯、木薯等等，主要含有多量的碳水化合物，也含有蛋白质、少量脂肪、矿物质和B族维生素；

②动物性食物，如鸡、鸭、鱼、肉、奶、蛋、虾、贝等主要含蛋白质的食物，也含有脂肪、矿物质、维生素A和B族等；

③大豆及其他干豆制品，含有优质蛋白质、脂肪、膳食纤维；

④蔬菜水果类，包括鲜豆、根茎、叶菜、茄果等，主要提供膳食纤维、矿物质、维生素C和胡萝卜素；

⑤纯热能食物，包括动植物油、淀粉、食糖和酒，主要提供能量，植物油还可提供维生素E和必需脂肪酸。由此可以看出，各种食物都有不同的营养特点，必需合理搭配，才能得到全面营养。

我国传统的饮食习惯是比较合理的，具有三大优点，以谷类为主、蔬菜相辅，低糖、高纤维。但随着经济发展、生活改善，人们倾向于食用更多的动物性食物。1992年全国营养调查结果，在一些比较富裕的家庭中动物性食物的消费量已经超过了谷类的消费量。这种“西方化”或“富裕型”的膳食提供的脂肪和能量与心血管病、高血脂、糖尿病、肥胖的发生率高有关。

（2）以谷类为主有益健康：两千多年前我国的古医书《黄帝内经•素问》已提出“五谷为养、五菜为充、五畜为益、五果为助”。两千多年来我国人民正是以这种以粮食为主的多样化食物繁衍昌盛。

谷类所含营养素比较全面，含有丰富的B族维生素，如维生素$B_1$和尼克酸，也是膳食纤维的来源。膳食纤维有利于高血脂、便秘、肠癌、痔疮、糖尿病等的预防。谷类可以与许多食物配制成多种多样的食物，如馒头、花卷、面条等，又可以与其他食物共同做成可使蛋白质发挥互补作用的包子、饺子等，为人体提供较全面的营养素。

（3）饮食多样化：同一类食物所含的主要营养成分大致相近，但也有些区别，如粮食中维生素的含量相差明显。大米和面粉中不含胡萝卜素，而小米和黄玉米面中含量较多，并还含有人体必需的 B 族维生素和维生素 E。蔬菜和动物性食物含有较多的维生素和矿物质。因此在安排膳食时，几种食物要合理搭配，尽量做到多样化，才能得到营养全面的膳食。如美国营养宣传教育工作提倡居民多吃谷类，并在一天当中至少吃 5 种蔬菜水果。

（4）食物不宜太精，宜粗细搭配：粮食是维生素 $B_1$ 的丰富来源，以谷类为主的食物，本不应缺乏这种维生素。但由于近年来人们所吃的米、面越来越精，米、面被碾磨得太细不仅损失了大量的 B 族维生素、矿物质，大部分膳食纤维也流失到糠麸之中。长期食用这种过精的粮食，就会造成营养缺乏。我国南方曾发生过由于母亲长期吃过精的白米，乳汁中维生素 $B_1$ 缺乏，致使婴儿发生严重的维生素 $B_1$ 缺乏病，甚至夭亡的事件。另外，膳食摄入过精，膳食纤维少，肠胃功能会逐渐减弱，造成便秘或其他更严重的问题。“粗茶淡饭”能延年益寿是民间摸索出来的道理。饮食中注意粗细搭配，经常吃一些粗粮、杂粮，各取所长，可以起到营养素互补的作用。

（5）主副食合理安排，获得全面营养：膳食以谷类为主，每天应摄入 300 ～ 500g 粮食，同时要注意副食的安排。粮食中蛋白质质量不够优良，其构成蛋白质的氨基酸中赖氨酸不足，大豆或豆制品中赖氨酸含量比较多，因而粮食与豆制品一起吃可以提高蛋白质的营养价值。同时应选用适量的动物性食物及蔬菜、水果以增加优质蛋白、各种矿物质和维生素的摄入量。

2. 多吃蔬菜、水果和薯类

蔬菜与水果含有丰富的维生素、矿物质和膳食纤维。如小白菜、油菜、芹菜、苋菜、木耳菜、盖菜、雪里蕻、小萝卜缨和茴香等绿色叶菜，含有丰富的矿物质；深色蔬菜中维生素含量超过浅色蔬菜，如黄色南瓜、胡萝卜等含胡萝卜素和维生素 $B_2$ 最多，这些蔬菜也是维生素 C、叶酸、钙、磷、钾、镁、铁及膳食纤维的重要来源。所有的新鲜蔬菜都含有维生素 C，各种辣椒、绿叶菜中维生素 C 含量都很高。黄瓜、心里美萝卜、西红柿等维生素 C 的含量虽不如绿叶菜多，但能生吃或冷拌吃，损失少，所以也是维生素 C 的一个良好来源。各种蔬菜中都含有膳食纤维，身体所需的膳食纤维除了谷类主要从蔬菜、水果中来。蔬菜除了能提供给我们丰富的矿物质、维生素和膳食纤维以外，还可以促进鱼、肉、蛋等食物的蛋白质的消化吸收。有的研究表明，单独吃肉食，蛋白质消化吸收率为 70%；肉和蔬菜同吃，蛋白质消化吸收率能达到 80% ～ 90%。

蔬菜的营养与水果相比，除鲜枣、山楂、猕猴桃、柑桔等维生素 C 特别多以外，很多水果中维生素和矿物质的含量不如蔬菜，尤其不如绿叶蔬菜。但水果含有的葡萄糖、果糖、柠檬酸、苹果酸、果胶等物质又比蔬菜丰富。我国近年来开发的猕猴桃、刺梨、沙棘、黑加仑等也是维生素C、胡萝卜素的丰富来源。经常吃不同种类的水果可增进食欲、帮助消化，对人体健康非常有益。

薯类包括马铃薯（土豆）、白薯、木薯等，是我国传统膳食的重要组成部分，它们除了提供丰富的碳水化合物、膳食纤维及 B 族维生素外，还有较多的矿物质和维生素，兼有谷类和蔬菜的双重好处。近年来随着生活改善，人们消费的薯类减少，这是一种不好的趋势，应当提倡多吃些薯类。

“中国居民膳食指南”建议，每天膳食中含有 400 ～ 500g 的蔬菜及薯类，100 ～ 200g 的水果，对保护心血管健康、增强抗病能力、减少儿童发生干眼病的危险及预防某些癌症等起着十分重要的作用。

3. 常吃奶类、豆类或其制品

这一点是“中国居民膳食指南”重点强调的内容。中国居民的膳食中奶类和豆类摄入量很低，造成我国居民普遍缺钙。膳食中钙的摄入量平均只达到推荐供给量的一半左右。由于缺钙再加上体内维生素 D 也不足，婴幼儿中常有“方颅”、“鸡胸”、“O”和“X”型腿的状况发生，中老年人中发生骨折的也比较多。这就是与缺钙有关的佝偻病和骨质疏松症的表现。奶类是钙的最好食物来源，同时含有丰富的优质蛋白质，其必需氨基酸比例合适，适于人体的利用，还含有人体必需的维生素 A、$B_1$、$B_2$，营养专家认为，人在一生各个年龄段中都应该喝牛奶或吃奶制品。现在日本人每天膳食中都包含奶及奶制品，他们年轻人都比长辈长得高，可能与这种饮食习惯有关系。由于奶含钙量高，而且吸收利用好，钙与磷的比例也较合适，所以是促进儿童生长发育不可少的，也是预防中老年骨质疏松的良好食品。中国居民膳食指南建议每天平均吃奶及奶制品 100g，大约相当于鲜奶 200g 或奶粉 30g。也就是说如果你喝鲜奶应该喝一袋（半磅），如果冲奶粉应用半两多些。这样每大从奶类获得的钙就在 200mg 以上，可以有效改善钙摄入过低的现状。

豆类品种繁多，有黄豆、青豆、黑豆、赤豆、绿豆、豌豆等，豆类含有丰富的优质蛋白、不饱和脂肪酸、钙及 B 族维生素。黄豆的营养价值最高，蛋白质含量是瘦猪肉的 2 倍，鸡蛋的 3 倍，牛奶的 12 倍，还含有丰富的必需脂肪酸和磷脂。膳食指南建议每天吃豆类及豆制品 50g。每百克大豆含有 200mg 左右的钙，如每天吃大豆 50g 就可以获得 100mg 左右的钙。同时大豆还富含赖氨酸，和谷类食物搭配可以弥补谷类食物赖氨酸的不足，提高膳食蛋白质的营养价值。豆制品的种类繁多，如豆浆、豆腐、豆干、千张、腐竹、豆豉、腐乳等等，口味各异，是我国传统食品。除已知的营养素外，大豆还含有一些有益于健康的其他成分，如大豆异黄酮及大豆低聚糖等，对于预防与营养有关的心脑血管疾病、癌症、糖尿病可能有重要作用。

4. 吃适量鱼、禽、蛋、瘦肉

鱼、禽、蛋、瘦肉等动物性食物是优质蛋白质、脂溶性维生素和矿物质的良好来源。动物蛋白质的氨基酸组成更适合人体需要，且赖氨酸含量较高，有利于补充植物性食物中赖氨酸不足的缺陷。肉类中铁的利用较好，是预防缺铁性贫血的良好食物。

鱼类及其他水产品是理想的高蛋白低脂肪食物。海水鱼和淡水鱼类一般含蛋白质15%～20%，脂肪5%左右。鱼类脂肪含有较多的不饱和脂肪酸，尤其是海鱼含有长链多不饱和脂肪酸（DHA、EPA）较多，具有降低血脂、防止血栓形成的作用，对于预防动脉硬化、冠心病十分有益。鱼类所含维生素A、维生素D和矿物质的量比畜肉多。虾类蛋白质含量为18%左右，矿物质和维生素含量丰富，特别是碘的含量更高。

肉类泛指畜肉（猪、牛、羊肉）、禽肉（鸡、鸭、鹅）及畜禽内脏等。肉类所含的蛋白质量高质优，并含有丰富的铁、铜、锌、锰等矿物质及脂溶性维生素。肉类含有的铁是血红素铁，生物利用率高达20%～25%。除了这些共同特点外，各种肉类也有各自独特的营养价值。猪肉的特点是脂肪含量高，肥肉含脂肪40%～60%；瘦肉也含脂肪10%～20%。因此有心血管疾病的或是肥胖者应尽量少吃或不吃。牛羊肉蛋白质含量高、脂肪相对比较低，是比较好的动物性食物。鸡鸭肉蛋白质较高，脂肪含量低，必需脂肪酸含量比畜肉多，肉质细嫩易消化，对于体弱的老人和儿童尤为适用。但现在市售的“西装鸡”或“分割鸡”常常含脂肪高达20%以上，吃时最好去除肚子里的肥油和鸡皮。

畜禽类的内脏如肝、心等所含矿物质、微量元素和维生素比肉多，如猪肝富含维生素A、维生素$B_2$等，同时还含有丰富的铁和铜，是治疗夜盲症、预防维生素A缺乏的极好食物，也是防治缺铁性贫血的好食物。但内脏多含脂肪及胆固醇较高，尤其是猪脑等，不应该吃得太多。

由于肥肉和荤油中含有过多的饱和脂肪酸和胆固醇，是引起肥胖和诸多慢性病的危险因素。我国城市居民中相当一部分人的肉类摄入每天已超过2两，且多为含脂肪较高的猪肉。为减少患慢性病的危险因素，早期预防心血管疾病的发生，应少吃肥肉。日常烹调尽量少用荤油，多用植物油。

5. 食量与体力活动要匹配

在平时一日三餐中，我们应掌握好进食量，食量应与自己的体力活动保持平衡，才能保持合适的体重。那么为什么要保持适宜的体重呢？体重过重或不足对人体有什么危害呢？

如进食量过多而活动量不足，多余的能量在体内以脂肪的形式积存下来，使体重超过正常，发生肥胖。相反，若摄食量不足而活动量过大，由食物获得的能量不能满足生活和劳动的需要，就会消耗自身组织来满足活动需要，使体重减轻，久之身体会消瘦。已有报道，约有二十多种疾病与肥胖有关，例如动脉粥样硬化（包括脑血管病、冠心病）、高脂血症、糖尿病、胆石症、骨关节病、肾病及一些恶性肿瘤等。过于消瘦者则常伴有营养缺乏，引起抗病能力下降，容易患多种病。因此，体重不足（消瘦）和超重（肥胖）都不是健康的表现。人们需要保持进食量和活动量之间的平衡，使体重保持一个适宜和健康的水平。

怎样才能保持适宜的体重呢？一般来说，脑力劳动或坐位工作者，应增加一些活动或运动锻炼，如走路、慢跑、游泳、上下楼梯、打球等。而对于消瘦者则要注意适当增加能量和全面平衡的营养，以促进正常的生长发育，达到适宜体重。中老年人经常进行强度适宜的运动，会有利于增强心血管和呼吸的功能，延缓衰老过程。总之，适宜的进食量和活动量，保持正常体重，是预防慢性病和保健的需要。

怎样计算体重是超重还是消瘦呢？目前世界公认的一种评定肥胖程度的分级方法为体质指数法（BMI）。具体计算方法是以体重的公斤数除以身高的平方（身高以米为单位），其公式为：体质指数（BMI）= 体重（kg）/ 身高（m）$^2$，例如一个人的身高为1.75m，体重为68kg，他的BMI=68/（1.75）$^2$=22.2kg/m$^2$。当此指数为18.5 ～ 23.9时是正常，24.0以上为超重，当BMI为18.5以下时为体重不足。需要说明的是，这一评价标准只适用于成年男女而不适用于儿童、青少年。

6. 吃清淡少盐的食物

饮食清淡有利于健康。即膳食不要太油腻，不要太咸，不要有过多的熏制、泡制和油炸食物，而且要注意荤素搭配，不要用过多的动物性食物，世界卫生组织建议每人每日食盐用量不超过6克为宜。我国居民食盐摄入量过多，平均值是世界卫生组织建议值的二倍以上。流行病学调查表明，钠的摄入量与高血压发病呈正相关，因而食盐不宜过多。

为控制高血压病的流行，许多国家都告诫居民“吃少盐膳食”，并提出限制食盐摄入量应从幼年开始和儿童期开始，除做菜要少加盐外，还要注意酱油、味精、咸菜以及香肠、熏鸡等加工食品也是高钠食品，不宜多吃。

7. 饮酒应限量

白酒除供给能量外，不含营养素。过量饮酒有下面几点危害：

（1）长期饮酒造成体内多种维生素缺乏。高度白酒能量高，而不含其他营养素。无节制的饮酒会使食欲下降，食物摄入减少，以致发生多种营养素缺乏。体内酒精浓度的升高，也会造成维生素 $B_1$、$B_2$、$B_{12}$ 的缺乏，并且影响叶酸的吸收，致使体内叶酸缺乏。

（2）损害消化系统尤其是肝脏的功能。酒的主要成分是酒精（乙醇），酒精的解毒主要在肝脏进行。酒精能损伤肝细胞引起肝病变，连续过量饮酒者易患脂肪肝、酒精性肝损害等，进而可能发展为肝硬化，甚或导致肝癌。酒精还能刺激食道和胃黏膜，引起消化道黏膜充血水肿，导致食道炎、胃炎、胃溃疡、十二指肠溃疡等。

（3）增加患脑卒中的危险。酒精影响脂肪代谢，促使血液中的脂肪沉积在血管壁上，使血管腔变小。过量饮酒会使心率加快，血压升高有诱发脑卒中（脑溢血）的危险。长期嗜酒或过量饮酒可使心脏发生脂肪变性，影响心脏正常功能。

（4）损害神经系统导致事故及暴力事件。酒精能损害中枢神经系统，长期饮酒者中枢神经系统往往处于慢性乙醇中毒状态，有的发展为酒精中毒性精神病，患者时有伤人、毁物等冲动行为。酒精能使人失去自控能力，增加事故和暴力行为的危险。

（5）过量饮酒能毒害下一代。酒精对生殖细胞（精子和卵子）有毒害作用，若这种受毒害的细胞发育成胎儿则有可能成为智力迟钝的低能儿。孕妇饮酒，酒精能通过胎盘进入胎儿体内直接毒害胎儿，阻碍胎儿脑细胞的分裂。酒精也是一种致畸因素，能诱发胎儿先天性畸形。

饮酒弊多利少，为了健康，我们建议最好不饮酒，如饮酒可少量饮用果酒、啤酒或低度酒。青少年正处于生长发育阶段，组织器官尚未发育成熟，对酒精的毒害更为敏感。因此青少年不应饮酒。

### （二）膳食、营养与慢性病的关系

#### 1. 膳食、营养与高血压的关系

高血压是一种常见的慢性病，我国目前高血压患者已超过 1 亿人。研究表明，高血压病是心脑血管疾病的最直接首要的致病因素之一。高血压的危险因素包括遗传、超重及肥胖、高盐饮食、吸烟、酗酒、精神紧张、社会压力等。膳食营养因素在高血压病的发生、发展过程中起到极其重要的作用。

（1）膳食中钠的摄入与高血压：动物实验及人群调查与干预研究均证实，膳食钠摄入与血压有关。有研究显示，每摄入 2.3 克钠，可致血压升高 2 mmHg；对高血压患者进行中等程度限制食盐，收缩压降低了 4.9±1.3 mmHg，舒张压降低了 2.6±0.8 mmHg；尿钠排出量与随年龄而升高的血压明显相关。因此有人认为，随年龄升高的血压中有 20% 可能归因于膳食中食盐的摄入。我国居民食盐（钠的主要来源，400mg 钠 /1g 食盐）摄入量较高，尤其是北方人口味较重，平均每人每天可达 10 克以上，南方人平均为 7 克左右，相对 WHO 建议的食盐摄入低于 6 克 / 天而言，均为过高。

（2）超重及肥胖与高血压关系密切：大量研究证明，体重与血压有明显的关系，体质指数（BMI）、皮褶厚度、腰臀围、脂肪细胞重量均与高血压的发生存在正相关，尤

其是腹部脂肪堆积比皮下脂肪过多更能影响血压。美国的社区调查发现肥胖者高血压发生率是非肥胖者的 2.9 倍，而体重降低时血压也降低，有人估计平均体重减轻 9.2kg，收缩压可降低 6.3 mmHg，舒张压可降低 3.1 mmHg。

（3）其他膳食因素与血压：膳食摄入钾高的人群高血压发生率低，钾与高血压的负相关尤见于钠摄入高时，如果给低钾而钠无限制的高血压病人补充钾则有降压作用，而给膳食摄入钠低的人补钾，则没有这种钾与血压的负相关关系。补钾抗高血压的作用可能与其诱导的尿钠排泄、神经影响、血管扩张、肾素抑制等有关。流行病学调查表明，膳食中钾钠比例是对人群血压高的预测指标。素食者血压低与摄钾多也有关。

流行病学调查发现，人群膳食中钙的摄入量与血压呈负相关，有报道表明，高血压患者膳食中钙摄入量比正常血压者低，对摄入钙低的高血压患者进行补钙实验，结果观察到患者的血压下降。

膳食中的镁也与血压有关，饮食中缺镁可使小鼠的血压升高，镁可能是通过减少细胞内钙的浓度来降低血管紧张度和收缩性的。而过分精细加工的食物都有丢失镁的可能，精加工食物的不断增加意味着人们摄入的镁减少了。

酒精对于血压的影响不可忽略，过量饮酒和高血压具有显著的相关性，对年龄、肥胖、吸烟等因素校正后仍相关。什么是“过量”饮酒？男性每天饮酒超过 20 ～ 30g（约相当于 1 两白酒），女性每天饮酒超过 10 ～ 15g 即为过量。如果已经患高血压，最好不要饮酒。

总之，高血压发生是多因素共同作用的结果，预防和控制高血压，最重要的是在青少年时期避免肥胖病的发生并延续到成年，在成人时期避免动脉粥样硬化的提前或早期发生。膳食调整是主要手段之一，限制高能量、高脂食物，减少盐的摄入，增加奶制品，多吃蔬菜水果，注意膳食中各种营养素的平衡与合理。

2. 膳食、营养与糖尿病的关系

糖尿病是由遗传因素与环境因素共同作用所致的一种慢性、全身性疾病，由于体内胰岛素分泌不足或需求相对增多而引起的糖、蛋白质及脂肪代谢紊乱的一种综合病症。糖尿病的患病率在全世界范围有明显上升趋势，据估计全世界现有患者达 1.35 亿人，亚太地区有 3000 万患者，中国估计有 1500 万～ 2000 万患者。糖尿病是终身疾病，主要表现为长期的高血糖，更大的危险是其合并症，血糖不加控制可导致全身多处组织器官的损害，尤其以心脑血管病最为突出，心脑、肾血管系统合并症者的死亡占糖尿病患者死因的 50% ～ 70%；糖尿病患者还易发生视网膜病变和白内障，失明者中糖尿病患者是正常人的 10 倍。糖尿病是代谢性疾病，发病与治疗都与饮食有密切的关系，所以饮食调整是基础性的治疗措施。

（1）合理供应能量，维持适宜体重：肥胖是糖尿病的一个主要危险因素，体重与糖尿病发生率呈直线正相关，肥胖者对葡萄糖和胰岛素反应下降，容易发生高胰岛素症。限食可使肥胖的糖尿病患者体重下降，并提高患者对胰岛素的敏感性。值得注意的是，限食宜逐步进行，体重过低也不利，应该保持或达到理想体重，即BMI在18.5～24之间。

（2）碳水化合物（CHO）和膳食纤维：膳食中约40%～80%的能量来自碳水化合物，可将其分为单糖、寡糖和多糖三类。由于血糖与CHO摄入直接相关，误以为糖尿病病人主食吃得越少越好，无糖、低糖类食品是糖尿病患者的安全食品。然而，对糖尿病患者来讲，复合碳水化合物利多弊少，复合碳水化合物不仅有利于稳定血糖，还有利于提高人体对胰岛素的敏感性。动物实验显示高碳水化合物的膳食能够增强肝脏、肌肉及肠黏膜细胞内的葡萄糖代谢。

近年来研究发现，可溶性膳食纤维可以通过延缓胃排空速度，延缓淀粉在小肠内的消化或减慢葡萄糖在小肠内的吸收，从而减少餐后血糖的生成和抑制血胰岛素的升高；高膳食纤维可增加周围组织对胰岛素的敏感性，还可增加胰岛素受体的数量；另外，膳食纤维可刺激葡萄糖的利用，并减少有升高血糖作用的激素如胰高血糖素的释放。

碳水化合物应提供55%～65%的膳食总能量，并且有不同来源，其中复合碳水化合物含量应大于总量的2/3；限制纯热能食物如糖果、酒类和含糖饮料的摄入量；糖尿病患者应多摄入低血糖生成指数和富含可溶性纤维的食物，首选蔬菜、水果、豆类和谷类食物，糖尿病病人也应适量进食水果，注意每次摄入的份量和能量，在多数情况下，蔗糖摄入量要小于总能量的10%。

（3）脂类摄入和糖尿病关系密切：糖尿病病人比正常人更易并发心血管疾病，高脂饮食不利于糖尿病患者。一方面，高脂饮食易引起高脂血症、动脉壁的改变、高血压、肥胖病等，促进动脉硬化的发生；另一方面，高脂饮食不利于代谢，实验证明高脂饮食能使胰岛素的受体在许多器官内减少，并降低糖原的合成率和葡萄糖的氧化率，易导致胰岛素抵抗的出现以及细胞内葡萄糖的代谢不良。因此，糖尿病病人的膳食脂肪摄入量宜控制在总热量的25%以下，富含饱和脂肪酸的食物如肥肉、动物油、黄油、奶油等应尽量少吃或不吃，膳食脂肪应主要来源于富含多不饱和脂肪酸和单不饱和脂肪酸的植物油，如豆油、茶油、花生油等。食物中的胆固醇，每天摄入不超过300mg。

（4）进食次数和时间：糖尿病患者要保持血糖在一定范围内，既要避免高血糖，又要避免低血糖。因此，应根据达到理想体重所需的合适能量，将其分配到每日的餐次中，一日至少应进餐3次，或者在全天膳食总量不变的前提下分为多次进餐，定时定量。

总之，在防治糖尿病过程中，饮食的原则是计算和控制摄入的总能量，了解摄入食物的组成和热量供给，合理安排碳水化合物、蛋白质和脂肪的比例，增加蔬菜摄入，适当摄入粗粮和未精细加工的主粮，增加膳食纤维的摄入。注意好饮食和营养，Ⅱ型糖尿病就可以得到有效的控制，还可以降低发生心血管疾病的危险性，比如高血压、脂代谢紊乱和肥胖等。

（5）食物交换的概念：每一类食物中都有许多的品种，同一类中各种食物所含营养成分往往大体相近，在膳食中可以互相替换。同类互换就是以粮换粮、以豆换豆、以肉换肉。例如大米可与面粉或杂粮互换，馒头可以和相应量的面条、烙饼、面包等互换；大豆可与相当量的豆制品或杂豆类互换；瘦猪肉可与等量的鸡、鸭、牛、羊、兔肉互换；鱼可与虾、蟹等水产品互换；牛奶可与羊奶、酸奶、奶粉或奶酪等互换。掌握了同类互换的原则后糖尿病人也可以吃水果了，如150g的柿子，200g的梨、桃、苹果、桔子、橙子等都相当于1份90千卡热量，即其中所含的糖和热量是一样的，可以相互换着吃。如果想吃的分量多一些，可选择含糖较少、体积较大的水果，如500g西瓜与200g葡萄所含的糖和热量是一样的，表6-1所列的食品均可交换吃。所以糖尿病人什么水果都可以吃，只是必须注意每次所吃的分量，并将其放入总热量内计算，而且最好在两餐之间吃。表6-1至表6-4分别列举了常见食物的互换方法。

表6-1　谷类食物互换表（相当于100g米、面的谷类食物）[1]

| 食物名称 | 重量（g） | 食物名称 | 重量（g） |
|---|---|---|---|
| 大米、糯米、小米 | 100 | 烧饼 | 140 |
| 富强粉、标准粉 | 100 | 烙饼 | 150 |
| 玉米面、玉米糁 | 100 | 馒头、花卷 | 160 |
| 挂面 | 100 | 窝头 | 140 |
| 面条（切面） | 120 | 鲜玉米[2]（市品） | 750～800 |
| 面包 | 120～140 | 饼干 | 100 |

注：1. 薯类包括红薯、马铃薯等可替代部分粮食，约500g相当于100g谷类。
2. 一个中等大小的鲜老玉米约重200g。

表6-2　豆类食物互换表（相当于40g大豆的豆类食物）

| 食物名称 | 重量（g） | 食物名称 | 重量（g） |
|---|---|---|---|
| 大豆（黄豆） | 40 | 豆腐干、熏干、豆腐泡 | 80 |
| 腐竹 | 35 | 素肝尖、素鸡、素火腿 | 80 |
| 豆粉 | 40 | 素什锦 | 100 |
| 青豆、黑豆 | 40 | 北豆腐 | 120～160 |
| 膨胀豆粕（大豆蛋白） | 40 | 南豆腐 | 200～240 |
| 蚕豆（炸、烤） | 50 | 内酯豆腐（盒装） | 280 |
| 五香豆豉、千张、豆腐丝（油） | 60 | 豆奶、酸豆奶 | 600～640 |
| 豌豆、绿豆、芸豆 | 65 | 豆浆 | 640～800 |
| 豇豆、红小豆 | 70 | | |

表 6-3　乳类食物互换表（相当于 100 克鲜牛奶的乳类食物）

| 食物名称 | 重量（g） | 食物名称 | 重量（g） |
|---|---|---|---|
| 鲜牛奶 | 100 | 酸奶 | 100 |
| 速溶全脂奶粉 | 13 ～ 15 | 奶酪 | 12 |
| 速溶脱脂奶粉 | 13 ～ 15 | 奶片 | 25 |
| 蒸发淡奶 | 50 | 乳饮料 | 300 |
| 炼乳（罐头、甜） | 40 | | |

表 6-4　肉类互换表（相当于 100g 生肉的肉类食物）

| 食物名称 | 重量（g） | 食物名称 | 重量（g） |
|---|---|---|---|
| 瘦猪肉 | 100 | 酱牛肉 | 65 |
| 猪肉松 | 50 | 牛肉干 | 45 |
| 叉烧肉 | 80 | 瘦羊肉 | 100 |
| 香肠 | 85 | 酱羊肉 | 80 |
| 大腊肠 | 160 | 兔肉 | 100 |
| 蛋青肠 | 160 | 鸡肉 | 100 |
| 大肉肠 | 170 | 鸡翅 | 160 |
| 小红肠 | 170 | 白条鸡 | 150 |
| 小泥肠 | 180 | 鸭肉 | 100 |
| 猪排骨 | 160 ～ 170 | 酱鸭 | 100 |
| 瘦牛肉 | 100 | 盐水鸭 | 110 |

注：表 6-1 至 6-4 参考中国营养学会《中国居民膳食指南》。

3. 膳食、营养与癌症的关系

据卫生部统计，目前恶性肿瘤的死亡在我国城市居民死因顺位中排第二位，占死亡总人数的 21.66%，死亡专率为 130.87/10 万；在农村居民死因顺位中，恶性肿瘤排第三位，死亡专率为 104.61/10 万。与 20 世纪 80 年代相比，死亡率、死亡人数在城市及农村均有所增加。我国胃癌、肝癌、食管癌、鼻咽癌的死亡率居世界首位。

一般认为癌症的发生与遗传和环境因素有关，且以环境因素为主。说明这个问题的最好的例子是比较世界各地中国人的癌症患病率，如比较上海、（中国）香港、新加坡、夏威夷和洛杉矶华人的胃癌患病率，都是华人，遗传特性是相同的，但是环境发生了很大变化，特别是饮食和生活方式的变化，结果表明，胃癌患病率在这些地方的华人中有很大不同；前列腺癌患病率比较的结果说明了同样的问题。因此，癌症是可以预防的。

从接触致癌因子到发展成癌症大约有 10 ～ 30 年的潜伏期。如此漫长的潜伏期一方面为癌症的诊断和治疗带来很多困难，另一方面也为癌症的防治提供了空间。从理论上讲，只要能阻止致癌阶段的任何环节就可以防止癌症的发生，而其中最易被人们接受且有效的方法是通过服用某些药物或摄取某些食物来预防癌症，这已被流行病学、细胞、动物和临床试验所证明。

目前，预防医学和癌症研究方面的专家已有一个共识：改变饮食结构可预防癌症。由亚、欧、美 15 个国家食品营养专家与癌症病理学家经过 4 年的研究提出了 14 条饮食防癌的建议：

（1）食物供应和进食：摄取营养充分的、以植物性食物为主的、品种多样的膳食。主要选择植物来源的食物，如蔬菜、水果、豆类和加工度比较低的谷类。

（2）保持体重：成年人群的体质指数范围在 21 ～ 23，因此，个体的体质指数应保持在 18.5 与 25 之间，避免体重过低或超重。在成年期体重的增加应限制在 5kg 以内。

（3）坚持体力活动：终身坚持体力活动。如果工作时体力活动较少，每天应步行 1 小时或进行类似活动量的运动。每周还应适当安排至少稍较剧烈的活动 1 小时。

（4）蔬菜和水果：全年都吃各种不同的蔬菜和水果，每天 400 ～ 800g。

（5）其他植物性食物：每天吃各种富含淀粉或富含蛋白质的加工度较低的谷类、豆类、根茎类食物 600 ～ 800g，占总能量的 45% ～ 60%。少吃精制糖。

（6）含酒精饮料：鼓励不饮酒，不过量饮酒。如果饮酒，男性每天限饮两份，女性限饮一份（每份酒的定义为啤酒 200ml，果酒 100ml 或烈性白酒 25ml）。

（7）肉类：如果吃肉，每日红肉（如猪、牛、羊等家畜）的摄取量应少于 80g。最好选择鱼类或禽类。

（8）总脂肪和油类：限制摄入含脂肪较多的动物性食物，摄入适量的植物油。油脂的能量占总能量的 15% ～ 30%。

（9）盐和腌制食品：减少食盐的总摄取量。成人限制在每天 6g 以下，减少烹调用盐和摄入腌制食品。

（10）贮存：易腐败的食物应妥善贮存以减少霉菌污染。避免吃贮存期长、受霉菌污染的食物。

（11）保藏：易腐败的食物，如不能及时吃掉，应冷冻或冷藏。

（12）添加剂及残留量：国家对食物中食品添加剂、农药及其残留量和其他化学污染物的含量进行了监测。在规定范围内的食品添加剂和农药残留量不致产生有害作用。

（13）烹调：不要吃烧焦的食物。避免将肉或鱼烧焦。尽量少吃在火焰上直接熏烤的食物，鼓励用比较低的温度烹调。

（14）膳食补充剂：采用有利于减少癌症危险的膳食模式，而不用膳食补充剂。如果能遵循上述膳食建议，很可能没必要用膳食补充剂，而且膳食补充剂对减少患癌症的危险并无帮助。

### （三）保健食品的选择

保健食品是指有特定保健功能的食品，我国保健食品都必须经过卫生部审批，凡批准的保健食品，都有一个标志，颜色为天蓝色，并且保健食品的说明书也是经过批准的。目前我国保健食品分两大类：一类为营养素补充剂，包括各种维生素和矿物质，营养学上称为微量营养素，这些微量营养素在膳食中比较容易缺乏；另一类保健食品是具有特定功能的，是经过动物或人体实验才能被批准的，目前已被卫生部批准的共有22种具有特定功能的保健食品。在选择保健食品时，应该遵循下列原则：

1. 在考虑某种营养方面存在问题时，首先应考虑是否由于膳食中存在某些缺陷，如果是，就需要按照合理营养和平衡膳食的要求来调配好一日三餐的膳食组成，只有在膳食无法满足营养需求时才考虑采用保健食品。

2. 在选择保健食品时，首先要确认该产品是经过卫生部批准的，在产品上要找到卫生部批准的图案。

3. 选择保健食品要阅读说明书，说明书应包括产品配方、功效成分、保健功能、适宜人群、使用方法及用量等。

4. 不要重复选择食用功能相同的多种保健食品，以免发生食用过量引起的不良反应。

5. 任何保健食品都不能代替药品，以免延误病情。

6. 功能作用相似的保健食品应考虑价格，不一定是越贵越好。

7. 若是缺乏某种营养素时，则采用营养素补充剂，缺什么补什么，缺多少补多少，按照说明书的内容使用，不同人群补充量也不是完全一样，它是根据中国营养学会所建议的各类人群每日营养素参考摄入量而制定的。

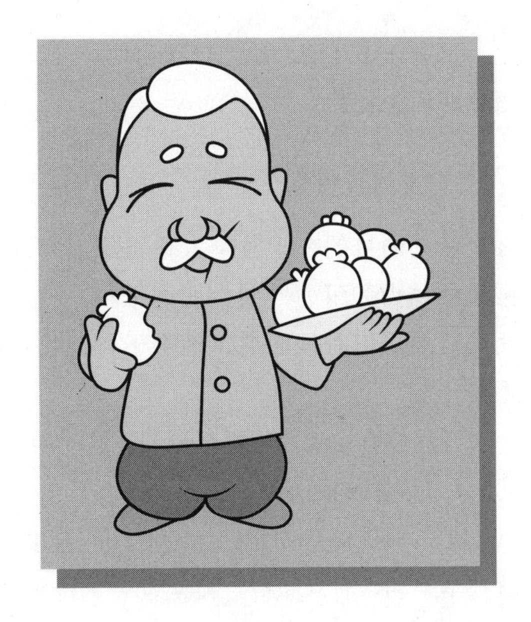

# 第七章　运动与健康

生命在于运动，适当合理运动，可以增强体质，再加上乐观的情绪和开朗的心境，就能够延缓衰老。

## （一）运动指南

运动的目的在于改善人体组织器官的血液、氧气和养分的供应和代谢过程，增强机体体力和耐力，减少脂肪堆积，改善肌肉和关节的活动能力。大量科学研究表明，只要采取有规律的、适合于自己的运动方式，无论从什么年龄开始运动都为时不晚。

开展体育运动，需要强调的是运动的规律和强度，下面解释两个概念：

1. 有规律的运动

是指每周保持固定的运动时间和强度。有些人运动起来毫无规律可言，不想动时就根本不动，有兴致时，则运动得大汗淋漓，这样一来，使运动对身体的保健作用大打折扣。

2. 运动强度（即运动量）

无论采取什么样的运动方式，只有运动量达到一定强度时，才能达到强身健体的目的。运动量不足则起不到健体的作用，运动量过度则会对身体造成危害，在中老年人中有时会造成严重的后果。所以在最先开始运动前，应衡量适合于自己的运动量。现在提倡使用一种简单的确定运动量的方法——测量运动时每分钟的心跳次数（即心率）。具体方法如下：

（1）计算极量心率（又称最大耐受心率）

极量心率（次 / 分钟）=220 －年龄

（2）计算运动靶心率（运动时最佳心率）

运动靶心率（次 / 分钟）= 极量心率 ×60% ～ 73%

这里需要说明的是，一般在保健书上介绍的运动靶心率的计算方法是：极量心率×70% ～ 85%，是针对年轻人的，在老年人使用时，标准应有所降低。

举例：一个 60 岁人的运动量计算方法：

极量心率 =220 － 60=160（次 / 分钟）

运动靶心率 =160×（60% ～ 73%）=96 ～ 117（次 / 分钟）

（3）运动时心率的测量方法：由于在运动时测量心率很不方便，所以只能在运动过程中或运动完毕后测量当时的心率。运动学家推荐采用下列方法：将食指和中指二个手指按压在颈动脉或手腕上可以触到脉搏的地方，测量 10 秒钟内的脉搏次数，将测得的 10 秒钟脉搏数乘以 6，即为运动结束时的每分钟心脏搏动次数，再按照上述公式计算就可以得到运动靶心率。

在开始运动时，运动量限定为轻度——在运动时说话（如聊天）不感到喘不上气来并感觉身体微微发热，或者选择“运动靶心率”的较低值（极量心率 ×60%）作为自己的运动量，如果有上气不接下气的感觉，就说明运动量过大，需要调整。对于患有多种疾病或年龄较大者，只能做轻度运动。对于没有严重疾患或较年轻的老年人，可以用 6 ～ 8 周或更长的时间将运动量增加至中等，即运动时有点喘气，身体微微出汗，但不汗湿衣服。运动项目可以根据个人爱好和当时的条件而自行决定。

同时需要指出的是，一个人的运动时间和运动量不是永远不变的，特别是就原来不经常运动或根本不运动的人而言，在刚开始时，运动时间可以较短、运动量也可能较小，然而只要坚持，人们所耐受的运动时间会增长、运动量也会加大，最后保持在自己的最佳水平。

### （二）运动方式

运动分为三种类型：有氧运动、静力运动和柔韧运动。这三类运动对老年人的健康都十分重要，因为其作用各不相同。这三种运动的运动形式、功能和健身作用见表 7-1。

**表 7–1　各种运动类型作用表**

| 运动类型 | 运动形式 | 功　能 | 健身作用 | 最佳运动时间 | 备　注 |
| --- | --- | --- | --- | --- | --- |
| 有氧运动 | 散步、快步走、（快、慢）跑步、游泳、骑自行车、爬楼梯、打网球、园艺、登山、跳绳、各种球类运动、跳迪斯科舞 | 心脏搏动稳定性增强、心跳加快、减少身体脂肪堆积、增加肺活量 | 增强心脏功能、升高高密度脂蛋白（HDL-C）、增加脊柱强度、降低冠心病、高血压、脑卒中、糖尿病、肥胖和某些肿瘤的发生，加强肺功能 | 开始时 5 ～ 10 分钟 / 次，隔天一次；没有不良感觉后，增加到 30 分 / 次，5 ～ 7 次 / 周 | 有严重动脉硬化者，需要咨询医生 |
| 静力运动 | 哑铃、举重等，运动器械也可以自制，根据各人情况调节其重量 | 增加肌肉和骨骼强度与力度 | 防止肌肉萎缩、减缓骨质流失，改善消化系统功能、降低低密度脂蛋白（LDL-C） | 10 ～ 20 分 / 次，隔天一次，2 ～ 3 次 / 周 | 心脏病人在开始时，需要咨询医生 |
| 柔韧运动 | 太极拳、舞剑、气功、八段锦、瑜伽功等 | 保持身体平衡、增加柔韧性 | 降低血压和血脂、减少身体（肌肉）紧张度，缓解腰背部疼痛 | 10 ～ 12 分 / 次，3 ～ 5 次 / 周 | 运动时保持呼吸均匀 |

一般提倡以有氧运动为主，再辅以静力运动和柔韧运动，而目前人们比较重视有氧运动和柔韧运动，而忽视了静力运动。在许多有氧运动时，肌肉的活动主要集中于身体下部，久而久之，会使上身肌肉萎缩，而静力运动则可以补充有氧运动的不足。柔韧运动可以增加老年人肌肉的强度，降低由于年龄老化而致的肌肉僵硬，并改善老年人平衡性差的状况。

表 7-1 中的各种运动形式适合于各种年龄的人，下面介绍几种特别适合于老年人的运动形式：

1. 步行和慢跑

散步、快步行和慢跑都适合于老年人。吃完饭后由于血液较多地集中于消化系统，四肢相对缺血，而使人感到四肢乏力，所以宜采取散步这种比较温和的方式来运动。但是仅靠散步远远不够，还要结合快步行或慢跑，这样可以消耗身体内大量的脂肪。长期坚持快步行或慢跑者，冠心病发生的危险性会降低 65%。

2. 游泳

游泳可以使全身的肌肉和关节得到活动。对于那些活动不十分方便的人，例如腰背部肌肉劳损的人，游泳是一种很好的运动方式；另外，对于在户外运动容易发生哮喘的人，游泳也是最好的运动方式之一。

值得注意的是，计算游泳的最佳运动量不能采用前面介绍的方法，因为在游泳时，人体在冷水的作用下，心率会减慢，所以游泳时的最佳运动量应按下列公式计算：

游泳时的极量心率 =［（220 －年龄）×60% ～ 73%］－ 12

3. 园艺

从事园艺活动属于轻、中度的活动量，在大自然的环境下，不仅能享受清新的空气，而且能使全身各个部分都得到活动。同时，当劳动者看到自己的劳动果实，精神上也能得到极大的满足。

4. 太极拳

太极拳动作舒缓而优美，练习时如果有音乐相伴，更能使身心都得到陶冶。

5. 静力运动

静力运动适合于任何年龄的人。在某些情况下，静力运动是避免肌肉萎缩的主要运动方法。静力运动没有固定的项目，哑铃是目前市场上可以买到的器械，但使用哑铃的缺点是不能根据每个人的情况调节其重量，而这对于老年人来讲非常重要。可以自己制作简单的器械——将水或沙子盛入塑料瓶内（可以用各种饮料塑料瓶），每个人根据自己的情况决定瓶子内装多少水或沙子，开始运动时，双臂上举塑料瓶 8 次，每次上举时呼气，手臂在空中停留 2 秒钟后，将手臂放下并做吸气动作，4 秒钟后再重复下一轮运动，手臂上下运动时应保持一定的节律。在适应了这一运动量后，上举次数可以增加到每轮 12 次，以后增加到每轮 15 ～ 20 次，并保持这一强度。每次运动后最好休息 48 小时后再开始下一次运动。

### （三）运动与疾病防治的关系

运动与长寿密切相关。研究发现，吸烟或患有高血压的人，只要经常运动，他们的寿命会大大长于不运动的同类人，而且，无论从什么年龄开始运动，对身体都会有益，即使是住在护理院的病人，有计划的运动也可以显著改善体力和增加肌肉的柔韧性。

1. 运动与心、脑血管系统的关系

大量研究发现，高血压、高血脂、吸烟和缺乏体力活动是患心脑血管疾病的四大危险因素。人体心脏昼夜不停地跳动，通过血管将血液输送到全身。心脏之所以能够跳动，完全依靠心脏肌肉的运动，即心肌的收缩与舒张。而心脏的肌肉与人体其他部位的肌肉一样，需要经常锻炼。体育运动可以使心脏肌肉得到锻炼，使心肌纤维增粗，这样心脏的收缩会更有力，也就是说心脏每收缩一次所排（射）出的血量会增加，心脏每次工作的效率提高后，心脏会自动调节收缩和舒张频率——减少跳动的次数，这就是运动员的心率比一般人偏低的原因。并且，运动时血压增高，呼吸增快，全身血管扩张，血流加速，使血管得到锻炼，保持良好的弹性，同时改善了各个器官的血液供应。而久不运动的人的心脏肌肉收缩无力，心脏每次收缩时排出的血量减少，为了保证身体需要，心脏只有靠增加收缩的次数（心率增加）来进行补偿，心脏长时间处于疲劳状态容易生病，并波及全身血管系统，可能导致高血压、冠心病、脑卒中、动脉硬化和心力衰竭。所以经常运动可以保持心脏和血管的健康状态，甚至可以逆转某些危险因素如吸烟所造成的恶果，具体表现为：

（1）血压：目前国内外各种高血压防治指南都将运动列为“高血压非药物治疗”的一项主要内容。经常运动可以提高动脉壁弹性，保持血压正常，而缺乏运动与高血压的发生有密切的关系。一般而言，中、低强度运动对维持正常血压有益，运动量过大，反而会使血压升高。中等强度的运动有快步走、慢跑、游泳等。此外，太极拳是国内外公认的调节血压最好的运动，对于高血压患者而言，做一套太极拳所起到的降血压作用相当于进行了一次中等强度的运动。

（2）血脂代谢和动脉粥样硬化：血脂代谢紊乱所造成的高脂血症是动脉粥样硬化性冠心病的主要原因，经常运动者患冠心病的危险比不运动者低 45%，高脂血症病人在改变膳食结构的同时，只有坚持运动，才能有效地降低血脂水平。表 7-1 中所列出的各种有氧运动对降低胆固醇和甘油三酯，提高高密度脂蛋白（HDL-C）非常有效。有氧运动也可以扩张血管，再结合健康膳食，可以降低血液黏度，避免血栓形成。静力运动可以降低低密度脂蛋白（LDL-C）。

（3）脑卒中：运动对于脑卒中的发生没有直接作用，但是因为绝大多数脑卒中的发生与高血压有密切关系，所以运动对于脑卒中的预防作用是通过调节血压而间接实现的。

2. 运动与糖尿病的关系

运动对于Ⅰ型和Ⅱ型糖尿病患者都有益处，因为运动可以提高糖尿病病人对胰岛素的敏感性，降低血压，改善血脂异常代谢的情况，减少脂肪在身体内的堆积。研究表明，没有糖尿病的老年人开展有氧运动，即使体重没有明显的变化，也可以达到预防糖尿病的目的。对于正在使用胰岛素和有并发症的糖尿病病人，医学界一般采取比较谨慎的态度，在确定这类病人是否开展运动以及运动项目和强度的选择等问题上，应遵循医生指导。

3. 运动与骨关节病的关系

（1）各种关节炎：运动可以减轻局部关节疼痛或僵硬的情况，增加肌肉的柔韧性、力度和耐力，同时运动起到的减肥作用可使体重降低，从而减少了体重对下身关节的压力。但是关节炎病人不能从事高强度、剧烈的运动，这类病人做静力运动和柔韧运动比较好。对腿部肌肉较弱的病人来说，也可以从事轻度的需下肢活动的有氧运动，比如散步、骑自行车、游泳，这样可以加强关节肌肉的稳定性和力度，对改善病人日后的生活自理能力十分有益。但是需要注意的是，这类病人的运动强度和时间要有所降低。

（2）骨质疏松症：运动可以延缓骨质疏松的发展进程，这一点对于女性尤其重要。从预防的角度讲，女性应从少年时期就开始运动，因为骨密度从青春期开始不断增加，在 20 ～ 30 岁时达到高峰。30 岁后无论男女骨质都开始流失，特别是女性，50 岁时严重者骨质流失高达 30%。经常运动可以增强肌肉和骨骼的强度，据统计，持久运动每年可以使骨密度额外增加 2% ～ 8%。在更年期前，可以进行一些强度较大的有氧运动，而在更年期以后，则应避免这样，以免发生骨折，可以采取走路等方式。同时需要注意的是，不要过胖，体重过重会增加骨骼的负担，增加骨折发生的危险。另外，可以经常做太极拳等柔韧运动，增强身体平衡能力，防止跌倒。

（3）腰背疼痛：老年人腰背疼痛除了一些器质性疾病的原因外，长期静坐缺少活动、肥胖、桌椅高矮和形状设计不合理所导致的坐姿不良、用力不当等也是主要原因。打太极拳或做瑜伽对这类老年人是最好的运动，同时应注意，在运动时，头肩部运动不要过猛，否则会加重病情。

4. 运动与癌症的关系

大量研究表明，运动可以降低结肠癌的发病率。医学界认为凡是与脂肪代谢有关的癌症，都可以通过运动而得到预防。最近对美国 10 万名护士的随访研究发现，中老年女性经常运动可以保持乳腺的健康，减少乳腺癌的发病和死亡。另一项研究还发现，进行化疗的病人做适量的运动，可以不同程度地减轻患者由于化疗而引起的恶心、乏力等症状。

5. 运动与神经系统的关系

老年性痴呆、帕金森病、多发性硬化是老年人常见的神经系统疾病，应鼓励这类病人积极运动，特别是帕金森病患者，应该找专门的康复科医生为其制订特定的运动计划，以保持身体的灵活性。

6. 运动与情绪的关系

据对北京市老年人群的调查显示，老年人抑郁症的患病率高达 22.5%。研究发现体育运动对改善不良情绪、增强自信心很有帮助，许多研究都肯定了运动对老年人情绪和心境的良性作用。运动可以改善睡眠，经常有规律地运动对失眠有治疗作用，从而间接改善老年人的情绪。但是，老年人千万不要在晚上，特别是临睡觉前运动，这样反而会使精神进入兴奋状态而难以入睡。有氧运动可以改善大脑的兴奋性，使老年人的记忆力、反应速度、敏捷性、数学计算能力都有所提高，甚至可以增强人的创造力和想象力。一项研究发现，经常运动且身体健康的老人对应激的反应速度与年轻人基本相同。

7. 运动与呼吸系统的关系

运动可以改善呼吸系统的功能。运动时人体新陈代谢速度加快，对氧气需要量加大，二氧化碳排出量增加，从而使肺活量增大，锻炼呼吸肌。长期运动者呼吸深慢均匀，身体储备和利用氧气的能力大大提高。运动还可以增加呼吸系统的免疫力，减少肺部感染。

8. 运动与消化系统的关系

运动可以减轻消化系统功能紊乱的症状。长期运动可以使胃肠道的血液流量增加，有利于各种营养素的吸收。运动还可以使胃肠道蠕动增加，胃排空速度加快，使人的食欲增加。同时有研究发现，中等强度的运动可以降低胃肠道严重出血的危险。

9. 运动与免疫功能的关系

运动从多方面作用于免疫系统，刺激机体免疫系统的白细胞、T 淋巴细胞，使其活性明显增强，从而增强人体抵抗细菌、病毒入侵的能力。虽然运动强度愈大，免疫功能提高程度也愈多，但是从整体角度考虑，不主张老年人剧烈运动。需要指出的是，已患感冒者，特别是正在发烧的人，禁忌中等强度以上的运动，以免症状加剧。

### （四）老年人在运动中应注意的事项

1. 衣着和鞋

衣裤要宽松、舒适，便于四肢做各种活动，衣服上不要带有服饰（胸针）或尖利的纽扣，以免伤及自己或旁人。老年人体温调节能力差，运动时随着活动能力的增加要酌情增减衣服。运动时可以穿运动鞋或轻便的鞋，总的原则是软底、鞋底有弹性，并防滑舒适。

2. 运动前的准备活动和运动后的活动

运动前不要喝含有咖啡因的饮料，以免运动时心率增加过快。在饥饿或刚用餐后都不宜运动。在开始中等以上强度的运动时，要做准备活动。运动后不要马上停顿，否则会引起血压过低。正确的方法是逐渐放松，做慢步走、甩手等活动，直到心率降到比静息状态下的心率高 10 ～ 15 次 / 分钟为止。运动后也不要立即洗热水澡，以防虚脱晕倒。

3. 运动场所和气候

尽量在户外环境幽静、空气新鲜的地方运动。夏天时要避免直接日晒，以防中暑。不要到马路边、车辆行驶繁忙的地方去，一则这些地方空气不新鲜，二则存在安全隐患。对于行动不便的老人，也可以在室内做运动，这时应打开门窗或到凉台上去。冬天户外的温度较低，特别是清晨，在有采暖的地区，早晨空气清洁度差，所以不要过早出门。遇到气候恶劣的情况，可以在家里运动。在有雾的天气也不要外出运动，雾是细小的水珠漂浮在低空而形成的，小水珠会溶解或吸附低空和地表的各种有害物质，加剧大气污染。

### （五）运动中应警惕的危险

尽管运动对身体健康有益，但是若运动不当，会对身体造成危害，有时甚至可危及生命。

1. 猝死和心脏病

尽管运动对维护心血管系统的健康十分有益，但是运动的确也可以诱发猝死，特别是对于那些长期静坐而很少运动的人。运动后猝死多发生于年轻人，特别是身体强壮很少生病者。在回顾猝死病人既往健康情况时，会发现有一部分人曾经有过短暂的胸口疼痛或不适、气短、无力，可是往往都被忽略了。对有不稳定型心绞痛、心力衰竭、心脏瓣膜病和各种动脉瘤的病人而言，运动也存在一定的危险。

2. 未控制的糖尿病

血糖水平可以由于运动而上下剧烈波动，运动可以诱发糖尿病病人低血糖症，所以在运动前，不要空腹，如果需要注射胰岛素或服用降血糖药物，剂量应有所降低，更不要饮酒。在病情没有得到控制的情况下，绝对不能运动，否则可能诱发心脏病或加重糖尿病引起的视网膜病变。

3. 哮喘

运动可以诱发哮喘，运动量过大、运动时环境气温过低、湿度过大或空气污染严重都是哮喘发作的诱因。但是，现代医学技术已经能够在成功地控制哮喘病发作的同时，使病人从事较大运动强度的运动，所以运动对于哮喘病人而言不是绝对禁忌证，但是有过哮喘发作史者，在开始运动时要谨慎，要避免在上述不适宜的环境下运动。对于哮喘频繁发作而尚未控制的病人，应在病情控制稳定之后再考虑运动。

此外，有下列情况的人在运动前应谨慎，需要征询医生意见：①医生要求做心电监护者；②活动时或近一个月内有胸痛者；③眩晕或眼前黑朦而跌倒者；④活动后骨关节疼痛加剧者。患有肝肾功能损害等疾病者不宜运动。

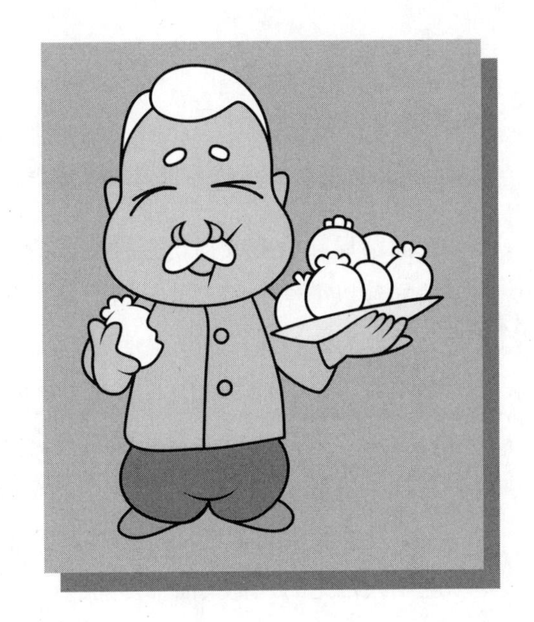

# 第八章　老年人常见症状

## 一、头痛

### （一）老年人头痛的原因及相关症状

头面部局部病变或损伤直接造成的痛刺激敏感组织的器质性改变，全身其他系统的疾病导致以上结构的功能异常，精神疾患等都可产生头痛症状。而因头痛就诊的患者中大多数为偏头痛、肌紧张性头痛以及其他无器质性病变的头痛。

老年人头痛的常见病因与青年人有所不同，头痛的临床意义更大。相关研究报道，40% 以上老年人的头痛为紧张性头痛，女性多于男性，其他为外伤性、脑血管性、颅内肿瘤性、动脉炎及严重的高血压性头痛。部分男性老年人可见咳嗽及丛集性头痛，老年人新发的偏头痛罕见。此外，枕神经痛也是老年人枕骨下和后头部疼痛的常见原因。

老年人常见的几种头面部疼痛：

1. 紧张性头痛

又称肌收缩性或肌紧张性头痛，系由颅外部或颈项部肌肉持久收缩及伴发的肌肉慢性缺血所致。造成持续肌肉收缩的原因为：长期的紧张、焦虑、抑郁、睡眠障碍；不良姿势或工作关系造成的头、颈、肩部肌肉持续收缩；其他原因引起的头颈部肌肉反应性肌紧张。表现为双侧或全头弥漫性、持续性钝疼，病人描述为压迫感或箍紧感，一般不伴有恶心、呕吐，查体除颈肌紧张、局部压痛外无定位体征，按摩后症状减轻。

2. 脑血管病性头痛

脑出血性头痛，因出血量多少的不同其头痛的程度也不同。老年人因脑萎缩等因素有时头痛并不严重，如老年人蛛网膜下腔出血、硬膜下血肿。脑缺血性头痛，当高血压、动脉硬化患者发生颅内动脉缺血时经常伴有颅外动脉扩张性的头痛，以额、枕部为主，呈胀痛或搏动性痛，一般比较轻，不伴有恶心、呕吐。另外，脑血栓发生前也可有头痛。

3. 脑肿瘤性头痛

老年人脑肿瘤性头痛发生率大约为 20% ～ 30%，其中不少病人为肌紧张性头痛，颅内压增高引起的头痛较少，并且发生较晚。慢性起病、逐渐加重，咳嗽、大便用力可能诱发或加重头痛，开始头痛可能局限在病变区，晚期随着颅内压增高变为全头痛。

4. 三叉神经痛

一般是指原因不明的三叉神经支配区短暂的、反复发作性的剧痛。表现为一侧面部发作性针刺样、电击样或刀割样剧痛，疼痛可引起反射性的面肌抽搐，可伴有流泪、流涕、流涎等。疼痛可因为刷牙、洗脸、说话、咀嚼、吹风而诱发，持续数秒或 1 ～ 2 分钟，但短时间内可连续发作。随病程发展，发作逐渐趋向频繁。发作期间，可发现三叉神经分布区感觉减退并具有扳机点，轻触扳机点可引发疼痛。

5. 枕神经痛

是引起枕骨下和后头部疼痛的常见原因，为枕大神经、枕小神经和耳大神经分布范围内神经痛的总称，以枕大神经痛多见。除了原发枕神经痛外，常见原因为外伤、局部风寒刺激，但高位颈椎区域的病变也可引起。疼痛多见于一侧，间歇性发作或在持续钝痛的基础上阵发性加重。发作时枕大神经痛放射到头顶部，在乳突和枕骨粗隆连线的中点处有压痛，并且可放射到上述部位，性质与自发性疼痛相同，枕大神经支配区痛觉减退或过敏。

6. 颞动脉炎

为颞部持续性剧烈头痛，常伴有低热、乏力、肌痛等全身症状，眼动脉受累，可产生急性视力障碍，颞浅动脉增粗、压痛明显，血沉增快。

### （二）明确引起老年人头痛的原因

头痛的病因很多，例如，与情绪紧张有关的头痛一般为慢性或持续性、位于枕部或双侧前额区及全头的压迫性或箍紧样疼痛；发热、高血压等与血管舒缩有关的疾病常引起搏动性头痛；急性起病的头痛伴有脑膜刺激征常提示为蛛网膜下腔出血；慢性起病、进展性病程、清晨较重常提示为颅内占位性病变。为了排除局部或全身器质性病变，应进行必要的辅助检查，包括拍 X 线片、头颅 CT、MRI、腰穿 CSF 检查等。有时则需要进行眼科或耳鼻喉科检查，排除五官疾患。

### （三）积极配合治疗

首先是对因治疗，其次是对症治疗。

1. 紧张性头痛

精神治疗，使病人解除心理压力、消除紧张；药物治疗，可应用有肌肉松弛作用的镇静剂（如苯二氮䓬类）、三环类抗抑郁剂等；针灸、按摩、理疗。

2. 三叉神经痛

原发性三叉神经痛首选药物治疗，常用药物根据疗效依次为卡马西平、苯妥英钠、氯硝安定等，其他治疗包括封闭、射频电凝及手术治疗。

3. 枕神经痛

对症治疗常用药物为卡马西平、非固醇类消炎镇痛药，局部穴位封闭、理疗。

4. 颞动脉炎

强的松 50 ～ 75mg/ 天可以明显改善头痛等症状。

## 二、眩晕

眩晕为老年人常见的症状，是人体自身及对周围环境的定向感觉障碍，常伴有平衡障碍，属于一种运动幻觉。65岁老年人发病率男性为39%，女性为57%。头晕也是老年人常见的症状，在许多情况下都可以发生，例如很多老年人在休息不好、早餐后都会出现头晕。与眩晕不同，头晕无特殊的病理学意义。

### （一）老年人眩晕的原因及相关症状

老年人眩晕的病因有很多，常见于脑血管病、心血管病、颈椎病、头部外伤、药物中毒、低血糖、感染、肿瘤、原发性直立性低血压、眼病及神经衰弱综合征等，最常见的病因是脑血管病、心血管病及颈椎病等。

老年人的几种眩晕症：

1. 椎基底动脉供血不足

是椎基底动脉分支的供血障碍，为老年人常见的眩晕原因。发病时表现为眩晕、构音障碍、面部麻木、口周麻木、偏瘫、复视、吞咽困难、猝倒、感觉障碍、小脑性共济失调、耳鸣、耳聋、意识障碍等。密切观察病情的发展变化，预防脑卒中的发生。常见的有内听动脉供血不足及小脑后下动脉综合征。

①内听动脉供血不足

从基底动脉垂直发出，与听神经一起进入内耳门，细而长，最终分为前庭支和耳蜗支，分别供血于前庭器官和耳蜗。前庭支供血障碍时，出现剧烈的眩晕；耳蜗支供血障碍时，出现耳鸣、听力下降、突发性耳聋等耳蜗受累的症状。当内听动脉供血障碍时，上述症状都可以出现。

②小脑后下动脉综合征

又称延髓背外侧综合征，该动脉是椎动脉的最大分支，供血于延髓背外侧部和小脑下部。当发生供血不足时，病人出现剧烈的眩晕伴恶心呕吐，眼球震颤，病变同侧肢体共济失调，吞咽困难，同侧软腭麻痹、声带麻痹，病侧面部和对侧肢体感觉障碍。

2. 颈性眩晕

由于颈部活动引起的眩晕称为颈性眩晕。大约75%以上的老年人存在不同程度的颈椎骨质增生及骨关节病，认为颈性眩晕的原因之一是椎动脉被骨赘间歇性压迫。颈性眩晕常常是周围性多于中枢性，病人在活动颈部时，眩晕发作伴恶心，内耳受累时出现耳鸣、平衡障碍、前庭功能减退；脑干受累时除眩晕发作外，还可出现面部麻木、猝倒、肢体麻木等。另外，颈性眩晕病人常伴有颈部、枕部的疼痛。

3. 心血管病性眩晕

由于血管舒缩功能障碍，使自主神经对血管的调节异常及各种心脏病变所致。严重的心律失常、病窦综合征、传导阻滞、心力衰竭、高血压、低血压等都可以引起眩晕。

4. 小脑出血

老年人多以眩晕、呕吐等症状急性起病，头痛较中青年患者少见，出血压迫脑干时出现眼震、构音障碍、吞咽困难、肢体共济失调、锥体束征等。小脑出血有时症状重而体征少，以眩晕、呕吐就诊的老年人应注意避免误诊为椎基底动脉供血不足，在伴有共济失调及小脑损害体征时，应高度怀疑小脑出血的可能，尽早进行头颅CT检查，明确诊断，争取手术治疗。

5. 颅内肿瘤所致眩晕

随着年龄的增长，颅内肿瘤的发病率也在增加。肿瘤通过直接压迫、浸润损害前庭神经系统的任何部位都可以引起眩晕；或影响脑脊液循环，产生高颅压，使第四脑室底部的前庭神经核受刺激引起眩晕；或非转移性癌性脑病影响前庭神经产生眩晕。常见的颅内肿瘤有脑干肿瘤、小脑肿瘤、小脑桥脑角肿瘤，尤以听神经瘤多见，此外还有第四脑室肿瘤及颞叶肿瘤。以上不同部位肿瘤均可引起眩晕。

听神经瘤是小脑桥脑角区的常见肿瘤，50%左右在50～60岁发病，约占颅内肿瘤的10%。病程缓慢，早期出现眩晕、耳鸣、耳聋，眩晕症状较轻，随着肿瘤的不断生长，病变累及范围扩大，出现面麻、面瘫、眼震、角膜反射消失、同侧肢体共济失调以及高颅压等。

6. 药物中毒性眩晕

由于老年人对有些药物的代谢率低或敏感性高以及肾功能不全等原因，容易产生药物中毒反应。因此，老年人用药应该从小剂量开始，选择一个有效的最低剂量。许多药物可以引起耳蜗神经和前庭神经的损害，最常见的是氨基糖甙类抗生素如链霉素、庆大霉素等。临床主要表现为自发性的眩晕、头晕、头重脚轻、踩棉花感、走路不稳、耳鸣、听力减退等，多数为双侧受累。用药史对于诊断药物中毒性眩晕十分重要。

7. 外伤性眩晕

当外伤累及内耳、面听神经或前庭神经核时出现眩晕，损伤部位及程度不同，临床表现亦有所不同。迷路神经受震荡没有出血时，眩晕时间短，几天后可以恢复；颞骨骨折迷路出血时，眩晕症状重，持续时间长，听力亦受影响；脑干及前庭神经核受累时，除眩晕外，还有脑干受累的表现。当发生颈部鞭梢样损伤，颈后交感神经受刺激或椎动脉受压迫时出现眩晕、耳鸣、视物不清等，同时伴有颈神经根受刺激的症状。另外，头部外伤后可以出现良性位置性眩晕，表现为改变头位时出现眩晕、恶心呕吐及眼球震颤等。

### （二）明确引起老年人眩晕的原因

首先应明确是眩晕还是头晕；其次确定是周围性前庭眩晕、中枢性前庭性眩晕还是非前庭性眩晕；最后，综合判断，确定引起眩晕的病因。除了常规的体格检查外，为了明确诊断，常常需要进行相关的实验室检查。

### （三）及时治疗

首先是对因治疗，其次是对症治疗。一般对症处理，急性发作者应卧床休息，加强生活护理；呕吐频繁除应用止吐药外应适当补充液体、电解质及营养素，预防水、电解质紊乱。药物对症治疗常用的有抗组胺类药物如苯海拉明、乘晕宁、扑尔敏、非那根、赛庚啶等；止吐类药物如灭吐灵、爱茂尔、维生素 $B_6$、眩晕停等；镇静类药物如安定、氯丙嗪、鲁米那、芬那露、多虑平等。

## 三、晕厥

晕厥是由于广泛的短暂性脑供血不足造成的短暂性意识丧失。发作时病人表现为意识丧失、随意运动不能、肌张力和感觉消失，不能维持正常姿势而突然摔倒，倒地后意识在较短时间内恢复。晕厥是由多种病因引起的一种临床症状，并非一种独立的疾病，它本身又是老年人跌倒摔伤的常见重要原因之一。

### （一）老年人晕厥的原因

脑供血减少是晕厥的病理生理基础，当人直立时脑血流停止 4 ～ 5 秒，卧位时脑血流中断 5 秒即可发生意识丧失。晕厥的病因及分类复杂，常见病因和分类有：

1. 反射性晕厥

由调节血压和心率的反射弧障碍引起，包括血管迷走性、直立低血压性、颈动脉窦性、排尿性、排便性、咳嗽性、吞咽性、疼痛性等。

2. 心源性晕厥

由心脏疾病引起的心脏排血量急剧减少或暂停造成的短暂意识丧失。如心律失常、急性心脏排血受阻、心肌疾病、Q-T 间期延长综合征等。

3. 脑源性晕厥

由脑部血管病变引起的短暂性供血不足造成的晕厥。如短暂性脑供血不足、蛛网膜下腔出血、主动脉综合征、脑动脉硬化症及延髓性晕厥等。

4. 其他

低血糖晕厥、过度换气、急性低氧血症、外伤等。

### （二）老年人常见的几种晕厥表现

1. 心源性晕厥

晕厥可发生在任何体位，用力可以诱发，前驱症状不明显，主要症状除晕厥外，有面色苍白、发绀、呼吸费力、心率及心律改变等，多有心脏病史，心电图、心脏X线或超声心动图检查异常。这一类晕厥由老年人心律失常引起的较多，见于严重的心动过缓、传导阻滞、心脏停搏、病态窦房结综合征、阵发性心动过速、房颤及室颤，心率低于30～35次/分或高于150～180次/分即可能引起晕厥。主动脉瓣及肺动脉瓣狭窄也是老年人晕厥的原因。

2. 血管迷走性晕厥

这是临床上最常见的晕厥类型。常发生在病人精神受刺激、躯体有不适、环境不舒适的情况下，病人突然发生头昏、眼花、全身无力，很快意识丧失并跌倒。发病时血压下降，脉搏细弱，呼吸表浅，数秒至数分钟意识恢复。

3. 咳嗽性晕厥

是指在咳嗽时发生的晕厥，多见于慢性阻塞性肺病的老年人。因剧烈咳嗽引起胸腔内压力升高，使静脉血液回流受阻，心搏出量减少，血压降低所致。

4. 排尿性晕厥

排尿时或排尿后发生的晕厥。多发生在夜间睡眠起床小便时，此时迷走神经兴奋，血管扩张；排尿时胸腹压力降低，回心血量减少，造成血压下降，脑供血不足。

5. 排大便性晕厥

老年人多见，特别是在排便费力的情况下及夜间更易发生。其临床表现和发生机理与排尿性晕厥基本相同。

6. 脑源性晕厥

系脑部血管病变或严重功能障碍引起的一过性脑供血不足导致的晕厥，另外还可以出现各种各样的程度不同的神经系统症状和体征。

7. 低血糖性晕厥

当血糖低于2.7mmol/L时即可以出现饥饿感、心慌、出汗、软弱无力、头晕，进一步发展出现神志恍惚及晕厥。老年糖尿病患者在饥饿、应用降糖药后因各种原因导致进食不足的情况下易发生低血糖，除了可以表现为晕厥外，还可表现为意识障碍、癫痫、瘫痪等，应注意与脑血管病鉴别，及时诊断，尽早纠正低血糖，因低血糖持续时间越长则损害越大。

### （三）明确引起老年人晕厥的原因

1. 病史

通过详细的病史，了解晕厥发作前的诱因、不适症状、环境、身体姿势、用药史及过去病史；晕厥发作时的表现，有无摔伤等；发作后有何症状。

2. 体格检查

神经系统检查有无定位体征，内科检查脉搏、立卧位血压，心脏、颈动脉、锁骨下动脉杂音等。

3. 辅助检查

根据病史及查体选择不同的检查。空腹血糖检查判定有无低血糖；红细胞比积检查判定有无贫血；心肌酶检查排除急性心肌梗死；心电图、24 小时动态心电图检查、超声心动图检查判定心脏的情况；颈动脉、锁骨下动脉等血管的 B 超检查；有局灶神经系统体征或怀疑脑内病变时，做头颅 CT 或 MRI 检查；排除癫痫发作时做脑电图检查。

4. 确定晕厥的类型

根据病史、体格检查、辅助检查以及各种类型晕厥的特点，确定晕厥的类型。

### （四）积极配合治疗

主要根据不同病因进行治疗，如排尿性晕厥在睡眠起床时动作不应过快，避免过度憋尿；心源性晕厥，则应针对心脏疾患治疗，完全性房室传导阻滞应及时安装起搏器，房颤或室上性心动过速可用洋地黄类药物等。发作前有短暂头晕、心慌、出汗、恶心等不适先兆症状时，应立即卧位以缓解症状，防止摔倒。晕厥发作时应使病人立刻取卧位以利于大脑供血，松解衣领腰带，调整头位，保持呼吸道通畅，冬日注意保暖。发生摔伤病人，应及时给予相应的急救与外科处理。

## 四、认知功能障碍

痴呆是指意识清楚的病人，由于各种躯体疾病而引起的持续性高级神经功能的全面障碍，最终导致精神功能全面衰退的一组后天获得性综合征，是认知功能障碍的主要表现。痴呆发病率占总人口的4%～5%，在老年期的痴呆中以阿尔茨海默病（Alzheimer Disease）最常见，其次是血管性痴呆。

### （一）引起老年人痴呆的原因

许多疾病可以引起痴呆，常见于：

1. 中枢神经系统变性疾病

阿尔茨海默病、弥散性路易体病或路易体痴呆、皮克病（脑叶萎缩症）、帕金森病、慢性进行性舞蹈病、进行性核上性麻痹等。

2. 脑血管病

多发性脑梗死、皮层下动脉硬化性脑病、淀粉样脑血管病、胶原性脑血管病、脑出血等。

3. 脑部感染性疾病

各类细菌、病毒、真菌等所致脑炎及脑膜炎，脑脓肿，脑寄生虫病，麻痹性痴呆，进行性多灶性白质脑病，急性硬化性全脑炎，皮质—纹状体变性，艾滋病痴呆综合征等。

4. 神经系统遗传性疾病

肝豆状核变性、橄榄—桥脑—小脑萎缩、遗传性痉挛性截瘫、肌阵挛性癫痫、结节性硬化症、异染性白质营养不良、球型细胞白质营养不良、肾上腺脑白质营养不良、家族性黑朦痴呆综合征、黏多糖沉积病等。

5. 脑积水

交通性脑积水、阻塞性脑积水。

6. 脑肿瘤

额叶、颞叶、胼胝体和第三脑室部位肿瘤。

7. 缺氧性脑病

各种原因引起脑缺氧。

8. 脑外伤

脑挫裂伤、慢性硬膜下血肿、拳击家性痴呆。

9. 脱鞘疾病

多发性硬化、播散性脑炎等。

10. 营养性疾病

出血性脑灰质炎、维生素 $B_{12}$ 缺乏、胼胝体脱鞘病等。

11. 全身系统疾病

甲状旁腺功能减低、尿毒症、进行性透析脑病、播散性红斑狼疮、白塞综合征、肺性脑病、肝性脑病、白血病等。

### （二）明确引起老年人痴呆的原因

1. 根据临床表现与下列精神疾病相区别

（1）记忆障碍：记忆包括即刻记忆、近事记忆和远事记忆。首先以近事遗忘为主，学习新知识的能力大为减退，患者常用笔记弥补记忆力减退，但也不能持久，以后远记忆也逐渐衰退，对个人经历以及重大历史事件等回忆困难或完全不能回忆，包括时间、地点、人物等。

（2）认知障碍：很难掌握新技术新事物的要点，逐渐发展到对原有的知识能力不能熟练运用，概括和推理能力减退，抽象名词概念不清，计算力减退，对周围事物的分析、综合、理解和判断困难，不能以批判态度对待自己和适应周围环境。严重者生活不能自理。

（3）人格改变：大多数为原有性格特点的病态演变，如性格开朗变浮夸、节俭变吝啬、谨慎变退缩，少数向原有性格相反方向发展。

（4）情感障碍：表情淡漠，对人冷淡，寡言少语，逐渐丧失社会性的情感，完全茫然无表情。

（5）视空间功能障碍：视空间功能是人们对自身及外界事物的定向能力。如取物或放物不能准确放在正确位置上，临摹平面和立体图困难，不易判断衣服上下、内外，在熟悉环境中迷路等。

（6）言语障碍：词汇贫乏，找词困难，错语，理解困难，进而言语单调或不易理解，以至喃喃自语，同时阅读和书写困难。

（7）精神症状：如妄想、幻觉、抑郁、兴奋以及行为异常。

（8）神经局灶症状：可出现言语功能和各种神经功能障碍，如失语、失用、癫痫、颅神经麻痹、锥体束或锥体外系症状。

2. 美国精神疾病诊断统计手册（DSM-Ⅳ-R）“痴呆”的诊断标准

（1）有证据表明有近期和远期记忆障碍。

（2）至少具备下列一条：

①抽象思维障碍；

②判断力障碍；

③其他皮层高级功能损害，如失语、失用、失认等；

④人格改变。

（3）前两项障碍影响工作、日常社交活动或人际关系。

（4）无意识模糊。

（5）其他具备以下二者之一：①有特异的器质性因素；②不能由任何非器质性精神疾病所解释。

3. 判定痴呆的程度

根据总体衰退量表（GDS）、临床痴呆评定表（CDR），结合世界卫生组织国际疾病分类（ICD-10）诊断标准及临床表现等可以将痴呆分为轻、中、重度。

4. 辅助检查

应根据病史及查体发现选择相关的检查，包括脑电图动态观察、诱发电位、事件相关诱发电位、TCD、头颅 CT、MRI、SPECT、PET，脑脊液及血清特殊生化检测如 Tau 蛋白等，脑及周围神经活检，病理组织学、免疫组化与分子生物学检查。

（三）及时治疗

痴呆的病因很多，有些引起痴呆的疾病经过治疗后，痴呆可以减轻或痊愈。因此，应及早查明引起可逆痴呆的病因并积极治疗。

## 五、睡眠障碍

睡眠与觉醒是人类和高等动物的一种昼夜间相互转化的节律性生理过程。睡眠使人们在觉醒状态下因工作、学习及劳动所产生的脑力及体力疲劳得以恢复，对人类的生命活动具有非常重要的作用。睡眠障碍一般分为睡眠不足、睡眠过多以及其他睡眠障碍。老年人睡眠障碍也可以分为失眠、多睡或两者兼有。

（一）失眠

失眠是指睡眠的发生或 / 和维持障碍，使睡眠的质和量不能满足个体的生理需要，出现白日瞌睡、萎靡和一系列神经症状。失眠可分为入睡性、睡眠维持性和早醒性三种，具体表现为入睡困难、睡眠不深、多梦、频繁觉醒和早醒等。按病程可分为一过性、半年以内的短期性及半年以上的慢性失眠。

1. 引起老年人失眠的原因

原因多而复杂，慢性失眠与患者本身的易感素质，如个性、性别、年龄、遗传素质等，以及外界的特定条件，如生活质量、睡眠环境、精神因素、躯体疾患等有关。

（1）心理行为障碍：情绪剧烈变化如兴奋、忧虑、恐惧等引起的调适不能造成短期的调整性失眠；长期精神紧张引起的心理生理性失眠。

（2）精神疾病：如各种神经症、老年期抑郁症等。

（3）躯体疾病：如慢性疼痛、呼吸困难、夜间多尿、瘙痒、咳嗽等。

（4）睡眠疾病：在睡眠中发生的病变引起的失眠，如睡眠呼吸暂停综合征、周期性肢动症、腓肌痛性痉挛等。

（5）环境因素：如睡眠新环境、噪音、光亮、严寒、酷暑等对睡眠的影响。

（6）药物影响：镇静药引起的睡眠节律紊乱、依赖及戒除反应，中枢神经系统兴奋药、氨茶碱、咖啡因、肾上腺能支气管扩张剂等。

（7）生物节律障碍：如时差综合征。

2. 积极配合治疗

（1）病因治疗：消除引起失眠的原因。

（2）认知行为疗法：用于神经症失眠和心理生理性失眠。

（3）药物治疗：在病因及认知行为治疗的基础上，适当用药。在用药时应注意合理使用，严格掌握适应证及用药时间，根据失眠特点选择药物。老年人常用药物如苯二氮草类或其他药物水合氯醛、忆梦返、思诺思等，对心理生理性失眠可以应用小剂量抗抑郁剂。

（4）其他：物理疗法、中医中药治疗等。

### （二）嗜睡

老年人睡眠障碍的另一表现是嗜睡，可因为环境因素如生活孤单、环境冷寂；身体因素如夜间失眠、体衰力弱、活动不便、甲状腺功能低下、肺部感染等全身性疾病；药物因素如前天夜晚服用长效安眠药、降糖药物过量造成低血糖等；脑部因素如脑血管病、脑炎、脑瘤等而引起。

当老年人出现嗜睡时，应首先排除脑部疾患，其次注意内科病情，例如老年人肺炎有时主要表现为精神差、嗜睡，而发热、血白细胞增高不明显。另外，许多老年人服用安眠药、降糖药等多种药物，应注意药物引起的可能性。根据不同的病因积极治疗。

## 六、发热

当机体在致热原的作用下或体温调节中枢功能发生障碍，产热大于散热，使体温超出正常范围称为发热。

按发热的高低可分为：低热（37.5℃～38℃）、中等度热（38.1℃～39℃）、高热（39℃～40℃）及超高热（40℃以上）。

### （一）引起发热的原因

1. 感染性疾病

各种病原体引起感染，不论急性、亚急性、慢性，也无论全身或局部均可出现发热。

（1）传染病：常见有结核病、伤寒及副伤寒、疟疾、阿米巴、急性血吸虫病和乙型脑炎、流脑等。

（2）非传染病：败血症、大叶性肺炎、上呼吸道感染、胆道感染、急性胰腺炎、泌尿道感染、感染性心内膜炎以及局部中耳炎、副鼻窦炎、盆腔炎、腹腔脓肿、骨髓炎和皮肤疖肿等。

2. 非感染性疾病

（1）无菌性坏死物质吸收：大手术、内出血、大血肿、大面积烧伤、肢体坏死及心肌梗死等。

（2）血液病：白血病、恶性淋巴瘤、恶性网状组织细胞病。

（3）结缔组织病：风湿热、类风湿关节炎、系统性红斑狼疮、皮肌炎、结节性多动脉炎、Wegener 肉芽肿等。

（4）恶性肿瘤：肝癌、肾癌、肺癌、类癌等。

（5）内分泌与代谢障碍：甲状腺功能亢进、严重脱水等。

（6）体温调节中枢功能异常：中暑、脑出血、硬膜下出血、安眠药中毒等。

（7）其他：皮肤散热障碍、自主神经功能紊乱。

### （二）明确引起发热的原因

1. 是否为感染性发热

感染性发热是发热最常见的原因，约占 50% ～ 60%，感染性疾病中又以细菌感染最常见，因此应首先考虑。通常细菌性感染的白细胞总数升高，分类中以中性粒细胞为主，伴中性粒细胞核左移，且胞内见中毒颗粒。其他感染性疾病如结核、伤寒、副伤寒、疟疾和病毒感染等，白细胞总数不增多，应结合临床症状、体征、热型及伴随症状等综合分析，并选择相应实验室检查加以鉴别。

2. 如为感染性发热则分析病原体是什么

通过血液中直接检出，如微丝蚴、疟原虫、黑热病原虫、回归热螺旋体、钩端螺旋体等而确立诊断。狼疮细胞检出对诊断系统性红斑狼疮有重要意义。血或骨髓培养对伤寒及副伤寒、布鲁菌病及败血症、白血病、感染性心内膜炎等疾病病因学诊断均有确定意义。对长期应用广谱抗生素与激素治疗者如有发热，要注意真菌或厌氧杆菌感染可能性。还应针对病原学检查做痰、尿、脓液等的细菌培养和胆液引流与培养。对原因不明发热可行病毒分离、血清补体结合试验或抗体中和试验等有助于诊断。除此，淋巴结、肝穿刺以及皮损部位活检亦有意义。

3. 确定感染部位

如发热伴咽痛、扁桃体肿大、白细胞增高为急性扁桃体炎。发热、咳嗽、胸痛可能为肺炎，拍摄胸片可明确诊断；发热伴右上腹痛、黄疸提示胆囊炎、胆石症；发热伴尿频、尿急、尿痛，结合尿常规白细胞增多，可能是急性泌尿系感染；发热伴头痛、恶心呕吐、意识改变提示中枢神经系统感染；发热伴皮疹、关节痛、脾肿大及明显中毒性症状，提示败血症，可进行血培养以确诊。

4. 是否为非感染性发热

结缔组织病发热是第二位常见发热原因，约占15%～18%，常见疾病有类风湿关节炎、风湿热、系统性红斑狼疮及各种血管炎，需做相应免疫学检查鉴别诊断。

各种肿瘤都可发热，血液系统肿瘤有急性白血病、恶性淋巴瘤及恶性组织细胞病等；其他实体瘤有肾癌、肝癌、肺癌等。血液、骨髓涂片或淋巴结活检有助于血液病的诊断，胸、腹部B超检查和CT扫描是筛选实体瘤的重要手段。

持续低热是甲状腺功能亢进常见症状，可进行甲状腺功能测定。

功能性低热的诊断应十分谨慎，需经各种检查以除外器质性疾病，并经过相当长时间的随访观察后方可确定。病人常伴有自主神经功能紊乱症状，病程可长达数月、数年，但全身状态良好。

### （三）及时治疗

1. 积极查明病因，进行病因治疗

为了不干扰热型，未明确病因前，体温低于39℃者，不宜轻易应用退热药及抗生素，更不能使用糖皮质激素，以免掩盖病情，耽误诊断和治疗。

2. 诊断性治疗

若临床上高度怀疑为某一疾病，但无病原学或组织学证据，可进行诊断性治疗。一般为特异性治疗，如抗结核治疗、抗疟疾治疗、抗阿米巴治疗。

3. 发热处理

注意卧床休息、多饮水，补充能量、维生素B、维生素C等支持疗法，维持水电解质平衡。高热时应物理降温，用酒精或温水擦浴、冷水灌肠等，必要时用适量解热剂药物降温。

药物热在停药后，高热逐渐退至正常。功能性低热无需治疗。

## 七、胸痛

胸痛是胸部疾病常见症状之一，主要由胸壁、肺及胸膜、心血管、纵隔及气管、横膈病变引起。

### （一）老年人胸痛的原因及相关症状

1. 胸壁病变引起的胸痛

胸壁挫伤、胸壁劳损、肋骨骨折、肋软骨炎、肋间神经炎、带状疱疹等。其特点：①部位多固定于病变处，局部有压痛；②深呼吸、咳嗽、举臂等动作时，胸痛加剧。

2. 肌肉病变引起的胸痛

胸背部肌肉局部损伤或因剧烈咳嗽引起胸肌及肋间肌肉劳损所致。

3. 肺及胸膜病变引起的胸痛

肺及脏层胸膜没有感觉，病变累及壁层胸膜或邻近器官时，才会发生胸痛。常见胸膜炎、肺炎、自发性气胸及肺和胸膜肿瘤等。其特点：①多伴咳嗽、咯痰、呼吸困难；②咳嗽、深呼吸时加重；③胸部局部无压痛；④常伴有原发疾病的症状及体征；⑤胸部X线可发现病变。

4. 心血管病变引起的胸痛

常见于心绞痛、心肌梗死、心包炎、心肌炎及肺梗死等。其特点：疼痛多位于胸骨后或心前区，向左肩部或颈部放射；疼痛常因体力活动或情绪波动诱发或加重，休息后有可能缓解。

5. 纵隔及气管病变引起的胸痛

见于急性纵隔炎、纵隔肿瘤、纵隔气肿、急性气管炎、反流性食管炎、食管裂孔疝等。其特点：①胸骨后疼痛呈持续性隐痛或钻痛，常放射至其他部位；②吞咽时加剧伴吞咽困难。

6. 横膈病变引起的胸痛

见于横膈胸膜炎、膈下脓肿、肿瘤、肺病、肝胆道疾病及胃心综合征等。其特点：疼痛位于胸廓及胸骨下部，亦可放射至肩颈部。

### （二）明确引起老年人胸痛的原因

1. 从主诉着手，全面分析病史，结合相关辅助检查

应从疼痛特点，包括诱因、部位、放射、时限，性质、影响因素以及伴随症状和有关病史进行分析，并做必要的辅助检查如胸部X片、心电图、超声波、有关血清酶谱检查、心血管造影、胸部CT、食道钡餐或内窥镜检查等进行鉴别诊断。

2. 分清急性还是慢性胸痛

急性胸痛起病急骤，开始时间明确，如气胸、肺梗死或心绞痛等；慢性胸痛开始时间往往不明确，如胸部肿瘤等。

3. 分清是胸外疾病还是由胸壁疾病或胸腔内病变所引起

腹部病变如急性胰腺炎和溃疡病可引起左侧胸痛，膈下脓肿和肝胆疾病可引起右侧胸痛。胸壁疾病胸痛部位固定，局部压痛明显。胸腔内病变引起胸痛范围较广，胸壁无压痛。

4. 分清是否是功能性改变

焦虑性的胸痛部位不明确，常移行多变，且情绪不稳定，但体检无异常。

（三）及时治疗

胸壁疾病所致的胸痛，可用消炎、封闭、针灸疗法、内服镇痛药以及外用止痛膏；内脏疾病所致的胸痛，首先治疗原发病，如肺炎、胸膜炎用抗炎治疗，心绞痛则用硝酸盐类制剂等。

## 八、呼吸困难

呼吸困难是指患者主观感觉呼吸费力，而客观表现呼吸频率、深度和节律的异常，重者辅助呼吸肌参与呼吸运动并伴有发绀、鼻翼扇动、张口呼吸等。

（一）老年人呼吸困难的原因及相关症状

1. 肺部疾病引起的呼吸困难

（1）吸气性呼吸困难：其特点是吸气显著困难，严重者胸骨上窝、锁骨上窝、肋间隙在吸气时明显下陷，呈三凹症；常伴干咳及吸气性哮鸣。见于由于喉、气管、大支气管的炎症、水肿、肿瘤或异物等引起的狭窄或梗阻。

（2）呼气性呼吸困难：其特点为呼气费力、延长而缓慢，常伴有哮鸣音或其他干性啰音，见于慢性阻塞性肺气肿、支气管哮喘及痉挛性支气管炎等。

（3）混合性呼吸困难：其特点为吸气与呼气均感费力，呼吸浅而快、常伴有呼吸音减弱、消失和病理性呼吸音等，见于重症肺炎、广泛性肺纤维化、大片肺不张、大量胸腔积液或自发性气胸等。

2. 心脏的疾病引起的呼吸困难

其特点为劳累和活动时发生和加重，休息后缓解或减轻；仰卧位时加重，坐位时减轻；急性左心功能不全的呼吸困难多在睡眠中发作，被迫坐起，轻者数分钟至数十分钟缓解，重者可有气喘、哮鸣音、发绀、双肺湿啰音、咯粉红色泡沫痰，称之为“心源性哮喘”，见于各种原因所致的心功能不全。

3. 中毒性疾病引起的呼吸困难

如果病人平时有肾功能不全或糖尿病，导致尿毒症或糖尿病酮症酸中毒时，由于血中酸性代谢产物刺激呼吸中枢，使呼吸深大，称酸中毒性深大呼吸。一氧化碳、氰化物、亚硝酸盐及苯胺等化学中毒，导致组织缺氧，引起呼吸较慢而深的呼吸困难。吗啡、巴比妥类药物中毒时，由于呼吸中枢受到抑制，呼吸缓慢而呈潮式呼吸。急性感染及毒血症高烧时，刺激呼吸中枢，呼吸频率加快。

4. 血源性疾病引起的呼吸困难

重度贫血或高铁血红蛋白血症时红细胞携氧量减少，可引起患者呼吸较慢而深、心率加快。大出血或休克时，可因缺血或血压下降，刺激呼吸中枢而引起患者呼吸加速。

5. 神经精神性疾病引起的呼吸困难

见于重症颅脑部疾患如颅脑外伤、脑炎、脑血管意外、脑肿瘤、呼吸中枢受增高的颅内压及供血减少的影响时，呼吸变慢而深，并常有呼吸节律的异常。神经官能症或癔症病人，由于精神或心理因素影响可有呼吸困难。

### （二）明确引起老年人呼吸困难的原因

1. 详细询问病史和体格检查以尽快确定病因

2. 注意伴随的症状

有助于缩小鉴别诊断的范围。

（1）发作性呼吸困难，多见于支气管哮喘或心脏病引起的哮喘；若伴有窒息感应注意气管内异物、声门水肿、自发性气胸、大片肺梗死等。

（2）伴有高烧、胸痛，多见于肺炎、胸膜炎、心包炎。

（3）伴有气喘、发绀、咳嗽、咯粉红色泡沫痰，见于急性左心功能不全。

（4）伴有意识障碍，见于重症脑病、糖尿病昏迷、药物中毒等。

（5）伴有颈部与胸壁静脉曲张，提示上腔静脉受压迫，多见于支气管肺癌、纵隔肿瘤等。

（6）如无器质性病变，是否为精神性呼吸困难？由焦虑、紧张和恐惧等因素，出现呼吸快速、过度通气和呼吸性碱中毒，可伴有胸痛和手足搐搦，且多见于女性。

### （三）及时治疗

（1）尽快确诊，按病因治疗。

（2）保持呼吸道通畅，清除口鼻咽部积物，喉与气管阻塞时及时气管插管或气管切开。

（3）应用抗生素，控制炎症。

（4）有心功能不全时，强心利尿，降低心脏前后负荷。

（5）胸腔积液或气胸者可穿刺抽液、抽气；张力性气胸进行胸腔插管闭式引流。

（6）呼吸中枢抑制者，注射呼吸兴奋剂，如尼可刹米。

（7）哮喘发作时可用抗组胺药或支气管解痉治疗，严重者可用肾上腺皮质激素治疗。

## 九、咯血

咯血指喉部以下呼吸道（气管、支气管及肺组织）出血经口排出。咯血量因病而异，但与病变严重程度并不完全一致。

### （一）老年人咯血的原因及相关症状

1. 支气管疾病引起的咯血

（1）支气管扩张：常有百日咳或麻疹、支气管肺炎史和先天或获得性免疫缺陷；有反复咳嗽、间断咯血或咯大量脓性痰的症状；查体两下肺湿性啰音，部位与性质恒定；确诊需做X线胸片及支气管造影检查。

（2）支气管内膜结核：多有结核病史；咳嗽呈刺激性，伴有反复少量咯血或痰中带血；痰中结核菌阳性；X线胸片多无异常发现；纤维支气管镜病理活检可证实。

（3）支气管肺癌：多有长期吸烟史；早期为刺激性咳嗽；少量、间断或持续性血痰，晨间较多，大量咯血少见；痰细胞学检查可发现癌细胞；X线胸片见肺野有团块或圆形阴影，多呈分叶状或毛刺状；纤维支气管镜肺组织活检多可证实。

2. 肺部疾病引起的咯血

（1）肺结核：咳嗽、咳痰，常有结核病的毒性症状；有些病人以咯血为首发症状；浸润型肺结核多为少量咯血或痰中带血，而空洞型肺结核多大咯血；痰中可找到结核菌；X线胸片示病变多位于上野，呈浸润阴影或空洞形成，病变周围多伴有散在病灶。

（2）肺炎：急性肺炎起病急骤、高热、胸痛、咳嗽，可伴有少量咯血或血痰及X线胸片病变。

（3）肺脓肿：大多有咯血史；起病急骤、高热、寒战、胸痛、气短；大量臭味脓痰或脓血性痰液；胸片示病变呈大片状浓密阴影，中心空洞形成，内有液平现象。

3. 心血管疾病引起的咯血

（1）二尖瓣狭窄：有风湿性心脏病史，心脏增大，心尖部有舒张期雷鸣样杂音；二尖瓣狭窄使左房压力增高，导致肺充血或肺水肿，表现为呼吸困难伴粉红色泡沫痰或少量咯血；当支气管黏膜下曲张的静脉破裂可致大量咯血。

（2）肺栓塞：多由于长期卧床，术后病人下肢静脉血栓脱落，心脏病心房纤颤、右心房附壁血栓脱落引起；起病急骤、胸痛、呼吸困难和咯血；肺核素扫描示阻塞的肺动脉区域缺损。

4. 其他疾病引起的咯血

急性传染病（如肺型钩端螺旋体病、流行性出血热）、血液病（白血病、再生障碍性贫血、血小板减少性紫癜、血友病）、尿毒症和肺肾综合征、白塞综合征及其他结缔组织病、替代性月经等。

### （二）明确引起老年人咯血的原因

1. 咯血与呕血的区别

咯血与呕血的区别见表 8-1。另外，咯血还需除外鼻咽部和口腔牙龈出血。

表 8-1 咯血与呕血的鉴别

| | 咯血 | 呕血 |
|---|---|---|
| 出血方式 | 血咳出 | 血随呕吐而出 |
| 血色 | 鲜血、常有泡沫 | 暗红或咖啡样、不带泡沫、易凝成块 |
| 血中混合物 | 混有痰液 | 混有食物残渣及胃液 |
| 出血前症状 | 咯血前常有喉痒、咽部不适 | 呕吐前有恶心、上腹部不适 |
| 黑便 | 除非咽下，否则 | 无呕吐后常排柏油样便 |
| 病史 | 有呼吸系统或心脏病史 | 有胃、十二指肠病或肝胆病史 |

2. 明确出血部位和病因

根据病史、症状、体征及实验室或辅助检查如胸片、纤维支气管镜、痰细胞学检查等确定病因及部位。

3. 判断严重程度

痰中带血或一日咯血量在 100ml 以下为少量咯血，咯血量在 100 ～ 500ml 为中等量咯血，大于 500ml 为大量咯血。1 次咯血量大于 800ml 可有血压变化，大于 1500ml 可发生休克。虽然咯血引起出血性休克较少见，但短时间中等量咯血，也有窒息的危险。

4. 判断目前有无活动性出血

咯血的量及颜色有助于判断。量多、色鲜红，心率增快等则提示有活动性出血。

### （三）积极配合治疗

1. 少量咯血

镇静、止咳、通便，严密观察，对症处理。

2. 中等或大量咯血

（1）维持疗法：应卧床休息、镇静、止咳、吸氧、保持呼吸道通畅及监护生命体征。

（2）止血：药物有：垂体后叶素，但冠心病、高血压病人忌用；普鲁卡因、安络血、止血敏和氨基己酸等亦可用。经纤维支气管镜局部止血、气囊压迫止血或激光止血等。支气管动脉栓塞疗法和手术。

（3）输血、补液、补充血容量：咯血量过多，可输注新鲜血。

3. 窒息

立即取头低脚高位，拍击病人背部，以便血块排出。清除口鼻咽部血块，保持呼吸道通畅，必要时气管插管或气管切开，解除呼吸道梗塞，充分吸氧。心跳、呼吸停止者，立即进行心肺复苏术。

## 十、心悸

心悸是一种自觉心脏跳动的不适感觉或心慌。心悸时心率可快、可慢，也可有心律不齐。

### （一）引起老年人心悸的原因

1. 心脏搏动增强，心脏收缩力增强引起心悸

生理性见于剧烈运动，精神过度紧张，饮酒、茶、咖啡，药物如肾上腺素、甲状腺片、阿托品、麻黄素等。病理性见于心室肥大如高血压心脏病及主动脉瓣、二尖瓣关闭不全、先天性心脏病等。甲状腺功能亢进、贫血、发热、低血糖等可引起心脏搏出量增加，搏动增强。

2. 心律失常

①心动过速：窦性心动过速、室上性或室性心动过速；②心动过缓：窦性心动过缓、病态窦房结综合征或高度房室传导阻滞；③房性、窦房结性和室性期前收缩、心房颤动。

3. 心脏神经官能症

由自主神经功能紊乱所致。

### （二）明确引起老年人心悸的原因

1. 是否有心律失常

通过心电图检查可明确诊断。

2. 有无引起心脏搏动增强的生理性原因

如剧烈运动，精神过度紧张，饮酒、茶、咖啡，以及某些对心脏有兴奋作用的药物。

3. 有无器质性心脏病

如主动脉瓣关闭不全、二尖瓣关闭不全、高血压心脏病等。有无引起心悸的全身性疾病如贫血、发热、低血糖、甲状腺功能亢进等。

4. 注意伴随的症状加以鉴别

（1）心悸伴心前区痛，可见于冠心病（心绞痛、心肌梗死）、心肌炎、心包炎，亦可见于心脏神经官能症。

（2）心悸伴发烧，见于急性传染病、风湿热、心肌炎、心包炎、感染性心内膜炎。

（3）心悸伴晕厥和抽搐，见于高度房室传导阻滞、室性过速、病窦综合征等。

（4）心悸伴贫血，见于各种原因引起急性或慢性失血、贫血（血液病、尿毒症等）。

（5）心悸伴消瘦、出汗，见于甲状腺功能亢进等。

5. 除外心脏神经官能症

排除上述原因后，是否为心脏神经官能症，疑有 β 受体功能亢进可做心得安试验。

### （三）及时治疗

1. 解除诱因

2. 治疗心律失常

心律失常引起者，应根据心律失常性质和类型给予相应处理。

3. 治疗原发病，器质性心脏病，应同时治疗基础心脏病

全身性疾病引起者，应以治疗全身性疾病为主；心脏神经官能症引起者，可试用 β 受体阻滞剂或镇静剂。

## 十一、消化道出血

消化道出血是指胃肠道及其相关的肝、胆、胰出血，临床表现为呕血、便血，或两者皆有。根据出血部位不同，一般将十二指肠屈氏韧带以上消化器官出血称上消化道出血，包括食管、胃、十二指肠、肝、胆、胰腺疾病的出血，表现为呕血。将十二指肠屈氏韧带以下消化器官出血称下消化道出血，如小肠、结肠、直肠、肛管引起出血，亦称便血。消化道出血多数与消化器官疾病有关，但也可能是全身性疾病的消化道表现之一。

### （一）引起老年人消化道出血的原因

1. 消化系统疾病引起的出血

（1）上消化道：食管疾病如食管炎、食管憩室炎、食管癌、食管裂孔疝、食管贲门黏膜撕裂综合征、食管异物等；胃、十二指肠疾病包括消化性溃疡、急性胃黏膜病变、胃黏膜脱垂症、胃癌及十二指肠炎等；肝、胆、胰疾病有肝硬化所致胃底及食管下端静脉曲张破裂、胆囊炎、胆管癌、肝癌、胰腺癌等。

（2）下消化道：小肠疾病如肠结核、肠伤寒、急性出血坏死性肠炎、克罗恩病、小肠肿瘤、肠套叠、血管瘤、憩室病等；结肠疾病有细菌性痢疾、阿米巴痢疾、溃疡性结肠炎、结肠息肉、结肠癌等；直肠肛门疾病有直肠炎、直肠息肉、直肠癌、痔、肛裂、肛瘘等。

2. 血液系统疾病引起的出血

白血病、血小板减少性紫癜、过敏性紫癜、再生障碍性贫血、血友病等。

3. 全身性疾病引起的出血

尿毒症、败血症。

4. 急性传染病引起的出血

流行性出血热、钩端螺旋体病、血吸虫病、爆发性肝炎等。

### （二）明确引起老年人消化道出血的原因

首先详问病史，认真体检及尽快完善必要的各种检查，如测心率、血压、血常规、大便潜血试验，内窥镜检查等，然后判断：

1. 是否为消化道出血

（1）鼻咽部出血或咯血咽下后可刺激胃黏膜引起呕吐，常被误认为呕血，咽下较多时甚至有黑便。

（2）进食含铁食物如猪肝、动物血等，便潜血可呈阳性。

（3）进食某些药物如硫酸亚铁、铋剂、活性炭等，大便可呈黑色，酚酞制剂可使粪便呈鲜红色，但便潜血均为阴性，不可误诊。

2. 是上消化道出血还是下消化道出血

上消化道出血以呕血为主，出血多时排出暗红色血便或柏油样黑便。下消化道出血常以血便为主，可为咖啡色、棕黑色（水冲后带红色），直肠、肛门出血呈鲜红色，出血部位越低则血色越鲜红。

3. 根据伴随症状，确定出血部位

呕血伴发热、黄疸、胆囊肿大、莫非氏征阳性为胆道出血；伴蜘蛛痣、肝掌、腹壁静脉曲张、腹水为肝硬化；伴皮肤黏膜出血、贫血多见于血液病、败血症、钩端螺旋体、尿毒症等。便血伴里急后重多为痢疾、直肠炎、直肠癌等；伴腹部包块多提示结肠癌、肠结核、肠套叠等；伴便后滴血或喷射鲜红色血者提示直肠癌、痔、肛裂。还要分清病变性质如外伤、异物、炎症、溃疡、息肉、憩室、肿瘤、血管病变及寄生虫感染等。

4. 判断出血量

（1）少量，出血量少于500ml，轻度乏力、头晕，心率、血压无明显变化。

（2）中量，出血量介于少量与大量之间。

（3）大量，出血量大于1500ml，烦躁、口渴，心率120次/分以上，收缩压＜12kPa（90mmHg）或较基础血压低25%以上，血红蛋白＜70g/L。

5. 目前有无活动性出血

头晕、出冷汗、心悸、口渴、呕血、便血和血压下降、心率增快、肠鸣音活跃，实验室检查证实红细胞及血红蛋白下降、胃内容物或便潜血持续阳性等为活动性出血。

（三）及时治疗

1. 输血、补液、补充血容量

2. 止血

（1）静脉注射或肌内注射安络血、止血敏、维生素 K、善得定或立止血等。

（2）消化性溃疡、急性胃黏膜病变可给予雷尼替丁 50mg、静脉滴注 6 ～ 8 小时一次，好转后改口服。用凝血酶或去甲肾上腺素 8mg 加入冰盐水 100ml 胃腔内灌注。

（3）食管曲张破裂出血可用垂体后叶素 50 ～ 75u 加入 500ml 液中持续静滴 24 小时、每分钟 0.3 u；善得定 0.1mg 静脉注射，而后静滴维持 24 小时、每分钟 25 μg；内窥镜下注射 5% 孟氏液或硬化剂，亦可用激光、微波、高频电凝法止血，对于出血的息肉、早期癌可用高频电圈套法摘除；三腔二囊管压迫止血等。

（4）手术止血，内科急救不能止血者应尽快手术治疗。

## 十二、腹痛

腹痛是一种常见症状，腹腔内脏器官发生急性功能失常或各种器质性病变均可引起腹痛。此外，腹腔外其他内脏器官的疾病及全身感染、内分泌与代谢紊乱、过敏、血液病等也可引起不同程度的腹痛。

（一）引起老年人腹痛的原因

1. 腹壁疾病引起的腹痛

腹壁神经痛、腹壁挫伤、腹壁脓肿及腹壁带状疱疹等。

2. 腹腔疾病引起的腹痛

（1）腹腔内脏炎症、溃疡、穿孔、破裂、出血和肿瘤；空腔脏器痉挛、扩张、结石及梗阻；实质器官肿胀及被膜下出血。

（2）血管病变如脾、肠系膜动脉栓塞、血栓形成、动脉瘤、门静脉系统血栓形成及门静脉炎等。

（3）淋巴病变如肠系膜淋巴结炎。

（4）腹膜炎如原发性或继发性腹膜炎、结核性腹膜炎、结缔组织病性腹膜炎。

3. 腹腔后疾病引起的腹痛

肿瘤、肾绞痛等。

4. 邻近组织及器官疾病引起的腹痛

肺炎、肺梗死、心肌梗死、急性心包炎、食管裂孔疝及生殖系统病变。

5. 其他疾病引起的腹痛

腹型癫痫、腹型过敏性紫癜、铅中毒、尿毒症、急性溶血等。

### （二）明确引起老年人腹痛的原因

先详细询问病史，起病诱因、方式、部位、性质、程度、伴随症状与体位关系等。老年人腹痛以胆石症、胆囊炎较多见；男性则多见于泌尿系结石、肾绞痛；而卵巢囊肿扭转、黄体破裂是女性腹痛常见病因。其次询问有无与本次发病情况类似的腹痛史，有无结核病、糖尿病史及腹部外伤、手术史等。

1. 是急性腹痛还是慢性腹痛

急性腹痛起病急、变化快、病情重，有的属急腹症，常需急诊手术治疗，有的甚至危及生命，须尽快诊治。慢性腹痛起病和缓、病程长或急性起病后转为迁延性者多见于炎症、溃疡，疼痛部位常与患病器官的部位一致。

2. 腹痛的部位与规律

一般腹痛最先发生的部位或疼痛最显著的部位往往是病变发生的部位。持续性疼痛表示炎症、出血性病变；持续性剧痛多为腹内脏器包膜膨胀、牵拉或腹膜受刺激所致；阵发性绞痛提示空腔脏器痉挛或阻塞性病变；节律性中上腹痛可能为消化道溃疡；反复不定位的腹痛应想到肠蛔虫症和腹型过敏性紫癜。

3. 腹痛时伴随的症状

伴发热、寒战提示炎症；伴黄疸可能有肝胆或胰腺疾病，急性溶血亦可有腹痛与黄疸；伴呕吐提示食管、胃或胆道疾病，阑尾炎、胰腺炎亦有呕吐，呕吐量多还要考虑胃肠梗阻；伴腹泻多为肠道炎症或慢性肝胆胰疾病；伴呕血或便血可能有消化道溃疡、炎症或肿瘤；伴血尿为泌尿系统疾病；伴休克要考虑坏死性胰腺炎、麻痹性肠梗阻、腹腔内脏破裂，也可见于中毒性肺炎、心肌梗死等。

4. 腹痛与体位关系

胃黏膜脱垂者，左侧卧位疼痛减轻；膝胸或俯卧位，可使十二指肠淤滞症腹痛缓解；胰头癌仰卧位时腹痛加重，前倾位或俯卧位减轻；反流性食管炎病人在前屈时，剑突下灼烧痛加重，直立时减轻。

5. 腹痛的病因

应了解引起腹痛的确切病因，如创伤、炎症、溃疡、结石、肿瘤、脏器破裂及血管病变等。

（三）及时治疗

抗感染、支持及对症治疗，必要时禁食、胃肠减压。禁用镇痛麻醉药，以免掩盖症状，延误诊断。有急诊手术适应证者尽早手术。

## 十三、腹泻

排便次数增多和粪量增多，粪质稀薄且多含有异常成分称为腹泻。有人调查 1000 余健康人排便习惯，次数可自每周 3 次至多达每日 3 次，一般粪便量 100 ～ 200 克 / 日。腹泻时粪便量每日超过 200 克、水分占 60% ～ 95%。

排便是一种反射性动作，如下段结肠或直肠病变肠壁受排便反射持续刺激而有少量多次排便或排便不畅感，称为里急后重。粪便主要为血、黏液和脓性分泌物，则称为痢疾症候群。

（一）引起老年人腹泻的原因

1. 急性腹泻

（1）急性肠道疾病

1）细菌性食物中毒：沙门菌属、金黄色葡萄球菌属、变形杆菌、嗜盐菌、肉毒杆菌、致病性大肠杆菌及真菌性等食物中毒。

2）急性肠道感染：肠道病毒、细菌（霍乱）、真菌、寄生虫等感染。

3）炎症性疾病：急性出血性坏死性肠炎、溃疡性结肠炎、克罗恩病、急性憩室炎、放射性肠炎、急性肠道缺血及多发性炎性息肉。

（2）急性中毒：化学中毒如重金属、有机磷、砷、四氯化碳等。生物中毒如毒蕈、发芽马铃薯、白果、桐油、河豚、鱼胆等。药物刺激及毒性反应如泻药、驱蛔灵、秋水仙碱等。

（3）全身性疾病：急性全身性感染如伤寒、副伤寒、疟疾、黑热病、败血症、肺炎、钩端螺旋体病等，过敏性紫癜、变态反应性胃肠炎、尿毒症等。

2. 慢性腹泻

（1）肠源性慢性腹泻

1）肠道细菌性感染如慢性菌痢、溃疡型肠结核、肠菌群失调、盲袢综合征等。

2）肠寄生虫病如阿米巴痢疾、血吸虫病、粪类圆线虫病、肠道蠕虫病、肠结核、梨形鞭毛虫病、结肠小袋纤毛虫病、肠滴虫病、性病性淋巴肉芽肿、肠道放线菌病等。

3）炎症性肠病如局灶性肠炎、肉芽肿性结肠炎、慢性非特异性溃疡性结肠炎等。

4）肠道肿瘤：胃泌素瘤、血管活性肠肽瘤、小肠淋巴瘤、结肠绒毛状腺瘤、结肠癌等。

5）吸收不良：吸收不良综合征、发酵性消化不良、糖裂解酶缺乏症等。

6）其他，嗜酸粒细胞性胃肠炎、放射性肠炎、急性肠道缺血等。

（2）胃源性腹泻：萎缩性胃炎、胃癌、胃切除术后等。

（3）胰源性腹泻：慢性胰腺炎、胰腺癌、胰腺囊性纤维化等。

（4）肝胆源性腹泻：重症肝炎、长期阻塞性黄疸、肝硬化并门静脉高压症、胆囊炎等。

（5）全身性疾病：内分泌及代谢疾病如甲状腺功能亢进、垂体前叶功能减退症、甲状旁腺功能减退症、糖尿病性肠病、类癌综合征等，尿毒症，糙皮病，药物或食物过敏性腹泻，低丙种球蛋白血症，免疫球蛋白重链症、硬皮病等。

（6）神经官能性腹泻：肠易激综合征等功能性腹泻。

### （二）明确引起老年人腹泻的原因

1. 区分是急性腹泻还是慢性腹泻

急性腹泻表现为排便次数增多，且呈稀便，往往伴有肠痉挛所致的腹痛，病程在 2 个月之内。腹泻持续或反复超过 2 个月者称为慢性腹泻。

2. 引起腹泻的部位

（1）小肠病变：脐周压痛和绞痛、间歇发作、肠鸣音活跃、粪便色淡、量多、水样、恶臭。

（2）结肠病变：腹痛在下腹或左（右）下腹，常为持续性，粪便有黏液、可能有脓血，便后腹痛稍微缓解。

（3）直肠或乙状结肠病变：多在下腹或左下腹压痛，便意频繁、里急后重，粪便有黏液或脓血。

（4）全身性疾病：多有原发疾病的症状。

3. 腹泻的性质

（1）渗出性腹泻：为炎症引起的腹泻，包括感染性和非感染性腹泻，前者如肠道病毒、细菌、真菌、寄生虫等感染及伤寒、败血症等全身性感染；后者如炎症性肠病、嗜酸细胞增多性肠炎、肿瘤等。渗出性腹泻的特点为粪便含有渗出液和血，结肠病变多见。

（2）分泌性腹泻：为胃肠分泌过多水分和电解质所致，如霍乱和胰性霍乱。其特点为大量水样粪便，每日多达数升，有脱水症；粪便含有大量电解质而无脓血；禁食后腹泻仍不止；不伴腹痛。

（3）渗透性腹泻：系肠腔内大量不被吸收的非电解质溶液，使肠腔内有效渗透压增高所致。其特点为禁食后腹泻停止，肠腔内渗透压超过血浆渗透压，粪便中有大量未完全消化的食物，粪便中电解质含量不高。

（4）吸收不良性腹泻：常由肠黏膜吸收面积减少或肠黏膜吸收功能障碍所致。其特点为粪便中食物残渣过多、奇臭，禁食可减轻腹泻。

（5）动力性腹泻：系胃肠蠕动过快，以致食糜没有足够的时间被消化吸收而排出，为功能性腹泻，如甲状腺功能亢进、肠易激综合征、肾上腺皮质功能减退危象等。其特点为粪便稀烂或水样，镜检无病理成分；肠鸣音活跃；可伴腹痛。

4. 腹泻的病因

需分清感染性、炎症性、胃源性、肝胆源性、胰源性、肿瘤性及功能性。

### （三）积极配合治疗

适当休息，进食易消化食物，纠正水与电解质、酸碱平衡紊乱。在病因治疗同时有腹痛及严重腹泻者可用解痉、止泻药物。对功能性腹泻可用镇静药物。

## 十四、便秘

从医学观点而言，大便次数一周少于 3 次称为便秘；从患者角度，便秘意味着大便难于排出、太硬、太少或有排不尽的感觉。

随着年龄增大，便秘发生频率逐渐增多，在 65 岁之后发病率明显增加。女性多于男性。

### （一）引起老年人便秘的原因

1. 功能性便秘

（1）不良的饮食习惯：如低纤维饮食、热卡摄入不足、饮水过少或食量不足等使肠道受刺激不足，肠蠕动减弱。

（2）不良的排便习惯：忽视便意、未养成定时排便习惯、排便姿势不适当，厕所安排不合适以及过度依赖润肠泻药和灌肠，造成直肠敏感性降低。

（3）排便动力缺乏：腹肌衰弱（如多胎妊娠、肥胖或急剧消瘦者）、肠平滑肌或提肛肌衰弱（高龄老年、经产妇）。

（4）不良的生活习惯：生活无规律、睡眠不足、久卧不动等常可引起结肠蠕动失常或痉挛性收缩。

（5）精神抑郁、过分激动或精神过分集中：高级神经中枢产生兴奋抑制灶，抑制副交感神经，使条件反射发生障碍，引起便秘。

（6）药物影响：制酸药、抗胆碱能药、神经节阻断剂、镇静剂、抗抑郁药及鸦片类药物都可导致结肠平滑肌功能失调而造成便秘。

2. 器质性便秘

（1）肠道器质性疾病

1）部分肠梗阻：尤其梗阻部位在降结肠者，如良性或恶性肿瘤、肠粘连、炎症或赘生物狭窄等。

2）巨直肠、伴或不伴巨结肠。

3）直肠肛门疾病：如炎症、痔疮、肛裂、直肠脱垂等均可致肛门括约肌痉挛引起便秘。

4）溃疡病、幽门梗阻引起胃内容物潴留或反射性结肠痉挛。

5）肠外疾病压迫肠道，如卵巢囊肿、子宫纤维肌瘤、腹腔内肿块或腹水。

（2）非肠道全身性疾病

1）铅、砷、磷及汞等中毒。

2）脊髓或神经根病变，截瘫、多发性神经炎、周围神经病变以及帕金森病、脑血管意外、痴呆症等。

3）甲状腺功能低下，肠蠕动减弱。

4）门静脉高压或心衰，直肠黏膜充血，使排便反射消失。

5）慢性肺气肿，膈肌衰弱所致。

### （二）明确引起老年人便秘的原因

1. 全面分析病史

病史中应重点排除潜在的病因如恶性肿瘤、肠梗阻等；应考虑已知疾病恶化或发生并发症的可能；应全面评估近期饮食、药物、精神状态和活动程度；结合对大便的色、量、硬度、频率以及排便时的症状的分析，客观地评估便秘的主诉。

2. 全面查体

以除外全身的原因，重点应检查口腔、腹部及直肠肛门区，并评估有无脱水。

3. 必要的辅助检查

必要时行腹部X线片，纤维肠镜、结肠镜或乙状结肠镜，以明确诊断。

### （三）对策

养成良好的排便习惯，合理的饮食结构，生活中多动少静、劳逸结合。

选用润肠导泻剂或肠道刺激剂（开塞露、甘油栓等），少用蒽醌类药（如酚酞、番泻叶、麻仁润肠丸等），因蒽醌类药易引起结肠黑变病及水电解质紊乱。

## 十五、血尿

血尿是指尿液中红细胞增多。肉眼能察觉尿色微红或呈洗肉色叫肉眼血尿，在1000ml尿中有1ml血即可见肉眼血尿。镜下血尿是眼睛看不见的血尿，需用显微镜观察。尿液离心沉淀，取沉渣涂片显微镜下观察，每个高倍视野有3个或3个以上红细胞为镜下血尿。根据尿色可粗略估计出血量，尿色与出血量关系可参考表8-2：

表8-2 尿外观与出血量的估计

| 尿中混有血量（毫升/100毫升尿） | 尿外观 | 24小时出血量（毫升/2000毫升尿） |
|---|---|---|
| 0.1 | 浑浊或微红色 | 1.5～2.5 |
| 0.5～1.0 | 洗肉色 | 10～25 |
| 5.0 | 血色 | 100 |
| 10.0 | 有凝血或血块 | ＞150 |

### （一）引起老年人血尿的原因

血尿可见于剧烈活动后、高热、严寒、重体力劳动、长久站立等情况，但这些情况下血尿均为一过性。遇到持续性或反复性血尿要考虑以下疾病。

1. 泌尿系本身疾病导致血尿

最常见，约占95%～98%。

（1）肾内科疾病，各种原发性或继发性肾小球疾病；薄基底膜肾病、遗传性肾炎；良性再发性血尿；溶血性尿毒症综合征；肾动脉硬化；肾梗塞、泌尿系感染，包括肾盂肾炎、膀胱炎、尿道炎及肾结核。

（2）泌尿外科疾病，结石、肿瘤、损伤、息肉或憩室、血管变异、尿路畸形、肾下垂、游走肾、肾盂—静脉通路等。

2. 泌尿系邻近器官疾病导致血尿

急性盆腔炎，急性附件炎，子宫、结肠或直肠癌浸润等。

3. 全身性疾病导致血尿

仅占血尿的2%。出血性疾病，感染性疾病，心血管疾病，小血管炎与自身免疫性疾病，内分泌代谢疾病（糖尿病肾病、痛风等），毒物、药物等引起的肾损害。

### （二）明确引起老年人血尿的原因

1. 确定血尿存在

排除假性血尿，如血（肌）红蛋白尿、药物或色素的影响、月经血、卟啉尿。

2. 血尿来源初步判断

（1）血尿本身特点：上尿路出血是指输尿管以上部位出血，血与尿均匀混合，色暗红。下尿路出血多由于膀胱和前列腺病，色鲜红，常有血块。无论上或下尿路的出血，血尿震荡时可见云雾状，放置后可见一层红色沉淀。

（2）血与尿程的关系：应用“三杯试验”进行判断，取三只透明无色洁净的玻璃瓶，在持续排尿过程中，分别留取排尿之初、中、末三段的尿液。如果血尿均匀分布于三只瓶内，称为全程血尿，见于上尿路或膀胱疾病；第一瓶内血尿为初始血尿，见于尿道疾病；第三瓶内血尿为终末血尿，见于膀胱颈部、三角区或后尿道疾病。通过三杯试验可初步了解出血的部位。

（3）尿血细胞形态：应用相差显微镜观察红细胞形态、大小以及红细胞内血红蛋白分布的均匀性，可将血尿分为形态均一性与多形性。均一性红细胞形态与周围血中红细胞相似、大小相等，呈圆形或扁盘形，细胞内血红蛋白分布均匀，多由非肾小球疾病引起血尿，如肾肿瘤、结石、结核等外科性疾病，亦称为外科性血尿。多形性红细胞大小不等、形态多变、血红蛋白分布不均匀，则由肾小球疾病引起，亦称内科性血尿。此项检查作为血尿诊断的初筛方法。

3. 分析引起血尿的原因

肉眼血尿多见于结石、肿瘤、前列腺疾病、多囊肾、肾小球疾病；镜下血尿见于肾实质（上尿路 56%、下尿路 44%）、非肾实质疾病。以血尿为主要临床表现的肾小球疾病为 IgA-IgM 系膜肾病、薄基底膜肾病（良性家族性血尿）、良性再发性血尿（没有家族性、基底膜正常）、遗传性肾炎（具有家族史、神经性耳聋、眼、肾、血尿、肾功能不全）以及局灶性肾炎、局灶性肾小球硬化。易被忽视的血尿原因为肾下垂、小结石、高尿钙血症、前列腺病、肾血管异常、腰痛—血尿综合征。

### （三）及时治疗

对尿路感染者应进行抗感染治疗；尿路结石者应采取排石药物、手术治疗或体外碎石；癌瘤患者可酌情选择手术、化疗、放疗；肾小球肾炎患者可选用激素、细胞毒药物及抗凝治疗。

必要时可采用解痉、止痛、镇静、止血等。避免肾损伤及肾毒性药物。

## 十六、尿失禁

尿失禁是指不能自主地排尿，并影响到社交活动和生活质量，其潜在的不良影响包括社会孤独、抑郁、紧张、皮肤破溃、反复尿路感染、跌倒以及高昂的经济负担。

一般老年人中有 15% ～ 20%、住院的老人中有 30% 出现尿失禁，住在长期护理机构的老年人中高达 50% 出现尿失禁，且女性多于男性。

### （一）引起老年人尿失禁的原因

老年人易患尿失禁的原因如下：

1. 中枢神经疾病

老年人脑血管疾病和神经退行性疾病增多，如脑梗死、脑出血、老年痴呆、脑萎缩等，大脑皮层排尿中枢受损，对排尿控制的功能减弱。

2. 尿道外括约肌受损

常见于膀胱癌、直肠癌、子宫颈癌及前列腺癌手术时的损伤。

3. 尿道机械性梗阻

如前列腺增生、尿道炎症至尿道狭窄等老年人常见的疾病。

4. 老年性疾患

老年人易患尿道炎、膀胱炎、膀胱肿瘤、结石等，刺激逼尿肌，产生尿频、尿急，从而发生尿失禁。

5. 女性绝经后疾患

雌激素减少引起尿道壁和盆底肌肉张力减退，或因分娩损伤、子宫脱垂等，改变了膀胱底部与后尿道膀胱颈相对位置，使膀胱内压力调节、传递发生障碍，出现尿失禁。

### （二）几种尿失禁的类型

1. 真性尿失禁

表现为病人在用力时（如打喷嚏、大笑、咳嗽、抬重物等使腹内压突然增高的情况）发生不自主漏尿，可看到尿道内有尿液流出，其条件是在膀胱内压超过最大尿道压时发生不自主漏尿，且逼尿肌并无收缩。多是由于中枢系统疾患使支配膀胱的神经功能失调所致，多见于女性。

2. 充溢性尿失禁

多见于前列腺增生所致的慢性尿潴留，当尿液在膀胱内达到一定量，膀胱内压超过尿道最大压力时尿液便从尿道溢出。

3. 压力性尿失禁

中年经产妇多见。打喷嚏、大笑、咳嗽、抬重物等使腹内压突然增高时，即有少量尿液不自主地由尿道口溢出，严重时站立即流尿，平卧后消失。

4. 急迫性尿失禁

是指伴有强烈尿意的不自主漏尿。见于急性膀胱炎、近期前列腺增生部分摘除术后等。

### （三）明确导致老年人出现尿失禁的原因

1. 病史

尿路症状（尿频，排尿困难、费力，尿流变细无力，排空不完全，夜尿）；尿失禁症状（急迫性、压力、尿量、时间、时程，与药物、睡眠和运动的关系）；液体摄入与排尿类型（睡前饮水、含咖啡因饮料）；内科活动性疾病（糖尿病、神经系统疾病、心力衰竭、泌尿生殖道手术、关节炎、急性疾病、盆腔放射）；药物；环境因素（厕所便利与否）；尿失禁记录次数。

2. 体检

直立位血压测定；膀胱充盈时压迫漏出实验；神经系统检查（神志、上神经元征、周围感觉、运动强度、会阴感觉、骶骨反射、肛门张力）；排尿后膀胱触诊；盆腔检查（萎缩性阴道炎、盆底组织松弛、子宫脱垂、膀胱膨出、肿物）；直肠指诊（前列腺大小、粪便嵌顿、肿物）。

3. 实验室及辅助检查

尿分析和培养，尿量测定；血生化（电解质、肾功能、血糖和钙）；测定排尿后残余尿量；尿细胞学检查；尿流量计检查；肾超声检查以及膀胱镜检查。

### （四）积极配合治疗

1. 自我保健

首先要重视自我保健，加强运动锻炼，注意营养，不断增强体质及抗病能力，延缓衰老是预防老年人尿失禁的有效措施。

2. 锻炼腹肌及提肛肌

老年人每日做一些收腹、提肛运动，不断增强膀胱、尿道括约肌及盆底支持组织的张力，保持良好排尿、控尿的能力。

3. 查明病因，及时治疗

一旦发生尿失禁，应积极查明病因，进行病因治疗，如抗感染、切除肿瘤、补充雌激素等。

4. 药物治疗

尿失禁的药物治疗包括普鲁本辛、双环维林、丙咪嗪、心痛定、麻黄素、心得安等。此外，还有人工尿道括约肌植入术，但价格昂贵；泰弗隆注射疗法，但远期效果不理想。

5. 心理慰藉

对于尿失禁的老年人应多给予心理安慰，对一些暂时性尿失禁的老年人应在积极治疗的同时，向病人解释清楚，排除思想负担。

6. 防治褥疮及感染

对于长期卧床的尿失禁患者，应加强护理，保持皮肤干燥，防止褥疮，防止感染。

## 十七、贫血

贫血是老年病人常见症状之一。老年人红细胞计数和血红蛋白浓度在男女之间差别不大，国内老年诊断贫血标准为：红细胞计数低于 $3.5\times10^9$/L（350 万 /ml）和血红蛋白低于 105g/L（10.5g%）。

老年人的轻度贫血常常没有明显的症状，需进行细致的检查，寻找贫血的原因，尤其要注意有无恶性肿瘤、慢性感染和营养缺乏等隐匿性因素存在。

### （一）老年人常见的几种贫血

1. 缺铁性贫血

又称小细胞低色素性贫血，是由于红细胞生成所需要的铁供给不足所致。慢性失血、铁储备不足、胃肠吸收不良等多种原因引起。老年人因消化功能减退、胃黏膜萎缩、胃酸缺乏，或胃肠功能紊乱、慢性腹泻以及胃大部分切除、胃肠吻合等手术都会影响铁的吸收；急慢性失血，主要以胃、十二指肠溃疡、痔疮失血较常见，还有消化道肿瘤，慢性疾病如肺部感染、慢性心功能不全、脑血管病、糖尿病及妇科病等因铁摄入不足或消耗过多造成贫血。

2. 巨幼细胞贫血

又称大细胞性贫血，系指缺乏维生素 $B_{12}$ 和叶酸等造血因子造成的贫血。其特点是外周血的红细胞体积增大、骨髓中出现形态及功能异常的巨幼红细胞，常表现为慢性进行性贫血、胃肠道及神经系统症状。营养性巨幼红细胞贫血在我国老年人中并不少见，由于各种慢性疾病引起食欲减退、腹泻、营养不良或消耗性疾病、肿瘤等均能引起此类贫血。

3. 再生障碍性贫血

是指骨髓造血功能不良，周围全血细胞减少。临床以严重贫血、广泛出血及反复感染为特征。老年人常继发于感染或其他隐匿性疾病，加之应用药品种类多，用药不适当，使造血功能和免疫功能发生异常而造成贫血，老年人该病发生率比青壮年多。

4. 溶血性贫血

正常人的红细胞寿命约 120 天，由于各种原因引起红细胞寿命缩短到 30 ～ 40 天或更短，产生贫血、黄疸、肝脾肿大等症状，称为溶血性贫血。老年人免疫稳定机能降低易患此病，也可继发于肿瘤、严重感染、肾功能衰竭、肝病以及白血病、恶性淋巴瘤、骨髓瘤，还有服用某些药物如左旋甲基多巴、奎尼丁等。

5. 骨髓增生异常综合征

简称MDS，是一类与急性髓细胞白血病（AML）密切相关，并有血细胞形态学异常的难治性进行性减少症，又称白血病前期。多发生在老年人群，近年国内该病有逐年增高趋势。临床上50%的患者初诊无症状；30%的患者因贫血而主诉头晕、乏力；部分患者由于粒细胞或血小板减少及功能缺陷而引起反复感染及出血。

### （二）明确引起老年人贫血的原因

1. 查血常规确定贫血及程度

将贫血严重程度划分为血红蛋白少于30g/L（3g%）为极严重贫血，临床出现贫血性心脏病表现；血红蛋白30～60 g/L（3%～6g%）为重度贫血，在静息情况下亦感心慌、气短；血红蛋白60～90 g/L（6%～9g%）为中度贫血，常在劳动或活动后出现心慌、气短；血红蛋白90～100 g/L（9%～10g%）为轻度贫血，症状轻微或没有症状。

2. 查找病因

询问病人营养史、有无偏食，职业及工作环境，慢性病史，贫血发展及治疗经过，结合全面体检查找贫血的原因。

3. 确定贫血的细胞类型

根据平均红细胞体积（MCV）、平均红细胞血红蛋白含量（MCH）、平均红细胞血红蛋白浓度（MCHC）确定贫血的细胞类型，进一步明确诊断。

4. 必要时进行骨髓穿刺

了解骨髓增生情况。

### （三）对策

加强营养，多食含蛋白质、铁质及维生素丰富的食品。缺什么补什么、缺多少补多少为原则。缺铁性贫血补充铁剂，大细胞贫血服叶酸。严重贫血者可输红细胞悬液。

## 十八、水肿

水肿是指人体组织间隙内有过多的液体积聚，视病变不同分为全身性和局限性水肿。当液体在体内组织间隙呈弥漫性分布时，称全身性水肿；液体积聚于局部组织间隙时，称局限性水肿。

### （一）老年人水肿的原因及相关症状

1. 全身性水肿

（1）心脏疾病造成的水肿：主见于右心衰竭或全心功能不全时，常先表现为身体低垂部位水肿，而后波及身体各部位，并可出现胸腔积液、腹水和心包积液。

（2）肝脏疾病造成的水肿：主见于肝硬化、门静脉高压和肝功能不全引起水钠潴留和低蛋白血症，往往以腹水为首发表现，亦可先有下肢浮肿。

（3）肾脏疾病造成的水肿：主见于肾病综合征、肾炎综合征和肾功能不全等，尿中丢失大量蛋白致血浆渗透压降低或肾小球滤过率减退致水钠潴留。常于晨起时眼睑和颜面浮肿，以后发展为全身水肿。

（4）营养不良造成的水肿：见于慢性消耗性疾病、长期营养缺乏、蛋白丢失性胃肠病、重度烧伤所致低蛋白血症或维生素 $B_1$ 缺乏，多伴有消瘦、贫血、乏力等。

（5）内分泌疾病造成的水肿：见于甲状腺功能减退者，颜面及下肢非压陷性黏液性水肿。

（6）药物性水肿：见于肾上腺皮质激素、性激素、降压药、甘草制剂等治疗过程中，与水钠潴留有关。

（7）其他性质的水肿：是病因不明的一种全身性水肿，多发生于中年妇女。晨起眼睑浮肿，面与手指发紧，下午至晚上更为明显，24 小时体重波动可超过 1.0 公斤，并伴有精神症状如烦躁不安、抑郁等。

2. 局限性水肿

（1）局部静脉回流受阻：上、下腔静脉阻塞综合征，肢体静脉血栓形成，血栓性静脉炎，下肢静脉曲张，下肢静脉瓣功能不良等。

（2）淋巴回流受阻：丝虫病、非特异性淋巴结炎。

（3）血管神经性水肿。

（4）炎性水肿：如疖、痈、丹毒、蜂窝组织炎，局部红、肿、热、痛。

### （二）明确引起老年人水肿的原因

注意水肿的程度、时间和发展情况，是全身性水肿还是局限性水肿，持续性还是间歇性的。

全身性水肿，应注意既往病史及伴随症状；局限性水肿，应注意局部症状。

### （三）积极配合治疗

（1）全身性水肿应卧床休息，有心力衰竭时取半卧位，下肢局限性水肿者抬高患肢。

（2）水肿的治疗主要是限制水分和钠盐以及利尿。利尿剂可依据血清电解质情况选用，保钾利尿剂如安体舒通、氨苯蝶啶；排钾利尿剂如速尿、丁脲胺、氢氯噻嗪等。严重水肿利尿效果不佳，可行血液净化疗法。

（3）低蛋白血症宜增加营养，严重者应输白蛋白，以提高胶体渗透压，有益利尿。

## 十九、体重减轻

在1年内体重下降4%～5%是用于评估65岁以上门诊患者体重下降的最佳标准。有人对65岁以上人群的一项前瞻性研究中，随访2年，发现体重下降者死亡率为28%，而对照组为11%，证实1年内体重下降4%是值得警惕的预兆。

### （一）引起老年人体重减轻的原因

1. 药物

可造成厌食（利他林、司来吉兰）、口干（抗胆碱能药）及恶心（奎尼丁、地高辛）等的药物，均可影响食欲；许多药物可改变味觉、嗅觉（抗生素、类固醇鼻喷雾剂等）和引起腹泻（抗生素、非甾体类抗炎药）；此外，餐前或餐中服4片以上的药物可抑制正常食欲。

2. 进食

高龄老人缺乏用手夹取食物的灵敏性，或因脑卒中、关节炎、思维混乱而不能使用常见的餐具；进食过于费时导致食物变冷而缺乏吸引力；采用疾病食谱，如过分低盐、低脂或低嘌呤等食物，均可使食欲降低。有研究发现，超过80%的患者存在有影响正常咀嚼功能的口腔健康问题，如不合适的义齿、无牙或缺牙、牙周炎或牙龈感染、颞颌关节疼痛及黏膜溃疡等。

3. 获得食品

因贫困不能得到营养充足的食品；或丧失活动能力不能去采购食品；或头脑不清楚难于准备可口的食品。

4. 疾病

75%体重下降的患者有潜在的疾病。主要见于抑郁症，是老年患者最常见的诱因；恶性肿瘤，尤其是肺和胃肠道肿瘤；心肺肾疾患，如心力衰竭、慢性阻塞性肺病、肾功能衰竭；感染，尤其是结核等消耗性慢性感染；此外，内分泌失调，如甲状腺功能亢进、晚期糖尿病等。

### （二）明确引起老年人体重减轻的原因

1. 病史

提供体重下降的文字记录最为理想，最好是从医疗记录中查到体重变化的第一手资料；若不能获得，从来自衣着的间接证据，如皮带上扎眼的位置；照片作为患者所提供的病史亦可采用。回顾每日膳食常很重要但却很困难，若照顾者较仔细，能提供每日膳食的信息也有帮助。还有既往史中的手术史——尤其是胃肠道方面的手术史，饮酒及吸烟史亦常与体重下降有关。

2. 体检

对体重进行文字记录是必要的。血压记录包括直立位的血压变化以及皮肤弹性均可提示脱水或体重下降。完善的体格检查有助于发现潜在的疾病，尤其是口腔疾患的发现。

3. 实验室检查

血常规化验、尿分析、血沉、血生化（电解质、肝肾功能、血糖）；HIV 检查；癌胚抗原和各种癌瘤检查指标；胸部 X 片；评估营养状况的指标，如血清白蛋白、转铁蛋白、前白蛋白等。

### （三）对策

如未能查明体重下降的特定原因，应注意随访观察。如确认患者存在器质性病变，则应及早治疗；如果是因为药物副作用所致，则应尽可能改变用药方案；如为口腔疾患所致，则应安排口腔治疗。

与居委会联系，加强社会服务，如餐饮服务及家务服务。请营养师指导合理食谱（低盐或糖尿病饮食）、特殊结构饮食（软食、半流食、流食等）以及营养食物的合理制作及配制。

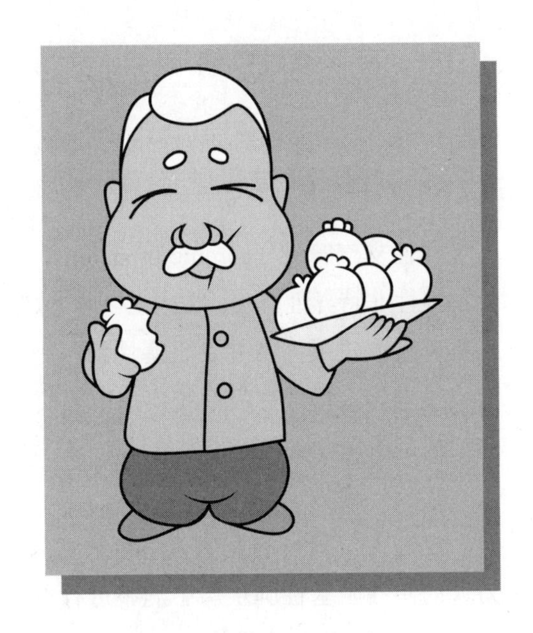

# 第九章 老年人常见慢性疾病

## 一、呼吸系统疾病

### （一）慢性支气管炎

慢性支气管炎（chronic bronchitis，简称慢支）是指气管、支气管黏膜及其周围组织的慢性非特异性炎症。临床上以咳嗽、咳痰或伴有喘息及反复发作的慢性过程为特征。病情若缓慢进展，常并发阻塞性肺气肿，甚至肺动脉高压、肺源性心脏病。慢性支气管炎是老年人慢性呼吸系统疾病中发病率最高的疾病，约 90% 以上的老年性肺气肿和肺心病是由慢性支气管炎发展而来的，故为损害老年人健康的主要呼吸道疾病。

1. 流行趋势

慢性支气管炎的发病率随年龄增长而增高，贵州省于 20 世纪 70 年代对本省 200 万人的慢性阻塞性肺疾病患病率进行普查，发现 61 ～ 70 岁年龄组慢性支气管炎患病率为 21 ～ 30 岁年龄组的 7.3 倍。

2. 病因

慢支的病因尚不完全清楚，但与下列因素有关：

（1）大气污染：大气中的刺激性烟雾、有害气体如二氧化硫、二氧化氮、氯气、臭氧等对支气管黏膜慢性刺激，常为慢性支气管炎发病的诱发因素之一。

（2）吸烟：国内外大量科学研究证明吸烟是慢性支气管炎的主要病因。吸烟能使气道纤毛运动降低，肺泡巨噬细胞功能异常，分泌黏液腺体增生，蛋白酶—抗蛋白酶失衡，刺激支气管平滑肌收缩等。

（3）感染：急性呼吸道感染治疗不当或延误治疗，常是形成慢支的重要原因。主要病因多为病毒和细菌，病毒中流感病毒及鼻病毒是主要的致病原。常见细菌有肺炎链球菌、流感嗜血杆菌等。

（4）过敏因素：喘息型慢支往往有过敏史，对多种抗原激发的皮肤试验阳性率较高，在患者痰液中嗜酸性粒细胞数量与组胺含量都有增高。过敏反应可使支气管收缩或痉挛、组织损害和炎症反应，继而发生慢支。

（5）其他：除上述主要因素外，尚有机体内在因素参与慢支的发生。自主神经功能失调，尤以迷走神经功能亢进为突出，气道反应比正常人高。支气管和肺的组织老化可引起支气管黏膜纤毛的变性、黏液腺分泌失常、喉头防御反射减弱，以及呼吸道积累性损伤随年龄增加而增加等因素，均使老年人呼吸道防御功能和抗病能力下降，慢支的发病率增加。营养因素对慢支的发病也有一定影响。遗传也可能是慢支的易患因素。

3. 临床特点

（1）症状：缓慢起病，病程长，反复急性发作而使病情加重。主要症状为咳嗽、咳痰，或伴有喘息。部分老年慢性支气管炎起病于中、青年期，而至老年期病情加重，部分患者起病于老年期。

咳嗽：一般晨间咳嗽为主，晚间睡前有阵咳或排痰。咳嗽严重程度依病情而定。

咳痰：痰液一般为白色黏液或浆液泡沫性，偶可带血。急性发作伴有细菌感染时，则变为黏液脓性，咳嗽和痰量亦随之增加。清晨排痰较多，起床后或体位变动引起刺激排痰。

喘息或气促：部分患者有支气管痉挛而出现喘息，常伴有哮鸣音。若伴肺气肿时可表现为劳动或活动后气促。

（2）体征：早期可无任何异常体征。急性发作期可有散在的干、湿啰音，多在背部及肺底部，咳嗽后可减少或消失。啰音的多寡或部位不定。喘息型者可听到哮鸣音及呼气延长。并发肺气肿、慢性肺源性心脏病时，可出现相应体征。

（3）临床分型和分期：

1）分型：分为单纯型和喘息型。单纯型主要表现为咳嗽、咳痰；喘息型除有咳嗽、咳痰外，尚有喘息和哮鸣音。

2）分期：按病情进展分为三期。

急性发作期：指在一周内出现脓性或黏液脓性痰，痰量明显增加，或伴有发热等炎症表现，或“咳”、“痰”、“喘”等任何一项症状明显加剧。

慢性迁延期：指有不同程度的“咳”、“痰”、“喘”症状迁延 1 个月以上者。

临床缓解期：经治疗或临床缓解，症状基本消失或偶有轻微咳嗽和少量痰液，保持 2 个月以上者。

4. 治疗和保健

针对慢性支气管炎的病因、病期和反复发作的特点，采取防治结合的综合措施。

急性发作期的治疗应该控制感染，祛痰镇咳，解痉平喘。

缓解期应加强体育锻炼，提高自身抗病能力，积极防治上呼吸道感染和消除对呼吸道的刺激因素。吸烟是引起慢性支气管炎的重要原因，所以戒烟是治疗慢性支气管炎反复发作的主要环节。

有条件者可进行免疫治疗，如气管炎疫苗、转移因子、胸腺激素等在一定程度上可增强机体免疫功能，对防治感冒和下呼吸道感染起到一定作用。

### （二）支气管哮喘

老年性支气管哮喘是指年龄在 60 岁以上具有：① 弥漫性气道阻塞的气道高反应性；② 气道阻塞的明显可逆性，可经治疗或自行缓解；③ 是一种以嗜酸性细胞、肥大细胞和 T 淋巴细胞反应为主的气道慢性炎症的支气管哮喘。

1. 流行趋势

长期以来支气管哮喘常被认为是年轻人的疾病，老年人较少发生。而慢性阻塞性肺疾病则被认为是老年人的疾病，致使老年性哮喘常常被忽略。近年来已有不少流行病学资料证明，老年性哮喘的发病率并不比年轻人低，即使是 80 或 90 岁以上的老年人也可新发生哮喘。

2. 病因

近年来对老年性支气管哮喘作了不少研究，发现老年性支气管哮喘的病因有：

（1）长期吸烟：长期吸烟可引起气道高反应性改变。研究了 15 例 60 岁以后发生哮喘的老年患者，发现其中 11 例是吸烟或者曾经吸烟者；另有报告，老年吸烟者哮喘的患病率明显高于不吸烟者。因此吸烟被认为是重要的致病因素，即使被动吸烟者也易发生哮喘。

（2）β 受体阻断剂的应用：老年人易患缺血性心脏病、心律失常、高血压、青光眼，所以使用各种 $\beta_2$ 受体阻断剂（如心得安、美多心安、噻吗心安）的机会相对增多，而诱发哮喘。而老年人对气道收缩所诱发的症状不敏感，不易得到及时的诊断和治疗，会造成严重的后果。

（3）阿司匹林及非类固醇消炎药的应用：老年人为了预防和治疗脑血栓和缺血性心脏病的发生经常应用阿司匹林，患有风湿病的老年人经常应用消炎痛、布洛芬、奈普生等，这些药物可诱发哮喘的发作。

（4）胃食管反流：老年人易患胃食管反流，而胃食管反流是引起或加重支气管哮喘的一个因素，通过微量误吸和迷走神经反射引起支气管收缩和痉挛，导致哮喘发生。有研究表明，57% 咳嗽、喘息的老年病人有胃食管反流现象。

（5）反复呼吸道感染：老年人各脏器功能退化，全身及局部抵抗力下降，易发生呼吸道感染，引起气道高反应性改变。有人对 140 例 60 岁以上的老年哮喘患者进行研究，发现 94% 的老年患者是由于感染因素激发而引起的哮喘。也有报告认为 85% 的老年哮喘由感染因素诱发。

（6）冷空气及运动：老年人细胞内水分含量及细胞热量相对较少，肺功能退化对运动负荷耐受能力下降，当遇到冷空气刺激或运动不当时也可诱发哮喘。

（7）过敏或其他因素：具有过敏家族史或患过敏性疾病（如过敏性鼻炎、湿疹）的比率，变应原皮试阳性率和血 IgE 水平的老年哮喘者比年龄相当的非哮喘者高，但比年轻患者明显降低。特异性吸入物如螨虫、花粉、真菌、动物毛屑和非特异性的吸入物如硫酸、二氧化硫、氯气、甲醛也可成为老年性哮喘的诱发因素。

3. 临床特点

老年哮喘与年轻人比较，临床表现常不典型。主要表现为：呼吸短促、呼气延长、发作性喘息和咳嗽、胸闷伴呼吸困难，尤其是夜间呼吸困难。有研究发现，15 例 60 岁以后发生的哮喘患者中，有 14 例表现为阵发性夜间呼吸困难。有部分患者伴有长期的慢性咳嗽咳痰病史，数年后才发生明确的哮喘症状，虽有显著的可逆性通气功能障碍，但常被认为是慢性支气管炎加重的表现；另有部分患者表现为顽固持久的痉挛性咳嗽，止咳药疗效不佳而对支气管扩张剂反应良好。

许多研究发现变应原皮试阳性与过敏原疾病的相关性不如年轻哮喘者明显，这说明相应变应原并不是促发老年哮喘的主要原因，这也正是老年性哮喘脱敏治疗效果不好的原因。

老年性哮喘患者常因病毒（鼻病毒、流感病毒）、细菌、真菌等微生物感染而诱发或加重，有的对阿司匹林或非激素类解热镇痛剂过敏，有的与鼻窦炎、多发性息肉相关，其自发缓解率较低。

老年哮喘患者胸部体检可闻及呼吸音减低，两肺散在或布满哮鸣音。由于老年人肺胸的弹性回缩力减弱，喘鸣音常不如年轻人那样响亮，并在呼气后期随呼气气流减弱而突然停止。老年哮喘伴有明显慢性支气管炎时可听见捻发音或叽叽音，伴或不伴喘息。

4. 治疗与保健

国内外很多学者总结大量的临床资料后认为，治疗哮喘应达到以下三个目的：① 维持正常或大致正常的肺功能；② 预防哮喘的发作和病情恶化；③ 避免显著的平喘药物的副作用。

为了达到以上三个目的，根据老年人的特点，老年性哮喘的治疗和保健应注意如下几点：

（1）老年性哮喘患者的教育和管理：支气管哮喘是一种慢性的反复发作的疾病，需要长期规律的治疗和患者的密切配合。因此，做好老年哮喘患者的教育和管理尤为必要。

（2）阶梯式治疗：目前世界各国都倡导按哮喘急性发作的严重程度来选择不同的治疗方案，并根据病情变化，随时进行调整，即所谓“阶梯式治疗”。

（3）肺功能监测和锻炼：提倡老年哮喘患者应用峰流速（PEFR）仪，自测早晚及平喘药物应用前后 PEFR 变化及病情程度。根据 PEFR 变化的记录，确定和调整治疗方案。指导老年哮喘患者每日进行深呼吸训练及散步活动，时间以能耐受为准，对于改善老年哮喘的症状很有帮助。

（4）支气管解痉平喘药物的使用：大多数老年性哮喘因为各器官功能减退，对药物的敏感性不同，耐受性不同，因而治疗往往需要较长的时间，而且需要联合用药才能控制症状。

### （三）睡眠呼吸暂停综合征

睡眠呼吸暂停综合征是指在入睡后，由于各种原因导致的呼吸暂停或呼吸幅度减低的反复发生，造成机体缺氧、$CO_2$潴留和睡眠结构紊乱，从而产生一系列病理生理的改变，导致白天嗜睡、心脑血管并发症增多及多脏器损害，严重影响患者的生活质量和寿命。

1. 流行病趋势

睡眠呼吸暂停综合征（SAS）患者最主要的表现之一就是打鼾，老年人群中打鼾的发生率为：男性 39%，女性 17%，但并非所有打鼾者都有 SAS。国内外对普通人群的调查显示，一般人群 SAS 的患病率为 2% ～ 4%，男性占多数。SAS 患病率随着年龄的增长而增加，国外不同资料显示，老年人群的患病率达 18% ～ 73%，中国尚缺乏老年人群 SAS 的流行病学资料。

2. 常见病因及危险因素

肥胖：体重超过标准体重的 20% 或以上，体重指数≥ $25kg/m^2$。

年龄及性别：随年龄增长患病率增加，男性患病者明显多于女性，女性绝经期后患病率增多。

上气道解剖异常：鼻腔阻塞（鼻中隔偏曲、鼻甲肥大、鼻息肉、鼻部肿瘤等）、Ⅱ°以上扁桃体肥大、软腭松弛、悬雍垂过长过粗、咽腔狭窄、咽部肿瘤、咽腔黏膜肥厚、舌体肥大、舌根后坠、下颌后缩、颞颌关节功能障碍及小颌畸形等。

家族史：由于长相遗传导致家族中多人颌面测量值异常及肥胖遗传等。

个人史：长期大量饮酒、吸烟、服用镇静催眠药物。

其他相关疾病：甲状腺功能低下、肢端肥大症、垂体功能减退、淀粉样变性、声带麻痹、小儿麻痹后遗症，以及其他神经肌肉疾患（如帕金森病）、胃食道反流等。

3. 临床特点

SAS 患者常有睡中打鼾且鼾声不规律，老年患者打鼾更常见，呼吸及睡眠节律紊乱，反复出现呼吸暂停及觉醒，有的患者自觉胸闷憋气，甚至憋醒。夜尿增多，白天过度嗜睡，晨起口干、头胀、头痛，记忆力下降，认知障碍，工作效率降低，性功能减退，并可能出现高血压、冠心病、肺心病、脑卒中等心脑血管疾病、血栓性疾病，严重者出现心理、智能、行为异常。

老年 SAS 临床表现有其特殊性：老年人对症状感觉多不敏感，很少以打鼾、夜间憋醒为主诉就诊。打鼾虽多，但 SAS 程度较年轻人轻，多为家属或医生发现夜间呼吸暂停而检查。上述临床表现如嗜睡、记忆力下降等，常与衰老相混淆，不易被注意，且老年 SAS 常与多种疾病并存，症状互相掩盖，病情更复杂，需到医院就诊，请医生仔细鉴别。

4. 治疗和保健

（1）一般治疗：绝大部分阻塞性呼吸暂停（OSA）患者都超重，减肥对于 OSA 患者有益，老年人减肥应在不影响健康的基础上进行。戒除不良生活习惯，如戒烟、戒酒和少服用镇静安眠药，尽量侧卧睡眠，避免白天过劳等。

（2）经鼻持续气道正压通气：经鼻持续气道正压通气是在睡眠中通过呼吸机提供一个生理性压力，维持上气道通畅。

经鼻持续气道正压通气是治疗 SAS 非常有效的方法，对老年 SAS 患者近期和远期疗效均满意。调整压力可消除呼吸暂停、缺氧和打鼾。正压通气适用于中度以上 SAS 症状及缺氧严重、打鼾严重的患者，尤其是老年人由于合并多种慢性疾病，上呼吸道软组织松弛范围广泛，更适合气道正压通气治疗，其他还包括不能手术或手术失败的患者。有肺大泡、气胸、低血压、心肌梗塞急性期、严重心衰、呼吸道感染、颅脑外伤、急性中耳炎、鼻窦炎等情况下应慎用，有鼻腔梗阻性疾病者不宜使用。

（3）手术：手术可解除由于上气道阻塞导致的呼吸暂停，正确选择病例和准确定位阻塞部位是手术成功的关键。

（4）口腔矫治器：适用于轻度 SAS 患者，特别是下颌后缩者，需根据患者口腔解剖结构个体化制作。治疗失败者应改用持续气道正压通气治疗。

（5）药物：疗效不肯定，且可能会有不良反应。

（6）重视其他疾病的治疗。老年人常合并多种慢性疾病，如慢性阻塞性肺病、高血压、冠心病、糖尿病等，睡眠呼吸暂停综合征与之关系密切。

## 二、循环系统疾病

### （一）高血压

高血压（hypertension）是老年常见病、多发病之一。1999 年 2 月，WHO/ISH 高血压治疗指南将高血压定义为：在未服用抗高血压药物的情况下，高收缩压≥ 140mmHg 和 / 或舒张压≥ 90mmHg。患者既往有高血压史，目前正服用抗高血压药，血压虽已低于 140mmHg/90mmHg，但也应诊断为高血压。

1. 流行趋势

资料显示：地区、种族及年龄的不同，高血压发病率也不同，发达国家较发展中国家高。同一国家不同种族之间也有差异。我国的高血压患病率呈现逐年上升的趋势，但与西方发达国家相比仍较低。血压水平随年龄增加而增加，60 岁以上老年人约 2/3

患有高血压，尤其是收缩期高血压，老年人较为常见。据报道年龄每增加 10 岁，高血压的患病率增高 10% 左右。我国 1991 年全国高血压抽样普查结果显示：自 40 岁以后高血压患病率一直随增龄而增高。舒张压随年龄增长在 50 岁前达高峰，以后不再增高，女性单纯收缩压随年龄增长一直显著高于男性。单纯收缩期高血压患病率北方高于南方。我国以往的调查显示：高血压的患病率城市高于农村，北方高于南方，高原少数民族地区较高，男女的患病率差别不大，青年期男性略高于女性，中年后女性稍高于男性。

2. 预防高血压更重要

高血压一级预防的内容主要是“健康四基石”，即“合理膳食，适量运动，心理平衡，戒烟限酒”。

（1）合理膳食：调整营养结构使之平衡，控制饮食总量，少量多餐，多吃蔬菜。

（2）适量运动：1992 年世界卫生组织提出了世界上最好的运动是步行的建议。运动要坚持三个原则：有恒、有序、有度。即长期规律地，循序渐进地，按各人具体情况适度地运动，才能收到最大效果。过度运动可造成心血管意外或猝死。

（3）戒烟限酒：吸烟有害于身体健康；适量饮酒每日不超过 15 毫升酒精量，特别是红葡萄酒或绍兴酒还是有益的，但决不能酗酒。

（4）心理平衡：有报告认为几乎每位高血压患者都有心理障碍，都需要心理治疗。必须保持良好快乐的心境去面对生活。

总之，一级预防是个复杂的系统工程，各项因素间有交互作用和影响，应根据各人具体情况灵活掌握，综合应用才能取得良好效果。

3. 治疗

当前，高血压病的治疗药物主要有六大类：即利尿剂、β 受体阻滞剂、钙拮抗剂、血管紧张素转换酶抑制剂（ACEI）、血管紧张素Ⅱ受体拮抗剂（ARB）及 α 肾上腺能阻滞剂。

（1）药物治疗原则：是“最低剂量，合理联合，换药，长效”。

（2）降压治疗的目标：旨在将血压降至理想水平＜ 135/85mmHg，有糖尿病者降至 120/80mmHg；逆转靶器官损害；减少心血管事件及降低死亡率；提高生活质量。

（3）降压药物的选择：选择哪种降压药物用做开始治疗及维持降压治疗，对每个病人要个体化。

（4）联合用药：通过一些大规模降压药物临床试验、药物比较研究及生活质量参数的研究，1988 年提出降压药物“个体化”的治疗方案。因此，大多数病人应采用联合用药来提高疗效，使之具有良好的降压效果及较少副作用。

（二）冠心病

冠心病是指由于冠状动脉粥样硬化导致心肌缺血、梗死而引起的心脏病。冠心病是老年致死性心脏病中最常见的病因。

1. 流行趋势

据国内一组老年居民的抽样调查表明，冠心病发病率在老年人各类心脏病的发病率中居首位，死因也居首位，近年来有上升趋势。有人认为，70 岁以上的老年人几乎全都有冠心病，仅其病变轻重不同而已。根据 1986 ～ 1990 年我国对 10 组人群高血压、冠心病、脑卒中的发病率及其危险因素的前瞻性研究，结果表明：急性心肌梗死的男性和女性的年发病率分别为 16 ～ 26/10 万，8 ～ 13/10 万；死亡率分别为 4 ～ 11/10 万和 2 ～ 5/10 万。冠心病死亡人数占总死因的 4.47%（男）和 3.72%（女）；1989 年我国卫生部公布的在自然人群中，城市冠心病死亡率为 36.9/10 万，农村为 15.6/10 万，估计全国每年死于冠心病的人数为 20 ～ 30/10 万；总体来说，我国北方省市高于南方省市。特别是急性心肌梗死的发病率从南向北有升高趋势，北京和天津最高，上海属中等，广州最低。统计资料显示：男性年龄超过 40 岁，冠心病发病率随年龄的增长而升高，且每增长 10 岁发病率上升 1 倍；女性发病年龄平均较男性晚 10 岁，但绝经期后女性的发病率与男性接近。脑力劳动者冠心病发病率高于体力劳动者。

2. 病因和危险因素

冠心病是一种受多种因素影响的疾病，主要危险因素可分为：

（1）致动脉粥样硬化的因素：包括高血压、高血糖、脂肪代谢紊乱、纤维蛋白原升高、肥胖和超重、高尿酸血症等。

（2）一些易患冠心病的生活习惯：包括过量进食、缺乏体力劳动、饮酒、吸烟以及 A 型性格等。

（3）其他先天易患因素：如家族史、年龄、性别、种族和地理环境等。研究发现，收缩压高、吸烟、糖尿病、甘油三酯升高和高密度脂蛋白降低被认为是导致老年人冠心病的主要危险因素。

3. 临床类型

冠心病指冠状动脉功能性改变和冠状动脉粥样硬化使血管腔阻塞，导致心肌缺血、缺氧而引起的心脏病。可分为以下五种临床类型：

① 无症状性冠心病：无临床症状，但客观检查能证明有心肌缺血的表现，可认为是早期的冠心病。它可能突然转为心绞痛或心肌梗死，也可能逐渐演变为心脏扩大，发生心力衰竭或心律失常，个别患者也可能猝死，患者多为中老年人。

②心绞痛型冠心病：由一过性心肌供血不足引起，出现发作性胸骨后压榨性疼痛，

临床上很常见。

③心肌梗死型冠心病：为冠状动脉急性闭塞引起的心肌缺血坏死，症状严重，应争分夺秒地进行抢救治疗。

④缺血性心肌病型冠心病：为长期心肌缺血引起心肌纤维化，可出现心脏增大、心衰或心律失常，类似于原发性扩张性心肌病。

⑤ 猝死型冠心病：是在冠脉粥样硬化的基础上，发生冠脉痉挛或微栓塞，导致心肌缺血，造成电解质紊乱，引起室速或室颤所致。以冬季为好发季节，年龄多不大，半数患者生前无症状，常常在家中或工作中突然发病死亡。

新近提出的“急性冠状动脉综合征”是泛指不稳定型心绞痛、急性心肌梗死或心源性猝死。

（1）心绞痛

1）临床特点：阵发性前胸压榨性疼痛，主要位于胸骨后部，可放射至心前区和左上肢，常发生于劳动或情绪激动时，持续数分钟，休息或用硝酸酯制剂后消失。

部位：大部分心绞痛位于胸骨后、左胸前区、咽部，放射到下颌、左肩、左上肢内侧，直至左腕、无名指、小指；也可向下放射到上腹部；罕见放射到头部、大腿、肛门。老年人心绞痛的部位常不典型，可表现为胃痛、胆囊痛等，常见的放射部位有左肩臂痛、牙颌痛等，易延误诊断及治疗。

性质：疼痛是一种钝痛，为压迫、憋闷、堵塞、紧缩性、发热等不适感，程度可轻可重，重度发作者可伴出汗、濒死感。发作时，患者往往不自觉地停止原来的活动，直至症状缓解。老年病人较少发生典型的心绞痛，推测可能与其胸部疼痛阈值增高有关，也可能是其他疾病症状较重而未诉说胸部不适，或由于老年人的冠心病史长，侧支循环已逐渐形成，因对缺血区有代偿作用，可减轻疼痛。所以，老年病人更多表现为呼吸困难、食道阻塞感或颈部紧束感等症状。

诱因：体力活动、情绪激动、精神紧张、凌晨、寒冷、饱餐、吸烟、心动过速、休克等均可诱发。疼痛发生于劳力或激动当时，而非其后。典型的心绞痛常在相似的条件下发生。但有时同样的劳力只在早晨而不在下午引起心绞痛。

持续时间及发作过程：心绞痛发作由轻到重，在高峰可持续数分钟，若诱因消除，则逐渐缓解，全过程一般为3～5分钟，重度发作可达10～15分钟，超过30分钟者罕见。可数天或数星期发作一次，亦可一日内多次发作。

缓解方法：在体力活动时发生的心绞痛，如停止活动或原位站立数分钟即可缓解。舌下含服硝酸甘油1～3分钟可缓解。

2）治疗

治疗原则：改善冠状动脉的供血和减轻心肌耗氧量，同时治疗动脉粥样硬化。

发作时治疗：立即休息，一般患者在停止活动后症状即可消除。较重发作时，使用作用较快的硝酸酯类的含片或气雾剂，如硝酸甘油、硝酸异山梨酯、亚硝酸异戊酯等，同时可考虑用镇静药。

缓解期治疗：尽量避免各种诱发因素。调节饮食，特别是一次进食不应过饱；禁绝烟酒；调整日常生活与工作量，减轻精神负担；保持适当的体力活动，以不致发生疼痛症状为度；一般不需卧床休息。对疑为心肌梗死前奏的患者，应予以休息一段时间，并严密观察。

（2）心肌梗死

1）病因及诱因：基本病因是冠状动脉粥样硬化，造成管腔严重狭窄和心肌血供不足，而侧支循环未充分建立。在此基础上，一旦血供进一步急剧减少或中断，使心肌严重持久地急性缺血达 1 小时以上，即可发生心肌梗死。饱餐特别是进食多量脂肪后、体力活动和精神紧张、早晨 6 时至 12 时和用力大便时容易发生。

2）临床特点

先兆症状：一半以上患者在发病前数日有乏力、胸部不适、心悸、气急、心绞痛等前驱症状，以初发型心绞痛和恶化型心绞痛最突出。心绞痛发作较以往频繁、性质剧烈、发作持久、硝酸甘油疗效差、诱发因素不明显。心绞痛发作时甚至可伴有恶心、呕吐、大汗、心律失常、低血压状态，称为梗死前状态。

临床症状：

疼痛：是最先出现的症状，性质与心绞痛相同，主要在胸骨后和心前区，但疼痛程度严重，常呈难以忍受的压榨感、窒息感或烧灼样，常伴有大汗、烦躁不安、恐惧感或濒死感；可放射至后背、左上肢尺侧；多无明显诱因，常发生于安静时；疼痛持续时间较长，常多于 30 分钟，且经常可达几小时或数天；休息和含服硝酸甘油多不能缓解；大约 25% 的患者无疼痛症状，多发生于老年人、糖尿病病人、高血压患者。

全身症状：包括发热、出汗、全身乏力、心动过速、白细胞增高和血沉增快等。一般出现在疼痛后 24 ～ 48 小时，程度与梗死范围呈正相关；体温一般在 38℃左右，很少超过 39℃，约持续一周。

胃肠道症状：疼痛剧烈时常伴有频繁的恶心、呕吐、上腹胀痛、肠胀气或呃逆等，多见于下壁心肌梗死。

心律失常：大多数病人在发病 1 ～ 2 周内出现心律失常，而以 24 小时内最多见。可将其分为快速性心律失常和缓慢性心律失常。快速性心律失常包括室早、室速和室颤及房早、室上速、房扑、房颤，多见于前壁心肌梗死；缓慢性心律失常包括窦缓、窦房阻滞、房室传导阻滞，多见于下壁心肌梗死。

低血压、休克和心衰：疼痛期中常发生低血压，而休克多在起病后数小时至 1 周内发生。急性左心衰可在最初几天内发生，或在疼痛、休克好转阶段出现。右室梗死者可一开始即出现右心衰竭伴血压下降。

老年人心梗的特点：老年人平时可无症状，或认为自己无冠心病史，但常以某些特殊严重症状群为首发症状，如心源性休克、急性肺水肿、严重心律失常（室速、室颤、室性停搏）乃至猝死和急性肠胃大出血（应激性溃疡）、神志不清、手足抽搐等。研究发现，老年人心梗最常见的首发症状为呼吸困难、神智错乱、晕厥、头昏眩晕、出冷汗等。因此，凡老年人在临床上出现不明原因的严重症状群时，应首先排除急性心肌梗死。

病人常合并脑卒中，有人称之为心脑卒中，在东方人尤为易发。老年人的病理生理基础是多器官衰退，多种疾病共存，当发生严重心肌梗死时，左心排出量明显降低，脑血流灌注减退，因而易诱发脑栓塞或脑血栓形成。因此，凡老年人发生心肌梗死时，应警惕两病共存的可能。老年人的复发性心肌梗死占 1/3 以上，尤其在初次梗死后 1 ～ 2 年复发率较高，应注重预防。无 Q 波心肌梗死较稍年轻者多见，可能是因为老年人容易有低血压等疾病，导致无冠状动脉血栓情况下出现小的无 Q 波心肌梗死。

3）治疗

原则：保护和维持心脏功能，挽救濒死的心肌，防止梗死扩大，缩小心肌缺血范围，及时处理严重心律失常、心力衰竭和各种并发症，防止猝死。

一般处理：在医院外的，发生后不要惊慌，要保持镇静，病人应立即就地平卧，迅速护送病人到医院诊治。绝对不能让病人自己步行或乘公共汽车去医院，以免增加病人心肌耗氧，使心肌梗死范围扩大。尽早开始心电图和血压的检测，同时注意出汗、神志、末梢循环的情况；立即静脉输液，保持静脉通道；取血检测血糖、尿素氮、心肌酶、血小板、出凝血时间等；必要时可用漂浮导管检测血流动力学变化。

4）冠心病的手术治疗：冠心病的治疗方法主要有 3 种，药物治疗、内科介入治疗（经皮冠状动脉球囊扩张或支架植入术）和外科手术治疗（即冠状动脉架桥术）。当药物治疗不能控制病情发展时，选择内科介入治疗还是外科手术治疗应因人而异。内科治疗的优点是创伤小，恢复快，可重复进行。缺点是严重弥漫性病变或慢性闭塞病变治疗困难，多支病变的患者不能完全血运重建的高达 70%，术后 6 个月内的再狭窄率高达 20% ～ 40%。手术治疗的优点是可以做到完全的血运重建，动脉桥的 10 年通畅率超过 90%，并能降低部分病人的死亡率。缺点是创伤大，神经系统并发症机率高，静脉桥后期可发生闭塞。

介入治疗：经皮穿刺腔内冠状动脉成形术加冠状动脉内支架安置术、冠状动脉内激光成形术、冠状动脉内旋切或旋磨术、冠状动脉内超声成形术等。

外科手术治疗——冠状动脉架桥术：冠状动脉架桥术所用的桥是取病人自身的血管，目前还没有适宜的人造血管桥用于临床。桥主要分为动脉桥和静脉桥。静脉桥是取自病人下肢的大隐静脉，双侧下肢的血管都可以用，是目前临床上应用最广泛的血管桥。大隐静脉桥的优点是取材简单，需时短，血管口径大吻合相对容易。其致命的缺点是远期通畅率不高。静脉桥在高流量的动脉血流冲击下会发生结构上的变化而逐渐闭塞。动脉桥有多种，应用最广泛的是胸廓内动脉。这是位于胸骨两侧的两根血管。其优点是口径和冠状动脉接近，对高流量的动脉血流冲击耐受性强，远期通畅率高。还有用桡动脉和胃网膜动脉做桥的，但是均没有胸廓内动脉应用广泛。

冠状动脉架桥术的手术方式主要是两大类，一是常规的冠状动脉架桥术，是指胸骨正中劈开，在体外循环的支持下心脏停跳时施行的架桥术。另一类称微创冠状动脉架桥术。在不使用体外循环的心脏跳动下施行的手术才是真正意义上的微创手术。心脏不停跳手术的优点是不用体外循环，从而避免了一系列相关的手术合并症。术后恢复快，并且拓宽了冠状动脉架桥术的适应证范围 。但是其不能完全取代常规的冠状动脉架桥术。由于其技术难度较大，左心室后壁操作困难，所以在冠状动脉病变严重，左心功能严重降低的病人常不能完成血运重建或需要中转手术方式。

5）冠心病的康复

冠心病的康复医疗分期：根据美国心肺康复学会 1990 年的建议，将冠心病康复的不同阶段分为住院期、恢复期、持续发展维持期和维持期等 4 期。I 期：急性心肌梗死后或冠状动脉手术后应住院 6 ～ 14 日（在医院）；II 期：无心脏并发症或低危病人出院后的 8 ～ 12 周为恢复期（在家庭）；III 期：有心脏并发症或中危、高危患者，出院后的 4 ～ 12 个月为持续发展 / 维持期，监护阶段（在康复中心医院）；IV 期：持续期康复、心脏预防性康复的需终生维持为维持期（在家庭）。

急性心肌梗死住院期康复医疗：第 1 阶段除抢救外，此阶段重点是对病人进行心理康复，对病人和家属进行疾病有关的卫生宣教，及时开展康复活动。第 2 阶段是由监护室转入普通病房后，可在医务人员指导下逐步增加肢体活动、坐椅子、下床活动的时间。但活动前必须有充分的休息时间。近年来认为，急性心肌梗死的病人在住院期间应分阶段地进行运动实验和动态心电图监测，可更加安全地进行康复。急性心肌梗死后病人常有种种心理障碍，以焦虑不安最多见。部分病人表现否认反应，这是一种适应性的心理防卫反应，可能有助于病人渡过急性期的危机阶段。

恢复期的康复：从出院至恢复工作之前的一段时间为恢复期，其目标是适应出院后生活、安定情绪，恢复心脏和肢体功能，减少出院后死亡率。对无心脏并发症或低危的病人，回家后短期内应维持出院前活动水平，康复活动以步行最简便，但应以无症状、无疲劳感为度。对中、高危病人应进行医疗监护下的康复，即在有医务人员在场时，同时进行心电图监测。此类病人经康复后往往能提高病人日常生活能力，并改善预后。

维持期（维持期—非监护阶段）康复：此期系指从发病后数月到生命的其余时间，

即急性心肌梗死需终生进行维持性康复。此时坏死的心肌早已愈合、心脏功能已充分改善，症状已大部分消失。提高体力，去除各种易患因素，将心血管病残疾减轻到最低程度，防止复发，提高生活质量，以及延长寿命是本期的康复目标。

6）冠心病的预防

冠心病的一级预防——危险因素的干预：

降低血压：高血压理想治疗实验的结果表明，降压治疗后平均舒张压达到82.6mmHg和治疗后平均收缩压达到138.5mmHg时，主要心血管事件的危险性降低最明显，并且降至此水平以下未见主要心血管事件增加。因此，应有效降低血压。

降低胆固醇：目前人们已认识到，降脂治疗可减少冠心病的发病率，他汀类药物是唯一有效降低病死率的调脂药。

宣传戒烟：禁止青少年吸烟。禁止在公共场所吸烟，禁止为吸烟做广告。

减肥：减少热量摄入和增加运动量，保持理想的体重；应从儿童开始防止冠心病。

心肌梗死的二级预防：对患者及其家属进行卫生宣教，对动脉粥样硬化危险因素采取针对性措施，防止冠状动脉病变进展。药物或手术防治心肌缺血、左室功能不全或严重心律失常，对再梗死或猝死高危险者尽量减少易患因素。

卫生宣教：使患者和家属对本病有所认识，了解各种防治措施的意义，使之减少对疾病的顾虑，在防治中能积极予以配合。

预防冠状动脉粥样硬化病变进一步发展或促其消退：合理膳食以降低总脂肪、饱和性脂肪和胆固醇摄入，体重超重者要限制热量，若血脂明显异常者，应选调脂药。他汀类药物不仅能有效降低总胆固醇、低密度脂蛋白胆固醇和轻度降低甘油三酯及升高高密度脂蛋白胆固醇，而且它有改善血管内皮功能、降低血浆黏稠度、改善胰岛素抵抗、抑制平滑肌细胞增殖、促进细胞凋亡等作用。所以，他汀类药物可用于消退粥样斑块、抑制经皮冠状动脉腔内血管成形术（PTCA）后再狭窄等。若合并高血压病或糖尿病者，应把血压控制到正常水平以下（＜140/90mmHg），把血糖控制在正常水平。同时，应戒烟并进行体力活动和锻炼。

应用改善预后的药物：长期口服小剂量阿司匹林可有效预防心肌梗死；β 受体阻滞剂是心肌梗死后二级预防的有效药物，其能降低心肌梗死后非致命性再梗死发生率、猝死发生率、心脏事件死亡率和总死亡率；钙拮抗剂在二级预防中的效果不佳；ACEI可改善预后。

## （三）充血性心力衰竭

充血性心力衰竭（congestive heart failure，CHF）是老年人的常见病。其发病率随增龄而增高。45～84岁人群中每增加10岁，发病率提高1倍。再者，CHF是病人反复住院的最常见原因之一。65 岁以上的老年患者中 50% 在出院后 3 ～ 6 个月重新住院。CHF 是造成老年人死亡的最常见原因之一，心功能Ⅳ级的老年人年病死率高达 50%。

1. 病因

导致心室功能障碍的原因包括：压力或容量超负荷、冠心病、心肌病和机械性舒张受限。老年人左心室压力超负荷的常见病因包括原发性高血压、主动脉瓣狭窄。继发于肺部疾病的肺动脉高压或左心衰是右心室功能不全的最常见原因。容量超负荷通常与瓣膜功能不全有关，如二尖瓣或主动脉瓣关闭不全，或甲状腺功能减低。冠心病心肌缺血或心肌梗死可表现为急性或慢性左心衰竭，越来越成为老年人慢性 CHF 的最常见原因。过去，心肌疾患（心肌病）被认为是年轻人或中年人的原发疾病，然而，许多研究显示，1/3 肥厚性心肌病患者大于 60 岁，扩张性心肌病在老年人中也不是不常见。浸润性心脏病，特别是淀粉样变在老年人中更常见。已有报道，病理检查发现，75 岁以上老年人淀粉沉积高达 10%。

三种特殊的心脏疾病是老年 CHF 的常见病因，且常常误诊。这三种疾病包括主动脉瓣狭窄、急性心肌缺血和二尖瓣脱垂。严重的主动脉瓣狭窄随年龄增高而增多，如果及时诊断和处理，可获得良好的治疗效果。在非老年严重主动脉瓣狭窄患者中，收缩期高血压不常见；在老年人中并非如此。由于颈动脉的弹性减退，收缩压可能升高。老年人瓣膜杂音也可不同。非老年主动脉瓣狭窄者，胸骨上缘可听到 harsh 收缩期喷射样杂音，老年人此杂音在心尖部可能比心底部更清楚。此外，25% 老年主动脉瓣狭窄者可发生房颤，这更进一步使医生误认为老年 CHF 者此杂音的出现是二尖瓣功能障碍。老年人可由于肺部疾病，胸廓前后径增大，主动脉瓣狭窄的杂音被掩盖，或误认为此杂音是功能性的。

2. 临床特点

CHF 不是一种疾病，而是许多心血管疾病终末期所表现出的临床综合征，尤其是老年人症状不典型者多，表现各种各样。

由于老年人多静坐休息，很少体力活动，因此，缺乏进行性劳力性呼吸困难。有轻度劳力性呼吸困难的老年人常常倾向于减少他们的体力活动而变得相对无症状。即使长期存在肺动脉高压，由于肺血管的代偿性改变，老年人可能无白天和夜间阵发性呼吸困难。许多肺动脉高压的老年人 CHF 最早主诉是干咳而不是呼吸困难。当症状出现时，非特征性的主诉常常是：乏力、恶心、虚弱或精神、神经症状如失眠、噩梦和焦虑等。某些老年人夜尿多而白天尿少可能是 CHF 的首发症状，这反映了心输出量减少时，夜间因体位改变静脉回流增多，肾脏灌注改善。当老年 CHF 患者出现典型的肺水肿和周围水肿时，说明原发心脏病已发展到相当严重的阶段。然而，即使仅仅出现很轻的非特征性症状，老年人也可能已经存在严重的左心功能不全。

一些老年人可出现较典型的CHF症状，但由于他们同时染有其他疾病，常导致误诊。如干咳和气短可误认为与慢性肺部疾病有关，而慢性肺部疾病在老年人又十分常见。在另一些老年人中，肺部症状可误认为与反复发作的病毒感染有关。更常见的是虚弱和乏力被误认为是随着年龄的增长而发生的改变。

3. 治疗与保健

针对CHF的病因进行治疗。应用利尿剂和血管紧张素转换酶抑制剂治疗高血压，应用抗缺血药物治疗心肌缺血。老年CHF患者有劳力性心绞痛、休息时经常发生心绞痛或尽管采用最佳药物治疗仍反复发作的肺水肿，只要无血管重建的禁忌证，应进行冠脉造影。对严重冠脉狭窄病人应行冠脉搭桥或经皮冠脉成形术。外科手术纠正瓣膜损害、室壁瘤、动静脉漏、缩窄性心包炎。静脉应用抗生素治疗心内膜炎。应积极治疗贫血、支气管痉挛、低氧血症、感染、心动过速、心动过缓、肥胖、甲状腺功能亢进和甲状腺功能减退。CHF患者既往有外周或肺梗死、房颤史，或超声心动图证实心脏内血栓形成的应抗凝治疗。CHF患者患完全性房室传导阻滞或严重心动过缓应植入心脏起搏器。

## 三、消化系统疾病

### （一）慢性胃炎

慢性胃炎（chronic gastritis）是多种不同病因引起的胃黏膜慢性炎症性病变。在每个人的一生中，都可能患有一过性或持续性胃炎，大多数患者没有明显的临床症状。胃炎的分类主要有三种：① 浅表性胃炎（非萎缩性胃炎）；② 萎缩性胃炎，包括自身免疫性、多灶萎缩性胃炎；③ 特殊型胃炎，包括化学性、放射性、淋巴细胞性等。胃炎在临床上缺乏特异性症状和体征，甚至有些胃黏膜炎症明显者毫无症状。

1. 流行趋势

在我国，慢性萎缩性胃炎是一种常见病，特别是老年人更为普遍。发病率随年龄增长而增加，中年以上内镜诊断为慢性胃炎者占55%～75%，萎缩性胃炎的发病率40岁以上者为72.4%～92.5%，小于40岁者为5.5%。在同一胃内，浅表性胃炎和萎缩性胃炎两者可同时存在。胃溃疡、胃息肉和胃癌常继发于慢性胃炎，彼此关系十分密切。

2. 病因与危险因素

慢性胃炎的病因及发病机制目前认为主要与下列因素有关：

（1）幽门螺杆菌（Helicobacter pylori，Hp）感染：1983年人们首次从慢性胃炎患者的胃黏膜中分离培养出Hp，其Hp的检出率可达60%～80%，证明Hp是引起慢性胃炎的主要原因，故又称 Hp 相关性胃炎。Hp 感染通过多种毒力因子，如尿素酶、空泡毒素损害胃黏膜；Hp 使胃泌素释放增加，从而刺激壁细胞分泌胃酸增多。Hp 诱发的免疫反应使炎细胞浸润，引起胃炎。根除 Hp 后，胃黏膜炎症可明显改善。

（2）理化因素损伤：长期刺激性食物、酒精、吸烟等能引起慢性胃炎。药物因素目前也十分突出，老年人因心脑血管病、退行性骨关节病，需长期服用阿司匹林等非甾体类抗炎药，此类药物对胃黏膜的损伤十分明显。

（3）十二指肠胃反流：在某些生理情况下，偶有发生，对机体无损害。疾病或消化道手术导致的胃肠道结构异常，或胃肠动力障碍时，十二指肠液中的胆汁、肠液和胰消化酶，反流入胃后能溶解黏液，破坏黏膜屏障，引起胃黏膜炎症反应、糜烂和出血。

（4）免疫因素：部分慢性胃体萎缩性胃炎属自身免疫性疾病，其胃底腺黏膜呈弥漫性萎缩变薄，壁细胞和主细胞几乎消失，可在血中检测出壁细胞抗体和内因子抗体。

（5）年龄因素与胃黏膜营养因子缺乏：随着年龄增加，胃血流量减少，胃黏膜肠化，幽门腺化生和萎缩性改变都不同程度加重。有观点认为，这些变化是胃黏膜的正常老化过程。当然，各种因素导致的胃黏膜慢性炎症是上述病变的基础。

3. 临床特点

慢性萎缩性胃炎无特异性的临床症状和体征，症状与炎症程度并不一致。常见症状有：无规律的上腹痛、腹胀、嗳气、反酸、恶心、呕吐，并可有厌食、体重减轻、贫血等。不适症状常于进餐后加重，但这些症状为非特异性，不能以此做出诊断。体检时大多数无明显体征，有时可有上腹部轻度压痛。

4. 老年人慢性萎缩性胃炎患者应了解的几个问题

（1）萎缩性胃炎与胃酸分泌：胃酸（盐酸）是由胃底腺（位于胃底、体部）的壁细胞分泌的并参与食物的消化。萎缩性胃炎根据病变部位分为 A、B 二型：A 型萎缩性胃炎为胃体部弥漫性萎缩，而胃窦黏膜基本正常，壁细胞抗体阳性，常发展为恶性贫血；B 型萎缩性胃炎胃窦部黏膜有萎缩性病变而胃体基本正常，壁细胞抗体阴性。我国慢性萎缩性胃炎患者的胃黏膜炎症多属胃窦炎，因此，对胃酸分泌的影响较小。多数萎缩性胃炎病变呈局灶性，浅表与萎缩性炎症可同时并存。通过用 24 小时胃 pH 监测观察老年人的胃泌酸状况，发现同年轻人无明显差异，更直接地说明患萎缩性胃炎的老年人其胃酸分泌基本正常。所以大多数患者不必担心胃酸分泌的问题。但少数患者可有全胃萎缩，此时胃酸分泌才会明显减少，甚至无胃酸。上述情况均可通过检查得以证实。

（2）萎缩性胃炎与肠上皮化生：肠上皮化生简称“肠化”，是由于胃黏膜慢性炎症长期存在，出现了不完全性再生，有再生能力的胃固有腺体消失，萎缩了的腺体被肠腺所代替。肠化多见于萎缩性胃炎，也可见于浅表性胃炎。肠化是机体的一种适应性反应，以往被认为与胃癌有关，甚至是癌前病变。近年将肠化分为结肠型和小肠型二型。过去常将肠上皮化生笼统地列为癌前期病变，现在小肠型化生已不列入癌前病变，而只认为结肠型肠腺化生与胃癌的关系密切。肠化分为轻、中、重三级，重度肠化者应按医师的指导定期复查胃镜，目的是及时发现癌前期病变。

（3）萎缩性胃炎与癌前期病变：临床上，常按病变与癌的密切程度将癌前病变化分为：癌前期状态（临床概念）和癌前期病变（病理学概念），两者之间有因果关系。胃部病变的癌前期状态主要包括：慢性萎缩性胃炎、胃息肉、手术后残胃、胃溃疡和巨大胃黏膜皱襞症；癌前期病变主要指胃黏膜异型增生（不典型增生）和不完全性大肠型肠化生。异型增生是胃黏膜细胞在再生过程中过度增生并丧失正常的分泌、结构和功能偏离正常轨道；形态学上表现出细胞的异型性和腺体结构的紊乱。异型增生不只见于慢性胃炎，也见于其他疾病如糜烂或溃疡灶等。1978 年世界卫生组织胃癌专家会议指出：不典型增生是癌前病变，并分轻、中、重三级。轻度与胃黏膜炎症再生变化不易区别，常可逆转为正常；中度可能为良性，也可能是重要的癌前病变，应随访胃镜及活检；重度拟似癌变，近期随访不能除外胃癌者，则建议采取积极治疗。

5. 治疗

多数学者认为，慢性胃炎治疗效果并不太理想。浅表性胃炎多数经过一段时间可完全恢复正常，但也有部分可发展成为慢性萎缩性胃炎。对无明显临床症状、组织学无明显急性炎症者，主张不治疗，理由是胃每日接受食物刺激和咽下的细菌侵入，有轻度炎症或小的糜烂是不足为奇的，因为胃黏膜始终处于损伤和修复的动态平衡之中。至今，对萎缩性胃炎的腺体萎缩并无有效的逆转性治疗，临床上的许多疗法实质上均旨在对症处理，改善症状。

可选择以下几类药物进行治疗：

（1）清除 Hp 感染药物：由于慢性胃炎的主要病因是 Hp 感染，根除 Hp 感染是基本治疗。

（2）加强胃黏膜屏障功能：胃黏膜保护剂可选用麦滋林 -S、硫糖铝、胃速乐、维酶素、胶态铋等。

（3）制酸剂：如雷尼替丁、法莫替丁、奥美拉唑等，制酸的同时可促进胃泌素的分泌，加强胃黏膜的营养作用。此类药物适用于有黏膜糜烂，症状明显者。

（4）促胃动力药：部分患者存在胃排空延迟、十二指肠胃反流，可选择多潘立酮（吗丁林）、西沙比利（普瑞博思）、莫沙比利（加斯清）等。

（5）吸附剂：胃达喜，为铝碳酸镁咀嚼片，能迅速中和胃酸，并吸附十二指肠反流的胆盐，且可增强胃黏膜防御功能。

## （二）消化性溃疡

消化性溃疡（peptic ulcer）是一种全球性多发病、常见病，也称酸相关性疾病。理论上胃肠道内所有能与胃酸接触的部位均可发生溃疡，最常见的发病部位在胃和十二指肠，分别称为胃溃疡和十二指肠溃疡。胃溃疡的好发部位为胃窦小弯，十二指肠溃疡的好发部位为十二指肠球部，一般为单发、少数多个并存，称为多发性溃疡，其中胃、十二指肠同时出现溃疡时称为复合性溃疡。少见的部位包括食管下端、胃肠吻合术后的吻合口及其附近的肠袢、含有异位胃黏膜的 Meckel 憩室等。

1. 流行趋势

国外有学者报告，约有 10% ～ 12% 的人一生中患过此病。近年我国各地胃镜检查的病例中，溃疡病的检出率介于 16% ～ 33% 之间。资料显示十二指肠溃疡与胃溃疡的比率为 4.2 ∶ 1 ～ 5.6 ∶ 1。溃疡病好发于男性，北京协和医院临床资料显示，胃溃疡的男女比例为 3.6 ∶ 1，十二指肠溃疡的男女比例为 4.4 ∶ 1。溃疡病可以发生在不同的年龄时期，胃溃疡发病年龄的高峰在 50 ～ 60 岁，十二指肠溃疡发病年龄的高峰比胃溃疡早 10 年。

2. 病因及发病机制

一般来讲，胃溃疡的发生侧重于保护因素（黏膜屏障、黏液 - 重碳酸盐屏障、黏膜血流量、细胞更新率、前列腺素、药物、表皮生长因子等）的削弱，十二指肠溃疡侧重攻击因子（盐酸、胃蛋白酶、胆盐、微生物等）作用的增强。老年人患胃溃疡者相对较多。Helicobacter pylori 多年的大量研究已证明：幽门螺杆菌（Hp）感染是消化性溃疡的主要病因。十二指肠溃疡病人 Hp 的检出率多在 90% ～ 100% 之间。在 Hp 感染的先决条件下，十二指肠溃疡发生的步骤可能是：胃生理功能改变→胃泌素分泌增多→胃酸分泌增强→球黏膜发生胃化生→ Hp 再感染→十二指肠炎→溃疡形成。另外遗传因素和某些环境因素如：药物（非甾体类消炎药、肾上腺皮质激素等）、吸烟、精神紧张、刺激性的食物等与消化性溃疡的形成也有一定的关系。

3. 临床特点

消化性溃疡的临床表现多种多样，典型的上腹疼痛是其主要症状。部分患者可无任何临床表现。值得重视的是大约 10% 患者的首发症状是上消化道出血、穿孔等并发症。老年人患溃疡病的临床特点如下：

（1）症状不典型

1）仅 1/5 患者有溃疡病典型症状（与进食有关的上腹痛、反酸、嗳气、烧心等症状）。

2）多数患者疼痛不典型，疼痛可放射至背部和胸部剑突上方，胸骨后疼痛可酷似心绞痛或心肌梗死。邻近贲门的小弯侧溃疡可有咽下困难和吞咽时疼痛的特点，要注意与食管、贲门肿瘤鉴别。

3）无痛性溃疡者约占 17%。

（2）并发症多

1）上消化道出血：老年患者因溃疡较大而深，愈合慢，容易发生上消化道出血。高龄患者不仅易出血，且出血量较大，约 10% ～ 20% 的老年消化性溃疡患者以出血作为首发症状就诊，临床上多以黑便为主。

2）穿孔：老年患者穿孔的发生率约 15% ～ 28%，由于老年人反应迟钝和腹壁肌肉薄弱，很少出现上腹痛和板状腹，多表现为中度局限性压痛、反跳痛和肌紧张。

3）幽门梗阻：由于老年人消化性溃疡的部位较高，并发幽门梗阻者相对较少约占 10%，一旦发生应注意除外胃窦癌。

4）癌变：老年胃溃疡癌变率为 2% ～ 6%，如出现便潜血阳性，体重下降应警惕癌变的可能。

4. 老年人消化性溃疡的特殊类型

（1）食管溃疡：多发生在食管下段，单发多见，约 10% 为多发。主要与酸性胃液接触有关，多见于滑动型食管裂孔疝伴反流性食管炎的病人。尚可发生在食管胃吻合、食管空肠吻合术后，与胆汁和胰液反流有关。好发年龄为 30 ～ 70 岁，约 2/3 的病人在 50 岁以上。主要症状是烧心和胸骨后疼痛，或高位上腹痛，常发生于进食或饮水时，卧位加重，疼痛可向肩胛间区、左侧胸部、肩部和颈部放散。若发生食管痉挛或纤维化致食管狭窄时，可出现进食梗阻和呕吐等症状。X 线钡餐和胃镜检查可确诊。

（2）幽门管溃疡：幽门管是连接胃窦和十二指肠的狭窄管腔，长约 2 cm，此处溃疡较少见，好发于 50 ～ 60 岁的男性，多伴有高胃酸分泌，其腹痛较剧烈而无规律，易出现上消化道梗阻症状，出现呕吐、厌食、体重减轻等。

（3）高位溃疡：随年龄增长，幽门腺区与泌酸腺区的交界区逐渐上移，使老年人胃体部溃疡发生机会明显增多，尤其是高位溃疡。据统计，老年胃溃疡有 1/3 以上患者位于胃体或邻近贲门。高位溃疡病变较小者检查易漏诊，应引起注意。

（4）巨大溃疡：老年人由于动脉硬化导致黏膜屏障防御能力减弱，常伴有萎缩性胃炎等原因，容易发生胃和十二指肠巨大溃疡（直径＞ 2.5 cm）。巨大溃疡并发症高，半数患者并发上消化道出血、穿孔，合并霉菌感染的机会也增加。

（5）球后溃疡：约占消化性溃疡的 5%，溃疡多位于十二指肠乳头的近端，其夜间疼痛和背部放射性疼痛更常见，易并发出血，其出血发生率比一般十二指肠球部溃疡高 3 倍。溃疡常向胰腺穿透，发生持久性背痛，形成较重的十二指肠周围炎，炎性肿物可压迫胆总管而引起梗阻性黄疸。球后溃疡易漏诊。

（6）复合性溃疡：是指胃和十二指肠同时存在溃疡。本病占消化性溃疡的 7% 左右，男性多见。由于活动性胃溃疡多于十二指肠溃疡，因此其临床症状更似胃溃疡，有时疼痛无规律，易并发出血和梗阻。

（7）非甾体消炎药相关性溃疡：老年患者多患心、脑血管病、退行性骨关节病，常服用阿司匹林、扶他林等非甾体消炎药，不但溃疡发生率高，合并出血的机率也相当高。

5. 治疗

治疗应遵循去除病因的原则，目的是消除症状，促进愈合，防止复发。

（1）一般治疗：建立正常的饮食、生活规律，避免过度劳累及精神紧张，戒烟、酒；避免浓茶、咖啡等刺激性食物；停用非甾体类消炎药。

（2）根除幽门螺杆菌：根除幽门螺杆菌是消化性溃疡治疗的重大突破，可从根本上改变消化性溃疡素质，使大多数消化性溃疡得到彻底的治愈。根除 Hp 感染药物：单一抗生素治疗多无效。在多年临床实践和不断总结经验的基础上，人们逐渐筛选出三联疗法，应在医师指导下治疗。

### （三）胃食管反流病

正常消化管的运动使摄入的食物得以运输、消化、吸收和排出废物。胃肠动力紊乱或称胃肠动力性疾病是一组与胃肠动力有关的症候群或疾病。这组疾病由于尚未发现特异、客观、可靠的病理生理学标志，其临床学特点主要是建立在症状学基础上，故又称之为胃肠动力障碍性疾病或胃肠功能紊乱性疾病。胃肠动力紊乱将会引起一系列症状，如食管源性胸痛、吞咽困难、反酸、反食、打嗝、上腹胀痛、早饱、食欲不振、恶心、呕吐、腹胀、便秘及腹泻等。胃食管反流病（GERD）是这组疾病中较常见者。

由于胃十二指肠内容物反流至食管引起烧心等反流症状或组织损害或合并食管炎时，称为胃食管反流病（GERD），酸（碱）反流导致的食管黏膜破损称为反流性食管炎。由于胃肠动力检测技术的完善和发展，为我们认识 GERD 发病机制和指导诊断治疗提供了可靠依据。近年的研究已证明，胃食管反流与部分反复发作的哮喘、咳嗽、夜间呼吸暂停、心绞痛样胸痛及咽喉炎有关。研究显示，超过 1/4 的成人受此病影响。

1. 流行趋势

本病在西方国家很常见，人群中约 7% ～ 15% 有胃食管反流（GER）症状，GERD 的患病率为 5%，其中 40%为反流性食管炎。近年随着我国人民生活方式的改变及生活水平的提高，其发病率也逐年增加。国内局部地区流行病学调查表明，GER 症状发病率为 8.97%，经内镜或 24 小时 pH 监测证实为 GERD 的发病率为 5.77%，经内镜证实，有反流性食管炎的为 1.92%。30 岁以下 GER 发病率不足 5%，但 30 岁以上高达 8.26%～ 11.22%。

2. 病因及危险因素

大多数GERD患者的酸反流并不是胃酸分泌过多的结果。目前已知GERD是抗反流的防御机制下降和反流物对食管黏膜的攻击增强的结果。

（1）老年人生理性抗反流屏障作用减弱：食管下括约肌（LES）随增龄而发生生理性退行性变，使LES功能减弱。LES除生理性抗反流外，解剖上的特点也具有抗反流的作用。

（2）老年人食管清除功能或称食管的蠕动功能减弱：正常情况下，如果反流物进入食管，很快被食管的原发性蠕动、继发性蠕动送回胃内。如食管过度暴露于反流物中，会引起食管黏膜损伤。

（3）合并食管裂孔疝：食管裂孔疝与反流性食管炎是两种不同的疾病，约1/3食管裂孔疝患者合并反流性食管炎。本病的发病率随年龄而增加，50岁以上为38%，60岁以上高达67%。随年龄增长，裂孔周围组织和膈食管膜弹力组织萎缩、松弛，使食管裂孔增宽；而膈食管膜和食管周围韧带松弛，逐渐失去其固定食管下段和贲门于正常位置的作用。

（4）生活方式、饮食习惯的改变：户外活动减少，体重增加。食物中脂肪含量的增多，使胃排空时间延长，饮酒、吸烟均可增加反流机会。

（5）慢性疾病：能引起腹压增高的因素与慢性疾病，常见于老年人慢性便秘、慢性咳嗽、喘息、肥胖、腰带过紧等；影响食管运动功能的疾病：如硬皮病、糖尿病、肌肉营养障碍、慢性特发性假性肠梗阻。由于某种疾病，长期留置鼻胃管可导致食管抗反流屏障功能降低，且鼻胃管本身还可直接损伤食管黏膜，引起食管炎症。

（6）药物因素：老年人由于心、脑血管疾病、慢性肺病等，长期服用硝苯吡啶或硝酸甘油类扩血管药物、哮喘解痉药、多巴胺等药物，都可影响LES功能。

（7）反流物的攻击作用：在上述防御机制下降的基础上，均可使攻击因子（胃酸、胃蛋白酶、胆酸和胰酶等）发挥作用，引起食管损害。受损的程度与反流物的质和量有关，也与黏膜接触的时间、体位有关。其中胃酸和胃蛋白酶是最强的攻击因子。若反流长期存在，食管黏膜因受反流物的慢性刺激，鳞状上皮可化生为柱状上皮，发生Barrett食管，为癌前期病变。晚期可出现黏膜、黏膜下层，甚至肌层瘢痕形成，引起食管狭窄或食管短缩。

3. 临床特点

GERD典型的反流症状有反酸、反食、烧心、胸痛、特别是吞咽痛；不典型症状有非心源性胸痛、咳嗽、哮喘及咽喉炎等症状等。临床表现也可多种多样，缺乏特异性，且症状与组织损害的严重程度不一定相符。

（1）烧心：烧心是GERD的最常见症状，为胃内反流物对食管上皮下感觉神经末梢的化学性刺激所致。50%以上的患者有此症状，多为胸骨后烧灼感或不适，常在餐后 1 小时出现，尤其在饱餐后。躯体前屈、卧位、用力屏气、弯腰、咳嗽、用力排便、穿紧身内衣、束腰以及腰带过紧时均可诱发和加重烧心，还可在摄入茶、酒、咖啡、果汁、阿司匹林等物质时诱发，可向颈部放射。立位、饮水或服抗酸剂可使烧心感减轻或短时缓解。当食管黏膜因慢性炎症而增厚或瘢痕形成时，感觉减退，烧心症状反而减轻。

（2）胸痛：近年来，胸痛作为 GERD 的最常见症状，已被临床重视。疼痛位于胸骨后、剑突或下胸部，可放射至后背、肩部，甚至耳后，称为食管源性胸痛，酷似心绞痛。因为缺血性心脏病的胸痛与食管源性胸痛有许多类似之处，疼痛症状均可为硝酸甘油所缓解，均于饱餐后加重。两者难以从疼痛定位进行鉴别。

（3）吞咽困难：吞咽困难也是 GERD 患者的常见症状，约 30% 患者有吞咽困难，呈间歇性，每次发生在进餐时，系胸骨后梗噎感。食管狭窄的吞咽困难呈持续性，对干食尤为明显。

（4）反胃：反胃是指患者在无恶心、无腹部收缩、不用力的情况下，胃内物上溢，涌入口咽部。反流物为胃内容物时呈酸味，若反流物含有胆汁则带有苦味。反胃常伴有烧心。

（5）咽喉部及肺部症状：部分患者可出现咽喉部异物感、发音困难、咳嗽、咽痛、咽癔球感、声音嘶哑等，均为反流物刺激引起。可有呛咳、哮喘样发作、吸入性肺炎等肺部症状。

4. 治疗

由于胃食管反流病是上胃肠道动力性疾病，治疗应着重于改善食管和胃的动力，增强胃排空，减少反流物对食管黏膜的刺激。本病临床症状多较明显，影响生活质量，应给予积极治疗。目前的治疗措施如下：

（1）改变生活方式：改变生活方式是胃食管反流病的基本治疗。通常提倡的方法有：改变体位如避免过量进食及餐后仰卧、睡眠时抬高床头位置，不穿紧身衣裤，限制饮酒、戒烟、减轻体重、饮食疗法，如避免可引起胃食管反流的食物（如脂肪类、糖类食物、巧克力、咖啡含酒精的饮料等）。避免刺激性食物，如辛辣和酸性食物。

（2）药物治疗

1）抗酸剂：适合轻度胃食管反流病，定时服药可有效缓解症状，但对中度以上反流性食管炎作用较差。剂型以液体较好，片剂应嚼碎后咽下，尽量少饮水。常用药物有乐得胃、胃速乐、盖胃平、胃达喜等。

2）抑酸剂：该类药物通过抑制胃酸，使反流液对食管黏膜上皮细胞的损害作用减少。包括：H2 受体拮抗剂，如西咪土替丁、雷尼替丁、法莫替丁、尼扎替丁等；质子泵仰制剂（PPI），如奥美拉唑、兰索拉唑、雷贝拉唑等。

3）促动力药：目的是改善食管的清除功能，增加胃排空。常用制剂有胃复安、吗丁林、西沙比利、莫沙比利。

4）黏膜保护剂：常用药物有硫糖铝、枸橼酸铋钾、铝碳酸镁等。此类药物可覆盖在病损表面形成一层保护膜，减轻症状，促进愈合。

（3）治疗方法的选择：胃食管反流病的治疗应采取综合治疗，单一方法疗效差，应根据内镜检查所确定的食管炎分级进行治疗：

1）轻度：改变生活方式 + 促动力药 + 抗酸剂，症状明显者可将抗酸剂改为抑酸剂的 $H_2$ 受体拮抗剂，选择其中一种即可。

2）中度：改变生活方式 + 促动力药 + 抑酸剂，可先选择 $H_2$ 受体拮抗剂的一种，症状明显者可直接选用质子泵抑制剂（PPI）中的一种。

3）重度以上者：改变生活方式 + 促动力药 + 抑酸剂，应直接选用质子泵抑制剂（PPI）中的一种。

4）维持治疗：胃食管反流病是一种慢性复发性疾病，重者可表现为慢性持续性，几乎不能自然愈合。多数患者在停止治疗后很快复发，故应提倡某种形式的维持治疗。依据 90% 以上的患者发作时有典型的反流症状，可采用“症状自我疗法”，即正规治疗食管炎愈合后，药物剂量逐渐减少，直至停药。当症状又重新出现，再加服药物，也即依据症状的有无或轻重加减药物。根据经验，“症状自我疗法”的药物选择以质子泵抑制剂（PPI）的疗效满意，如用奥美拉唑 10 ～ 20 mg，1 次 / 隔 1 ～ 2 日，即可达到维持治疗目的。

### （四）肝硬化

肝硬化（hepatic sclerosis）是一种消化系统常见的由不同病因引起的慢性、进行性、弥漫性肝细胞变性、坏死、再生，诱发广泛的纤维组织增生，肝小叶结构破坏、重建，形成假小叶及结节增生。临床上早期可无症状，后期则出现肝功能减退、门脉高压。由于肝细胞所参与的物质代谢极其广泛、复杂，当肝功能减退后，其多系统损害的临床表现非常突出。晚期常出现上消化道出血、肝性脑病、继发感染等严重并发症。

1. 病因

引起肝硬化的病因很多，欧美以酒精性肝硬化多见，我国多见病毒性肝炎后肝硬化。近年来，国人酒精性肝硬化有上升趋势。

（1）肝炎病毒：在我国由病毒性肝炎引起的肝硬化占 68% 左右，其中以乙型肝炎为主，丙型肝炎也是重要的病因之一，约占 25%。

（2）酒精：长期大量酗酒，酒精的中间代谢产物乙醛是亲肝化学毒物，直接损害肝细胞，主要为肝脂肪变及肝纤维化，后形成肝硬化。其发生发展与饮酒量和饮酒时间长短有关。

（3）其他因素：慢性中毒，长期接触某些化学毒物如四氯化碳、砷、磷、苯等；某些药物如氨甲蝶呤、四环素、酮康唑、避孕药、扑热息痛和麻醉剂氟烷等；肝内或肝外胆管梗阻持续存在 3 个月以上者；慢性充血性心力衰竭，缩窄性心包炎、肝静脉阻塞综合征等；营养不良如食物中长期缺乏蛋白质、维生素等。

2. 临床特点

病理形态学分为：小结节性肝硬化；大结节性肝硬化；混合性肝硬化（小结节和大结节混合存在）；再生结节不显性肝硬化。

临床表现主要为肝功能障碍和门静脉高压症。

（1）肝细胞功能障碍的表现

1）蛋白质代谢障碍：肝细胞损害导致蛋白质合成减少，血浆渗透压降低。如果低于 25g/L，常发生水肿和腹水，是腹水形成的重要因素之一。

2）糖代谢障碍：肝硬化时肝糖原合成障碍，肝内糖原储存不足，空腹时容易发生低血糖。另外还可出现高血糖及糖耐量异常。

3）脂肪代谢障碍：可有高血脂现象及肝脂肪变，血胆固醇降低。

4）维生素代谢障碍：维生素 A、D、K、$B_1$、$B_2$、$B_6$、$B_{12}$，烟草酸，叶酸等皆在肝内储存及代谢。尤其是脂溶性维生素 A、D、K，肝脏对其代谢起重要作用。肝细胞分泌的胆汁酸，可协助脂溶性维生素的吸收。

5）胆红素代谢障碍：出现黄疸，凝血因子合成减少，有出血倾向，尿素合成障碍，血氨增多，是肝性脑病的主要因素之一。

（2）肝功能减退的临床表现

1）疲倦乏力：为早期症状之一，常有食欲不振或伴恶心、呕吐、腹胀、腹泻等症状。

2）体重下降：为常见症状，主因食欲减退、胃肠道吸收障碍及体内蛋白合成减少所致。

3）低热：约 1/3 病人常有不规则低热，可能因肝细胞坏死，炎症活动或因肠道细菌产生的毒素等致热物质直接经侧支循环进入体循环，未经肝脏灭活引起。

4）黄疸：多数因肝细胞功能障碍对胆红素不能摄取或不能结合、排泌等；胡萝卜素血症，表现为皮肤、手掌、足心呈黄色，机理是肝细胞正常时能将胡萝卜素转化为维生素A，在肝功减退时，食用大量胡萝卜素的水果或蔬菜时，出现转化障碍。

5）血液系统表现：出血倾向多见，由于凝血因子缺乏及脾功能亢进，血小板减少，皮肤黏膜出现出血点或瘀斑、鼻衄、牙龈出血。

6）营养不良的表现：消瘦、贫血、各种维生素缺乏症。如夜盲、皮肤粗糙、毛囊角化、舌光滑、口角炎、阴囊炎、脂溢性皮炎。指甲苍白或呈匙状、多发性神经炎等。

7）神经精神症状：如出现兴奋，定向力、计算力异常，嗜睡，昏迷等症状，应考虑肝性脑病的可能。

8）肝病容：面色多黝黑污秽无光泽；蜘蛛痣，好发部位是面、颈、手各部，其次为胸、臂、背等处；肝掌，表现于大小鱼际和手指末端呈斑状发红。

（3）门静脉高压症的表现：门静脉高压后使胃肠道淤血，形成多处侧支循环。食管胃底静脉曲张、痔静脉曲张、十二指肠静脉曲张以及肠系膜上静脉曲张均可破裂引起大出血。而以食管静脉曲张破裂大出血多见。表现为呕吐大量鲜血，并有黑便。出血常迅猛，病人常陷入休克，甚至死亡。痔静脉出血为鲜红血便。腹壁静脉怒张，在腹部与下胸壁可见到怒张的静脉。消化性溃疡在肝硬化病人比正常人多见。常有门脉高压性胃肠黏膜病变，表现为胃肠黏膜广泛的毛细血管扩张，常伴有糜烂及反复的消化道出血。脾肿大、脾功能亢进时，血细胞的破坏增加，红、白细胞和血小板减少。腹水的出现常提示肝硬化进入失代偿期。

3. 并发症

（1）上消化道出血：为肝硬化常见并发症，多数由于食管胃底静脉曲张破裂引起，出血多较迅猛、量大、色暗红，往往很快发生出血性休克。部分病人可由于并发消化性溃疡、门脉高压性胃病、急性出血糜烂性胃炎等，但出血速度较缓和，呕吐物多为咖啡色。老年人对出血的耐受性差，出血后合并心、肺、脑及肾等重要脏器病变者高达26%，出血后可诱发心律失常、心绞痛、尿毒症、肝昏迷等并发症，死亡率明显增高。

（2）原发性腹膜炎：肝硬化患者抵抗力低下，加之肠道淤血，细菌易进入门静脉或经门体静脉间侧支循环直接进入体循环，故易并发各种感染，常见为原发性腹膜炎及革兰阴性杆菌败血症等。特点是在原有腹水的基础上出现腹痛、发热、腹水量迅速增加。

（3）肝性脑病：是继发于肝功能严重受损、门—体静脉分流，以代谢紊乱为基础的中枢神经系统功能紊乱的严重并发症。诱因有上消化道出血、感染、水电解质紊乱、蛋白质摄入过多、手术、麻醉等。发病机理比较复杂，系多种因素综合作用的结果。毒性物质包括氨、硫醇、短链脂肪酸、酚等。血氨增高是本病的特征之一，氨的毒性作用主要是干扰脑的能量代谢，引起高磷酸化合物降低，导致大脑功能紊乱。假神经递质及氨基酸代谢不平衡等均可参与肝性脑病。主要的临床表现可从开始的精神错乱、行为失常发展为昏睡、神志完全丧失至昏迷。

（4）原发性肝癌：原发性肝癌多发生在肝硬化的基础上，肝脏进行性肿大，无其他原因的肝区疼痛，腹水转为血性，无其他原因的发热，甲胎蛋白持续性或进行性增高，应警惕原发性肝癌。老年人并发肝癌时常无任何症状，常于B超检查时发现。

（5）肝肾综合征：常见于失代偿期肝硬化，肝功能衰竭而无其他引起肾功能衰竭的原因，肾脏组织无原发和特有的器质性改变。是由于严重肝硬化患者内环境异常所致，而不是肝硬化直接引起肾脏损害，与有效血容量减少、肾小球滤过率降低、肝功能衰竭、酸中毒和电解质紊乱以及内毒素血症等因素有关。临床表现为进行性少尿，血尿素氮进行性升高，血钠降低，出现典型尿毒症表现。晚期可有昏迷、无尿、低血压，最终死亡。

4. 治疗

（1）一般支持治疗：肝功能代偿期病人要注意劳逸结合，定期随访。失代偿期或有并发症者需休息或住院治疗。饮食以高热量、高蛋白质、维生素丰富易消化的食物为宜。

（2）药物治疗：消除病因，有慢性肝炎活动时，应控制肝炎，保护肝细胞，防止肝细胞坏死。

（3）腹水的治疗：限钠和卧床休息是基本措施。氯化钠摄入量不超过 2g ／日。应用利尿剂，同时补充血浆或白蛋白。放腹水与补充白蛋白是治疗顽固性腹水的一种安全有效的方法。

（4）食管胃底静脉曲张破裂出血的治疗：老年人发生上消化道大出血后，突出的是失血后各主要脏器缺血后的并发症，如心绞痛、心肌梗死、肝肾功能迅速减退、严重感染等，危及生命。处理上应全面考虑，全方位监护。

经内镜曲张静脉结扎或硬化治疗，其疗效确切，一次止血率达 85%～95%，且痛苦小，可重复治疗病例，复发出血明显减少，可酌情选择。

（5）肝性脑病的治疗：一般治疗包括去除诱因，预防和治疗感染或上消化道出血，避免快速和大量的排钾利尿和放腹水，及时纠正水、电解质紊乱及酸碱平衡失调。

## 四、代谢疾病

### （一）高脂血症

高脂血症（hyperlipidemia）是指人体内的脂肪代谢异常引起血液中血脂（主要是指胆固醇和 / 或甘油三酯）升高，或血脂水平的变化超出了正常范围。这是血中某类或某几类脂蛋白水平升高的表现，严格说来应称为高脂蛋白血症。近年来已认识到高密度脂蛋白降低也是一种血脂代谢紊乱。因而，有人建议采用脂质异常血症，更能全面准确地反映血脂代谢紊乱状态。

1. 流行趋势

流行病学调查发现，血清脂质及脂蛋白水平随年龄改变而变化，在男女之间存在差别。血脂随年龄变化的原因可能与年龄影响整个机体各组织器官的胆固醇含量和代谢、中年后脂蛋白脂酶活性下降、老年人的 LDL 受体活性下调以及饮食等因素有关。

高胆固醇血症致动脉粥样硬化的流行病学资料显示：血浆胆固醇水平升高是导致

冠心病（CHD）死亡率增高的最重要的单一危险因素。在高龄老人（75 岁以上）中，血浆胆固醇水平与心血管疾病的危险性也有直接的关系。改变饮食习惯，降低饱和脂肪酸热卡比值，能降低总胆固醇（TC），同时使冠心病危险性显著降低。由于降低 TC 能降低冠心病的发生率和死亡率，能抑制冠脉粥样斑块的形成和生成，并能使原有粥样硬化病变消退。所以，认为对动脉硬化的降 TC 治疗比其他危险因素的控制更能有效地阻止冠心病的发展。同时，强调控制 TC 虽然不能完全预防冠心病，但可延缓冠心病的发生。相反，高密度脂蛋白胆固醇（HDL-C）则能增加组织中 TC 去除率而具有抗动脉粥样硬化作用。在 70 岁以上是老年人群中，低 HDL-C 血症可预测冠心病死亡率和新的冠脉事件发生。HDL-C 增加 0.026mmol/L，冠心病发生和死亡的危险性可减低 2% ～ 3%，这种关系尤以女性明显。目前人们也已经认识到，高甘油三酯血症也是致动脉粥样硬化的独立危险因素。在 HDL-C 水平偏低的老年人的人群中，甘油三酯（TG）无论是对男性还是女性均有预测冠心病危险性的意义。

2. 高脂血症的分类

（1）临床分类

1）高胆固醇血症：血清总胆固醇（TC）及低密度脂蛋白胆固醇（LDL-C）水平增高。

2）混合型高脂血症：血清 TC 与甘油三酯（TG）水平均增高。

3）高甘油三酯血症：血清 TG 水平增高。

4）低高密度脂蛋白血症：血清高密度脂蛋白胆固醇（HDL-C）水平减低。

（2）病因分类

1）原发性高脂血症。

2）继发性高脂血症：常见病因有糖尿病、甲状腺功能低下、肾病综合征。

3. 治疗

（1）治疗原则

1）高脂血症治疗用于冠心病的预防时，若对象为临床上未发现冠心病或其他部位动脉粥样硬化性疾病者，属于一级预防，对象为已发生冠心病或其他部位动脉粥样硬化性疾病者属于二级预防。

2）区别一级与二级预防并根据一级预防对象有无其他危险因素及血脂水平分层防治。

3）以饮食治疗为基础，根据病情、危险因素、血脂水平决定是否或何时开始药物治疗。

（2）非药物治疗措施：包括饮食和其他生活方式的调节，用于预防血脂过高，也是高脂血症治疗的基础。

1）饮食疗法：

原则：合理的膳食应能维持身体健康和保持体重恒定，同时针对血脂异常的临床类型，全面考虑各种营养素对血脂作用的相互影响，制定相应的膳食谱，以求达到调节血脂的目的。

目的：保持合适的体重，降低过高的血脂。

方式：控制总热卡量，减低脂肪，尤其是胆固醇和饱和脂肪酸的摄入量，适当增加蛋白质和碳水化合物的比例，减少饮酒和戒烈性酒。这是治疗血清胆固醇升高的第一步，同时也要贯穿在降脂治疗（包括药物治疗）的全过程。

合理的饮食习惯与膳食结构：保持热量均衡分配，饥饱不宜过度，不要偏食，切忌暴饮暴食或塞饱式进食，改变晚餐丰盛和入睡前吃夜宵的习惯；主食应以谷类为主，粗细搭配，粗粮中可适当增加玉米、燕麦等成分，保持碳水化合物的热量占总热量的55%以上；增加豆类食品，提高蛋白质利用率；在动物性食物的结构中，增加含脂肪酸较低而蛋白质较高的动物性食物，减少陆生动物脂肪。最终使动物性蛋白质的摄入量占每日蛋白质总摄入量的20%，每日总脂肪的热量不超过总热量的30%；食用油保持以植物油为主；应减少饱和脂肪酸，增加不饱和脂肪酸，使饱和脂肪酸的热量不超过总热量的10%，单不饱和脂肪酸占总热量的10%～15%，多不饱和脂肪酸占总热量7%～10%；提高多不饱和脂肪酸与饱和脂肪酸的比值；膳食中胆固醇含量不宜超过300mg/dl；保证每人每日摄入的新鲜水果及蔬菜达400g以上；减少精制面、米、糖果、甜糕点的摄入，以防摄入热量过多；应有足够的维生素、矿物质、植物纤维及微量元素，但应适当减少食盐摄入量；少饮酒，最好不饮；少饮含糖多的饮料，多喝茶，不宜多饮咖啡。

2）生活方式治疗

减肥治疗：肥胖被认为是心血管病的独立危险因素，可引起一系列激素与代谢紊乱，与各种危险因素协同作用，直接或间接对血脂代谢产生不良影响。研究发现，腹内脂肪对脂质及糖代谢的影响更大，作为危险因素，脂质分布比肥胖程度更重要。所以，应通过控制总热量的摄入和增加运动来减轻体重。总之，减重不仅可改善脂质代谢，也可影响其他危险因素，是减少CHD危险因素获益最多的干预措施。

健身运动：长期、规则的健身运动可明显调节血脂。老年妇女中等量运动可提高HDL-C水平；经常参加运动的老年男性血浆TG水平明显下降。

戒烟：研究发现，吸烟者血清TC水平通常比不吸烟者高10%～15%。吸烟作为CHD的主要危险因素是可逆的。停止吸烟，CHD危险程度迅速下降，戒烟一年，危险程度可降低50%，甚至与不吸烟者相似。

行为矫正：其目的是改变人的性格类型，降低机体对儿茶酚胺的反应性，通过矫正A型行为来调节机体代谢。

（4）药物治疗：药物治疗仍应坚持与调整饮食及改善生活方式同时进行，这是非常重要的。

1）HMG-CoA 还原酶抑制剂（他汀类）

适应证：除了纯合子家族性高胆固醇血症外的任何类型的高胆固醇血症和以 TC 水平升高为主的混合型高脂血症。

他汀类药物的非调脂作用：可改善血管内皮功能、降低血浆黏稠度、改善胰岛素抵抗、抑制平滑肌细胞增殖、促进细胞凋亡、防止骨折等。所以，他汀类药物已用于消退粥样斑块、抑制 PTCA 后再狭窄。近来还发现他汀药早期应用于急性冠脉综合征病人，可改善其预后。

安全性：他汀类药物的常见副作用包括消化不良、恶心、腹痛、轻微胃肠道症状、失眠、头痛、肾功能衰竭、转氨酶升高、肌痛、肌触痛、肌无力、肌磷酸激酶升高等，最严重的是横纹肌溶解症。但不同他汀类药物的副作用的发生率不同。但是，绝大多数轻、中度副作用是可以耐受的，且停药后很快可以自愈，没有发现更多的后遗症；某些严重的或致命性的不良反应，停药后或适当辅助治疗后肌磷酸激酶一般在短期内都降到正常，肌痛等症状一般在 3 周至 3 个月后消失，肌无力症状消失较慢，几乎都能痊愈，只有极个别特别严重的病例死亡。

2）贝特类

适应证：除了 I 型高脂蛋白血症及纯合子家族性高胆固醇血症以外的任何类型的高脂血症。实际上，对高甘油三酯血症及对以 TG 增高为主的混合性高脂血症更有效。

非调脂作用：可使血小板的黏附和聚集功能减弱，使血中过高的纤维蛋白原含量降低，增加纤溶活性，减少血栓形成；增加尿酸的排泄。

副作用：常见的为恶心、腹胀和腹泻等胃肠道症状；偶见头痛、乏力、皮疹、脱发、阳痿或性欲减退；也有发生肌痛、肌无力、肌痉挛、肌强直及 CPK 升高甚至横纹肌溶解的报道；对肝肾、功能有一过性损害，但停药后迅速恢复正常。

3）胆酸隔置剂

适应证：除纯合子家族性高胆固醇血症以外的任何类型的高胆固醇血症，对任何类型的高甘油三酯血症无效。

副作用：味差及便秘，罕见腹泻、脂痢、严重腹痛及肠梗阻。

4）烟酸类

适应证：除纯合子家族性高胆固醇血症及 I 型高脂蛋白血症以外的任何类型的高脂血症。

副作用：脸红、皮肤瘙痒、食欲不振、恶心、胃肠胀气、腹泻、腹痛。随着继续服药，可逐渐减轻，以至消失。严重的是使消化性溃疡活化，减低糖耐量，使尿酸增多，甚至引起痛风。

5）不同病人的药物选择

高胆固醇血症：首选他汀类药物，其降低TC能力为20%～30%，降LDL-C能力为30%～35%，还轻度增高HDL-C及轻度降低TG。胆酸隔置剂用足量可降TC与LDL-C，效果与HMG-COA还原酶抑制剂相近，但不易耐受，故可较小剂量用于轻度TC或LDL-C增高者。贝丁酸类轻至中度降低TC或LDL-C，降低TG能力高于他汀类，并升高HDL-C。烟酸类降低TC、LDL-C、TG，升高HDL-C，但副作用使其应用受限；阿西莫司的副作用较小。对TC或LDL-C极度增高者可采用他汀类与胆酸隔置剂合并治疗。

高甘油三酯血症：若非药物治疗包括饮食，减轻体重，减少饮酒，戒烈性酒等不能降低TG至4.07mmol/L（360mg/dl）以下时，可应用贝特类，不用烟酸、胆酸隔置剂或他汀类。

混合型高脂血症：如以TC与LDL-C增高为主，可用他汀类；如以TG增高为主则用贝丁酸类；如TC、LDL-C与TG均显著增高，可能联合用药治疗，联合治疗选择贝特类加胆酸隔置剂类，或胆酸隔置剂加烟酸。谨慎采用他汀类与贝特类或烟酸类的合并应用。

老年人高血脂：在饮食治疗6个月后血脂降低不理想时开始治疗。也有人提倡在进行饮食治疗的同时即给予药物治疗，尤其是对于那些已患有冠心病者。由于老年人对药物的分解代谢减慢以及机体对药物反应能力的变化，所以在应用降脂药物时宜从最小剂量开始，并逐渐调整剂量，密切观察副作用的出现。一般认为，由于老年人易患习惯性便秘，而胆汁螯合剂的最主要副作用是便秘，且在老年人这种副作用更为常见，所以不主张应用。

（二）糖尿病

老年人糖尿病患病率高，可影响其他老年病的发展、诊断和治疗；其他老年病的存在、诊断和治疗亦可影响老年人糖尿病的诊治。与非老年糖尿病病人相比，老年糖尿病病人心、脑疾病并发症多，老龄相关的多器官功能损害常见，低血糖易感性增高，低血糖所致心、脑损害易发生且病情严重，治疗上更需家属配合，治疗目标有别于非老年糖尿病病人。

1. 流行病学

我国一些城市已进入老年社会，据估计60岁以上人群中糖尿病患病率超过10%，并有近10%的糖耐量减低（IGT）病人。有的发达国家老年糖尿病患病率超过20%，老年人糖尿病可占糖尿病总人群的50%，心脏病、癌症、糖尿病为老年人最常见的致死疾病。20世纪80年代，美国65岁以上老年人群糖尿病诊断率为9.6%；另有9.3%

符合 OGTT 方法的糖尿病诊断标准但未作糖尿病诊断；还有 23％的老年人符合 IGT 的诊断标准，这种人大血管病发病增多。糖尿病病人的大血管病并发症发病率两倍于非糖尿病病人。老年糖尿病病人死亡者 3/4 为缺血性心脏病与脑卒中，上述死亡率为同年龄组非糖尿病病人的 2 倍。

糖尿病患病率随年龄而增加。中国 20 世纪 70 年代资料显示，50 ～、60 ～、70 ～、80 岁以上不同年龄段糖尿病患病率分别为 2.5％、3.6％、4.2％和 6.4%。据美国 1987 年普查，美国 20 ～ 74 岁人的糖尿病患病率随年龄而增加，20 ～ 44 岁、45 ～ 54 岁、55 ～ 64 岁、65 ～ 74 岁各组患病率，白人分别为 1.7%、8.2%、12.5% 和 17.9%；非白人分别为 3.2%、12.9%、22.5% 和 26.4%。20 世纪 80 年代，英国对老年人糖尿病人群至少观察 6 年发现：缺血性心脏病、脑血管意外和外周血管病的年发病率分别为 56‰、22‰和 146‰；视网膜病变和白内障的年发病率分别为 60‰和 29‰；尿白蛋白＞300mg/L 的年发病率为 19‰。

2. 老年糖尿病的临床表现

非老年糖尿病病人常有多尿、多食、多饮和消瘦、无力等典型症状，而老年人高血糖的上述表现则可有可无，或以其他原因解释。老年人糖尿病临床表现的特殊方面有：

（1）增龄性高血糖：随老年人增龄，空腹血糖升高，主要原因是体力活动减少和肥胖。随老年化出现的外周胰岛素抵抗增强，是由于受体后缺欠，而胰岛素受体数量仅为轻度减少。老年人胰岛素分泌能力的第二相也受损害。老年人糖负荷降低的原因：①葡萄糖诱导的胰岛素分泌量减少和分泌延迟；②胰岛素中介的骨骼肌和脂肪组织内葡萄糖摄取减少，可能并不是由于这些组织的胰岛素受体数量随增龄而减少，重要的是受体后缺欠；③其他因素还有：躯体脂肪增加，体力活动减少，膳食中糖类减少，肾功能受损，血钾偏低，交感神经活性增加，升血糖药物如噻嗪类利尿剂等。

（2）70 岁以上首发糖尿病的病人中，西方国家约 10％患者为 1 型糖尿病（胰岛素缺乏），甚至以糖尿病酮症酸中毒为首诊。

（3）老年人高血糖的急性和亚急性并发症包括：

1）渗透性利尿：夜尿增多，因频频排尿而加重失眠。膀胱潴尿增加而引起或加重尿失禁。夜间上厕所，视力又差，可能跌倒，并引起骨折。多尿引起脱水，老年人对脱水的口渴反应差，饮水不足，轻者加重病人疲乏无力，重者如不及时用胰岛素控制血糖，可发生高渗昏迷。

2）视力障碍：眼晶状体和房水中糖浓度升高可引起屈光异常和视力受损。因视力障碍、多尿和尿失禁，病人困守家中，社会活动和体力活动减少，情绪压抑。

3）精神学方面，认知能力下降，对疼痛敏感，可发生情绪抑郁。

4）高血糖可增加血小板聚集，由此可诱发心肌梗死和脑缺血。

5）高血糖可增加红细胞膜的蛋白质非酶糖化所致的僵硬性，进而加重间歇性跛行症状。良好控制血糖约 3 个月左右，红细胞膜的顺应性可恢复正常。

6）心肌梗死或败血症后出现微循环灌注不足，可诱发乳酸性酸中毒。老年病人任何时候血糖应小于 200 ～ 250mg/dl（11.1 ～ 13.9mmol/L）。

7）高血糖本身可损害记忆力，损害内源性阿片和鸦片受体的结合能力，对疼痛敏感。

（4）肌肉：老年人轻症糖尿病可发生不对称的进行性肌无力，伴肌肉疼痛和盆带、肩带肌肉萎缩，称为糖尿病性肌萎缩，常于一年内自行缓解。

（5）糖尿病性神经病性恶病质：体重明显减轻，外周神经病变，严重疼痛，可伴严重抑郁、情绪不稳定和厌食。经治疗 1 ～ 2 年后病情可恢复。

（6）痛性肋间神经病变：表现为糖尿病病人急性腹痛或胸痛，疼痛分布为脊神经后根感觉支，触该区有痛感，肌电图可确定诊断。

（7）肩关节周围病：约 10％老年糖尿病病人受累。因疼痛，肩肱关节活动受限。受累组织中的胶原呈现非酶糖化。治疗用止痛剂和物理疗法。

（8）老年人特有体征可呈现为：①胫前红色丘疹；②多发性环状肉芽肿；③大疱性糖尿病皮肤病。

（9）低体温：为体温调节失常所致，原因不明，见于老年糖尿病病人，尤以女性多见。

（10）感染：老年糖尿病人易发生结核、真菌感染（毛霉菌病）、外耳炎和尿路感染。

（11）老年糖尿病病人下肢截肢率高，有报告为 101/10 万，全部糖尿病截肢者的 64％为 65 岁以上患者。首次截肢后，4 年内再次截肢可达 53％。截肢的发病因素为：①外周血管缺血；②外周神经病变对损伤失去知觉；③感染和自主神经病变引起的动静脉瘘所致组织缺氧。

（12）营养素：①缺锌时伤口愈合慢，T 细胞免疫功能低下；②间断供铬和烟酸可改善糖负荷；③低血镁；④老年人最适血总胆固醇水平比非老年人略高，以 250mg/dl 左右为宜，＜ 160mg/dl 反而不宜。

（13）老年人疾病表现常不典型，常为非特异性。宜警惕老年人糖尿病并发症的表现可不典型，比如，急性心梗可表现为气短而无胸痛，甲亢可仅表现为淡漠和消瘦，肺炎和泌尿系感染可呈现厌食、精神差和反应慢，甚至意识欠清，易跌倒等。

3. 老年糖尿病血糖控制目标

（1）基础治疗的控制目标：治疗有症状的高血糖。即使患者达到平均血糖大约为 200mg/dl（11mmol）或尿糖甚少的血糖水平。

（2）强化治疗的控制目标：防治糖尿病慢性并发症。这需要血糖正常，空腹血糖＜ 110mg/dl 最为理想，平均血糖 110 ～ 140mg/dl，HbA1c 也正常。许多人反对把强化治疗目标应用于老年糖尿病病人。

（3）老年人 2 型糖尿病的治疗目标是防止并发症和减轻症状。

（4）血糖监测：最好由病人或病人家属在家里进行。对 1 型糖尿病病人和许多 2 型糖尿病病人而言几乎是必不可少的。对下述条件宜放宽血糖控制目标：① 低血糖危险性高（饮食习惯不规则者、肾功能不全者）；② 低血糖发作可引起严重后果者（有冠心病、脑血管病的病人）。尿糖监测受饮水量和尿量，肾糖阈和膀胱残留尿量的影响，故价值小，但花费也小，无痛苦，可监测某具体病人的病情动态变化。监测餐前尿糖或餐后 2 小时尿糖时，应在留尿前的半小时先排空膀胱。老年人前列腺病和膀胱肌无力不少见，常有膀胱残留尿，使尿糖监测意义变小。为此，可以一周选一天，见尿就测尿糖，记录时间，对照进食时间作分析，只要尿量 2000 ～ 2500ml/24h 就可以。

4. 老年糖尿病的治疗

宜在饮食治疗和体重控制的基础上进行降糖药物治疗。减轻体重哪怕只是 5%中等程度，或只是短期保持，也能减轻糖负荷和葡萄糖毒性，改善血糖控制。饮食治疗的花费与收益之比是最佳的，应不断努力。主食、副食和零食的热卡都要控制。糖尿病血糖控制不佳，十之七八是由于饮食治疗不当。

运动治疗的好处有：改善运动能力、改善糖负荷、改善最大氧耗、改善血脂代谢、增进生活愉快感、肌肉体积增大并改善肌力、降低血压、减少体脂。老年糖尿病病人运动要预防突然死亡和低血糖。此外，应防治各种应激因素升高血糖。有报告称，老年糖尿病病人的一半以上依靠饮食控制和口服降糖药治疗。单独饮食治疗，或单独胰岛素治疗各占 1/5。老年人 2 型糖尿病应用胰岛素者比年轻人 2 型糖尿病少见。

（1）口服降糖药治疗：以下情况需口服降糖药：饮食控制 1 ～ 2 个月后未能控制高血糖症状，或随意血糖＞ 20mmol/L，HbA1c ＞（正常高限＋ 1.5%）。

常用口服降糖药的化学结构有 5 大类，在功能上可分为以下 4 大类：① 胰岛素促泌剂：磺脲类 ＋ 格列奈（瑞格列奈等）；② 胰岛素增敏剂，如 rosiglitazone 等；③ 肠糖吸收减慢剂，即葡萄糖糖苷酶抑制剂；④ 肝糖输出抑制剂，即二甲双胍。上述治疗简称为："促泌和增敏，肠糖和肝糖。"

（2）胰岛素治疗

老年人糖尿病在下列情况需要胰岛素治疗：① 1 型糖尿病。② 2 型糖尿病人：该患者能选用的几种口服降糖药的剂量已增到最大，但血糖控制仍然达不到老年人血糖控制目标。对这类患者可试用人胰岛素 6 ～ 12 周，以观察胰岛素改善血糖的疗效，观察病人或家属应用胰岛素的能力，观察低血糖发生率。经 6 ～ 12 周治疗后，若病人拒绝胰岛素治疗，再用口服降糖药时可能疗效有所改善。以后必要时还可重用人胰岛素治疗。人胰岛素间断应用后产生抗体的机会甚少。③急性严重高血糖疾病：高渗性意识障碍、酮症酸中毒。④急性疾病应激状态，如手术、急性严重感染等。⑤慢性并发症中，肾损害呈现校多蛋白尿、眼底病变、肌萎缩与周围神经病变本身可能是长期高血糖的后果，应主要依据高血糖水平并参考 HbAlc 水平来考虑胰岛素应用的适应证。

5. 胰岛素或磺脲类所致低血糖

二甲双胍和 / 或 α 糖苷酶抑制剂（拜糖平或贝欣）本身，并不引起低血糖，但与胰岛素或磺脲类联用，则胰岛素或磺脲类易于引起低血糖。

（1）低血糖的危害大：低血糖发生在老年人时，可误诊为暂时脑缺血、心缺血，预后严重。发生率可高达 10%，这种病人住院后死亡率高，3% 的病人发生永久性脑损害。许多老年糖尿病病人心、脑缺血病变本已严重，低血糖时儿茶酚胺增多可引起心、脑进一步缺血的严重后果。血糖 11 ～ 14mmol/L 左右时可自觉舒适。因此，防治低血糖十分重要。

（2）胰岛素低血糖的主要原因

1）饮食不当：少食、不食，因做 CT 检查等而进食延迟，主食减少而未相应减药或停一次药。两餐间、睡前未按时加餐。

2）体力活动增加时未及时加餐。

3）同时早、晚注射中效与短效胰岛素者，睡前或晚餐前本应该用中效胰岛素但误用为短效胰岛素。

4）糖尿病病情好转后或应激病情恢复后未及时减少胰岛素。

5）肾功能不全、肝功能不良时胰岛素在体内储留。

6）消瘦体弱、肝糖原储备不足、肾上腺皮质功能减退。

7）年龄大、饮酒、联用二甲双胍或糖苷酶抑制剂（二者本身并不引起低血糖）等。

有糖尿病肾病时，病人的胰岛素需要量显著减少，若不及时调整胰岛素剂量可发生低血糖。一旦发生低血糖则病情重，肾功能不良者低血糖症则更加持久。

老年人的磺脲治疗的主要风险是低血糖，年老本身所相关的下述因素会增加低血糖风险：① 正常老年化肝损害使磺脲代谢清除率降低，磺脲半寿期延长；② 正常老年化的肾清除率降低使胰岛素肾排出减少；③ 正常老年化的自主神经损害、β 受体量减少，使老年人对低血糖的心率增快的感受不如年轻人灵敏；④ 老年人所服多种药物可增加磺脲所致低血糖的危险，包括：β 受体阻滞剂、水杨酸盐、华法林、磺胺类抗菌药、饮酒。长效磺脲类，如优降糖，更常引起低血糖。所以老年人最好不用磺脲类的长效剂。

（3）低血糖临床表现

1）急性交感神经兴奋：饥饿无力、心慌、出汗、手抖和视物不清。血糖多低于正常，也可从高血糖迅速下降，但仍大于正常。

2）亚急性脑缺糖：血糖下降速度较慢或交感神经受 β 受体阻滞剂抑制或已有糖尿病交感神经病变，则缺乏上述急性表现。可见于老年糖尿病人呈现无力、多汗，一开始就可有神志改变，如发呆、想睡觉、反应迟钝、不合作、意识模糊等。亦可抽搐、半身不遂和巴宾斯基征阳性。进食或注射糖后恢复。

老年糖尿病病人低血糖时可因肾上腺素分泌增多，使原有冠状动脉、脑动脉硬化者缺血加重，轻者诱发ECG缺血加重、心房纤颤、心衰复发。重者可发生心肌梗死和脑血管意外。

同时，低血糖后反跳性高血糖反应（Somogyi反应）若未被正确识别，可错误地加大胰岛素剂量，而不是减少胰岛素剂量。老年人对低血糖敏感性增加，又缺乏低血糖症状体征方面的知识，可使病情加重。

磺脲所致低血糖远远少于胰岛素所致低血糖。

夜间低血糖发作可表现为：次晨空腹高血糖，清晨觉头痛，内衣上出的汗于清晨仅剩腋窝处潮湿。夜间的降糖药作用于这种人的效力甚大，比如：①全天胰岛素总量≥1.0u /kg；②晚餐前应用中效胰岛素NPH剂量大，其峰段作用落在夜间12时至3时的黎明升血糖期出现之前；③睡前应用的中效胰岛素NPH的峰段作用虽然落在早晨3至9点钟的黎明升血糖期，可因NPH剂量大，增量快，黎明现象空腹高血糖控制后未能及时减少睡前NPH剂量等而发生低血糖；④磺脲中优降糖为长效制剂，比达美康、美吡达等更易发生夜间低血糖。病人体质差，肝糖储备不足，高龄老人摄食少，睡前未能少量进食等，是夜间低血糖发生的重要诱因。部分老人夜间低血糖引起的心、脑缺血可加重原来存在的心、脑缺血病症。低血糖发作还可表现为：任何接受胰岛素或磺脲治疗者出现头晕无力、行为言语怪异、意识障碍、神经学缺损。

（4）重症低血糖应该住院：立即静注20～40ml 50%糖，继续静滴10%～20%糖，调节滴速维持血糖在6～12mmol/L，直到药物低血糖效应期消失。低血糖意识障碍者，为抑制其内源性胰岛素分泌，尤其磺脲刺激的内源性胰岛素分泌增多者，应考虑二氮嗪（diazoxide）的应用指征与反指征。它可直接抑制胰岛素分泌，松弛周围血管平滑肌而降低血压，不降低心输出量，故脑、肾、冠脉血流量不变。胰高糖素（glucagon）促进肝糖原分解和肝糖异生而升高血糖，但又可刺激胰岛素分泌而降血糖。

6. 老年糖尿病慢性并发症

（1）心和脑：糖尿病易并发微血管和大血管病变，引起脑、心、肾等并发症，为目前糖尿病主要死因。我国以脑血管意外较常见。当急性心梗（AMI）发生时，既往无糖尿病病史，而患病时的高血糖可能是由于原发性糖尿病，或仅是一种应激性高血糖。前者持续不能恢复，后者在解除应激后只持续数日，不超过两周。心梗急性期若原用口服降糖药而血糖控制良好，可不必更改治疗方法。若有高血糖则需胰岛素治疗。已用胰岛素治疗者，常需增加剂量以保持空腹血糖在8.3～11.1mmol/L（150～200mg/dl）。严格防止低血糖发生，因低血糖时肾上腺素分泌增多会引起心动过速、增加心肌氧耗量和心律失常。

（2）肾：老年糖尿病病人存在糖尿病肾病的高风险，宜定期筛查微量白蛋白尿。应在持久性微量白蛋白尿时就开始治疗。要用胰岛素良好地控制血糖，至少使HbA1c＜8%或+2%正常上限。给予血管紧张素转换酶抑制剂（ACEI）是金指标干预。防治高血压使其＜140/90mmHg，同时防治尿路感染。联合使用钙通道拮抗剂与ACEI能控制血压，改善肾血流和减少尿蛋白。

（3）糖尿病眼病：致盲和严重视力损害的第三位病因是糖尿病视网膜病变。糖尿病病人白内障、青光眼危险性增加。据资料显示，23.8%的糖尿病病人（包括各年龄组）在就诊时已患有视网膜病。激光光凝治疗水肿渗出性黄斑病可保护视力（视力大于6/9时）。普查和治疗糖尿病变视网膜病变可减少56%的失明机会。血糖控制良好可使视网膜病变减少。

（4）足部溃疡和感染：中国人发病率明显低于西方白人。控制高血糖可阻止引发糖尿病足的神经病变和缺血病变的进一步发展，可增强局部与全身抗感染能力。若有适应证，应合理应用胰岛素。病变局部的血运，有水肿者宜抬高患肢，减少肢体活动。为缓解局部缺血所用的扩血管药，曾应用山莨菪碱（654-2）、川芎嗪、复方丹参等药。糖尿病足骨感染的治疗，选用抗生素时应考虑到抗厌氧菌，并清除死骨。截肢适应证由外科决定。皮肤和软组织感染的菌种可依据局部细菌培养而定。老年人糖尿病伴感觉神经病变者易发生足部破损。因感染严重或反复感染，加之糖尿病病人伤口愈合障碍，开始时轻微的破损可发展为慢性不愈合性伤口、趾坏疽、难治性感染等，最终可致趾肢截除。所以，应对病人进行糖尿病足病的教育，病变早期就要迅速予以有效治疗，尽早痊愈。

## 五、免疫系统疾病

### （一）类风湿关节炎

类风湿关节炎（rheumatoid arthritis，RA）是一种以周围小关节滑膜慢性炎症为主要表现的慢性全身性疾病，引起关节的疼痛、肿胀、僵硬、功能丧失和残疾；还在心、肺、肾等内脏器官造成炎症损害。老年类风湿关节炎，即60岁以后发病的类风湿关节炎，关节功能受累及破坏较多、预后较差。

1. 流行趋势

世界各地均可发病，发达国家患病率为0.4%～1%，欠发达国家患病率较低，我国（部分地区调查）患病率为0.32%～0.38%。任何年龄均可发病，好发于30～55岁，

1/3 病人在 60 岁之后发病，之后随年龄增加而增加持续到 80 岁。年轻病人中女性为男性的 3 倍，老年病人的男女比例相等。

2. 病因与危险因素

本病病因未明。研究认为与多种因素有关：①遗传因素。RA 发病有家族聚集性和孪生子共患病现象。人类白细胞抗原 DR4 与本病相关。②感染因素。如结核杆菌、奇异变形杆菌以及 EB 病毒感染等。③雌激素。

3. 临床特点

（1）起病类型：主要有三种：①急性起病占 15%。病人能明确指出发病日期，可伴发热等全身症状。②隐匿起病占 60% ～ 70%。病人数周或数月内逐渐起病，无明显诱因。老年病人多为隐匿起病。③亚急性起病占 20%。病人的症状于数日或数周内出现。

（2）疾病过程：有三种：①单次发作型占 15%。通常病情较轻，发作一次后病情缓解 1 年以上或不再发作。②多次发作型占 75%。老年人多见。病情发作与缓解交替，或轻重起伏，病程较长，病情日益加重，甚至出现关节破坏和功能障碍。③恶性发作型占 10%。短期内病情持续加重，无缓解，1 ～ 2 年内出现关节破坏。

（3）各受累关节表现：本病主要累及有滑膜组织的关节，常累及双手近端指间关节、掌指关节、腕关节以及肘、肩、膝、足等关节。中枢关节如骶髂关节和胸腰椎关节通常不受累。

1）手和腕关节：手和腕关节是最常见，通常也是最先受累的部位，并且还是出现典型关节畸形的部位。受累关节疼痛、肿胀和僵硬，不能握紧拳、持重物及旋转用力。近端指间关节及掌指关节肿胀是本病典型的早期表现，以第 2 及第 3 近端指间关节及掌指关节为多见，有时可以触及关节积液感。明显的手、足肿胀是老年病人的一个特点，可能与老年人皮下组织疏松、血运不良和血管炎有关；症状以早晨及休息后更为显著，活动后可缓解，称之为晨僵。晨僵持续时间及程度可反映滑膜炎症及病情的严重程度。腕关节背部肿胀是本病早期体征，尤其是尺骨茎突周围炎症所致的肿胀和压痛对诊断具有重要意义。一般不影响手指远端指间关节。

手指关节的滑膜炎症反复发作、持续数月或数年，造成关节骨的破坏和关节不稳定，以及由于肌肉、肌腱受累，致使关节周围肌群力量失衡，为关节畸形产生的原因。典型的关节畸形为：手指的尺侧偏移、“天鹅颈”样畸形、“纽扣花”样畸形等。

2）足和踝关节：跖趾关节滑膜炎早期表现为脚趾关节肿胀和压痛。随着病情的进展，受累关节亦可出现破坏，还可有胼胝、足弓及跟垫疼痛以及足趾外翻畸形、囊肿等。早期及轻型病人踝关节很少受累，但病情严重进展时踝关节亦可受到破坏。

3）肩和肘关节：几乎所有病人均有肩关节痛，老年病人上肢大关节受累较多，且在早期即可出现。主要表现为肩关节活动受限，手臂不能上举或后伸，喙突下及外侧有压痛。可见肩肿大，肱骨头向上半脱位等体征。肘关节炎早期症状较轻，炎症滑膜可在骨外上髁后方、桡骨头近端形成一质软的压痛性包块，但活动受限较轻。一经受累，很容易出现固定畸形。

4）髋关节：早期受累占 5% ～ 10%。最常见的症状是腹股沟区疼痛，常伴行走和起立困难及步态异常。髋关节外侧疼痛多为转子滑囊炎或下位腰椎放射痛所致，很少是髋关节炎所致。

5）膝关节：早期即可受累，13% 为首发症状。主要表现为关节疼痛、僵硬，行走及站起困难，关节肿胀较明显，半数以上有关节积液，检查可见髌骨内侧有波动感或髌上囊肿胀，称“膨胀征”。关节内压力增高，使积液或滑膜进入半膜囊形成腘窝囊肿，表现为膝后方肿胀伴疼痛。囊肿进入腓肠肌或破裂，引起小腿局部红肿、疼痛及发热，应与蜂窝织炎鉴别。囊肿慢性漏液，引起小腿弥漫性肿胀及压痛，应与静脉血栓形成鉴别。

6）脊椎：仅影响颈椎。25% 的早期病人有颈椎受累，晚期可达 60% ～ 70%。主要表现为颈部疼痛、无力或活动受限。症状与体征常与 X 线表现不一致。环枢关节受累较多见，且易发生脱位。

（4）关节外表现：关节外表现的病理基础是坏死性血管炎。主要累及病变组织的小动脉，并伴有血栓形成。可以影响全身各部位，多发生于病情重、关节炎明显、类风湿因子（RF）滴度高的病人。临床症状与所累及的器官有关。

1）皮肤黏膜：类风湿结节的发生率为 20% ～ 25%，几乎均见于 RF 阳性病人。可发生在疾病的任何时期，提示病情活动或病情较重。浅表结节好发于肘、鹰嘴突、骶部等关节隆突部及易受压部位。单个或多个，一般数毫米到数厘米，较硬，活动性较差，一般不引起疼痛。深部结节多在内脏，尤其是胸膜、心包膜或肺脏和心脏的实质组织中，一般不引起症状；自身免疫性大疱性疾病：如寻常型和落叶型天疱疮、瘢痕型和大疱性类天疱疮、疱疹样皮炎以及获得性大疱表皮松解症等；坏疽性脓皮病；继发性皮肤淀粉样变等。

2）心血管系统：以类风湿性心包炎最常见。早期或病情活动期多见。超声心动检查显示 20% ～ 40% 的病人有心包炎，但有明显临床症状者少见。心包积液为渗出性，可呈草黄、血性或乳糜性，白细胞计数增高，补体降低，RF 阳性，糖含量明显降低，胆固醇增高为其特点。大多数急性心包炎预后良好，严重病例可发生心包填塞或心包狭窄。类风湿结节及血管炎还可影响心肌和心瓣膜及冠状动脉，导致瓣膜病变、传导异常及心肌损伤或梗死。

3）呼吸系统：男性多见。①胸膜炎。尸解发现有胸膜异常者达 42%，但有临床症状的不多见。典型胸腔积液为渗出性，蛋白含量高，糖含量极低，通常低于 35mg/dl，补体及免疫复合物含量低于血清，RF阳性，乳酸脱氢酶增高，胆固醇增高。胸膜活检发现类风湿结节对诊断有重要意义。②肺间质病变。多见于晚期病人。多数在胸部X线出现异常前已有症状。肺功能异常主要为肺活量减少及一氧化碳弥散减低。晚期可发展成为肺心病。肺和关节的病变程度不平行。20%病人的肺病变可在关节病变出现之前。高滴度RF有利于肺病变的早期发现。③肺类风湿结节。多位于胸膜下、肺外周，常无症状。单侧或双侧，单发或多发。可形成空洞或破溃进入气管。Caplan综合征实为肺类风湿结节发生在有尘肺的病人。

4）消化系统：①疾病相关症状，如颞颌关节受累可引起进食及吞咽困难；②疾病无关症状，如药物副作用。后者多于前者，鉴别较难。老年人胃肠功能、肝肾功能代偿能力差，药物治疗易发生药物相关副作用；老年病人合并慢性胃炎及消化性溃疡者比较多见，以胃溃疡居多，好发于胃窦部，临床症状不明显，易发生出血及穿孔。病情较重者，还可发生缺血性肠炎或肠梗塞。

5）神经系统：以血管炎性多发性周围神经病变和嵌压性周围神经病变多见。根据受累部位的不同，可出现相应的临床表现和体征。中枢神经系统症状少见。

6）血液系统：以贫血最常见，发病率16%～65%。典型的RA贫血属慢性疾病性贫血，与其他慢性疾病性贫血不易区分。老年病人贫血较为突出，与老年病人骨髓再生能力差、营养障碍及伴随其他疾病有关；其他类型贫血包括纯红细胞再生障碍性贫血、自身免疫性溶血性贫血、巨幼细胞贫血等。另外，还可有血小板增多、嗜酸性粒细胞增多及冷球蛋白血症等。

7）肾脏系统：与疾病相关的肾脏病变少见，一般不出现免疫复合物性肾炎。临床表现有血尿、蛋白尿、肾病综合征，严重者可引起肾功能不全。抗类风湿药物亦可引起肾损害。

4. 治疗

本病尚没有治愈的方法，但经过治疗和未治疗患者的预后明显不同。

治疗目的主要是减轻症状，控制病情进展，保护关节功能，改善生活质量。老年人RA与年轻人RA的治疗相同，但应注意老年人的认识能力、顺应性、伴发多种疾病以及同时服用多种药物等特殊问题。

一般治疗包括：①疾病教育；②劳逸结合；③饮食上应富含蛋白质及维生素，注意防止骨质疏松。

（1）药物治疗：药物治疗在类风湿关节炎的治疗中占有重要地位。可用的药物较多，按其作用将类风湿性关节炎的治疗药物分为两类：

第一类为非特异性症状缓解药物，包括非甾体抗炎药及糖皮质激素，这类药物的共同特点是抑制致炎物质产生，缓解临床症状。

第二类为改变病情药物。这类药物作用机制不明，但可通过影响机体的某些理化过程和免疫反应而发挥作用。这些药物毒副作用较大，应到医院就诊时，在风湿病医师监护下使用。

（2）联合用药治疗：类风湿关节炎是一种关节滑膜细胞恶性增生和关节破坏性疾病，骨质破坏多出现在发病后的2年内，一旦出现很难恢复。联合用药治疗方案的目的是尽早联合应用两种或两种以上能改变病情的药物，使其联合发挥作用，既提高疗效，又减少副作用。对于病情较严重者，尤为适用。

选药原则：①选用不同种类、不同作用机制的药物；②避免相同副作用的药物。

（3）尚可采用生物制剂治疗、局部治疗、物理治疗、中医中药、外科治疗等方法改善症状。

由于病因不明，缺乏有效的预防疾病发生的措施。疾病发生后，成功治疗的关键需要早期诊断，在关节不可逆破坏和功能丧失出现之前采取积极治疗。坚持用药，定期随诊有助于及时发现药物副作用和进行必要的药物调整。

### （二）痛风

痛风（gout）是指炎症性关节病，高尿酸血症是其发病基础。无症状高尿酸血症本身通常不需要治疗，只需随访，但某些病例可能有治疗的意义。

痛风肾病（the gouty kidney）又称尿酸盐肾病（urate nephropathy），是指肾间质（肾髓质或肾锥体）沉积尿酸钠结晶，其外周是单个核细胞和巨细胞反应。尿酸（不是尿酸盐：urate）可以在远曲小管和集合管内沉积，导致它的近球肾小管扩张和萎缩。

可靠研究显示，高尿酸血症并不是肾衰或冠心病的危险因素。

1. 病因和发病机理

（1）高尿酸血症的原因：多为原发性或特发性，少为继发性（溶血病、慢性肾功不良、利尿药、酮症酸中毒等）。特发性高尿酸血症包括：

1）肾小球滤过的尿酸的最终清除减少。80%～90%病例的患者尿排出的尿酸盐正常，肾功能正常，所滤过的尿酸的清除减少，以致血中尿酸升高，尚找不出特定的肾异常来解释。

2）尿酸产生过多。约10%～20%病例经尿排出的尿酸盐＞正常均值加上两个标准差，即：限制嘌呤饮食时24小时尿排出量＞600mg；普通饮食时＞800mg。由此证明这类病例的尿酸产生过多，以致经尿大量排出后，血中尿酸仍高出正常。

体内产生的尿酸盐的量明显多于能被清除的量和能被维持在溶解状态的量，则导致单钠尿酸盐（MSU）结晶沉积在细胞外液中。外周关节的温度偏低（膝32℃、踝29℃），该处的尿酸盐的溶解性比37℃时低得多。因此外周关节易于发生尿酸盐结晶沉积。尿酸盐结晶在外周关节沉积后，继而被嗜中性粒细胞吞噬，并激发炎症反应。

（2）痛风发病的相关因素：痛风发病率随之上升的主要因素是高尿酸血症的程度和病期；次要的相关因素是年龄、肥胖、高血压、饮酒。

痛风关节炎发作期内，仅偶见血尿酸较低的病例，几乎全部病例在某个时候血尿酸盐（urate）＞7mg/dl。据2000例健康白人调查，随访15年中血尿酸与痛风发病率的关系：＜7mg/dl者患病率为0.1%，7.0～8.9mg/dl者为0.5%，≥9mg/dl者为4.9%。≥9mg/dl者最高年发病率为1.8%，5年累计发生率达22%。伴高血压者和不伴高血压者相比，前者痛风升高3倍。

（3）尿酸肾石（uric acid nephrolithiasis）

1）频率：10%～25%的痛风关节炎患者曾出现肾结石病（renal stones），发生率是普通人群的200倍。

2）尿酸浓度：24小时尿酸（uric acid）排出量＞700mg者，肾结石发生率为20%；排出达1100mg/dl时，肾结石发生率可达50%。

血清尿酸盐（urate）水平＞12mg/dl者，肾结石发生率可达50%。

3）结石种类：80%结石是尿酸（不是尿酸钠）结石，其余20%结石中是尿酸、草酸钙混合的结石，或者其他结石。

4）pH：当pH = 5和37℃时，游离尿酸的溶解性仅为15mg/dl。正常尿量时欲排出平均尿酸负荷，则需超饱和浓度（super saturation）。pH = 7时则溶解性增加10多倍，pH = 8时溶解性增加100倍。

（4）急性痛风关节炎发作的结果是疼痛，血管扩张和血管通透性升高。

2. 痛风性关节炎的临床特点

（1）发病年龄：发病高峰是男性45岁，此前常有20～30年的无症状高尿酸血症和程度不等的尿酸盐在组织内沉积；女性常于绝经后若干年发生痛风。

（2）常累及部位：起病时常累及下肢。75%首发单关节病，至少一半病例位于大踇趾的趾跖关节。其他常累及部位依次为：足背或足弓、踝、跟骨、膝、腕、手指和肘。可在数分钟到数小时内受累关节呈现热、暗红、严重压痛和疼痛。严重发作者出现发热、白细胞升高和血沉快。

（3）关节功能：手指可貌似类风湿手指畸形。

多次发作后，最终对有效治疗发生抵抗，恢复不完全，关节功能残缺可呈永久性，尤其以手指最为明显（貌似类风湿手指畸形）。

（4）24小时尿的尿酸排出量：24小时经尿排出的尿酸量是尿酸盐产量的指标，条件是肾功能正常。正常人24小时经尿排出的尿酸量：① 普通饮食下500～1000mg，均值加2SD（标准差）为800mg；② 限制嘌呤的饮食下420±75mg/d，正常上限为600mg。

3. 治疗

（1）三个不同病期的处理

1）急性发作期：首选非甾体消炎药（NSAIDs），不常用秋水仙碱。只在上二类药不能应用时，才选用强的松或关节腔内注射激素。急性期内应用降低血中尿酸的药，对急性炎症无治疗意义，甚至可能引起复发。若已经应用降低血尿酸药，则不应中断，若未应用则不要开始应用。

2）不发作期：秋水仙碱口服 0.5 ～ 1.0mg /d，为预防性，防复发。

降血中尿酸的药，应用指征是：血中尿酸高、痛风石、尿酸盐排出过多，尿路结石。多饮水，使尿稀释，促进尿酸排出。食品：中等量蛋白质、低脂、少饮酒、低嘌呤饮食。

3）长期处理：维持血清尿酸盐（urate）≤ 6mg/dl，睡前服醋氮酰胺（acetazolamide）0.25，使尿 pH ＞ 6.0。这“两个 6”的原则，可防止痛风肾。可同时应用秋水仙碱口服预防复发，应用别嘌呤醇或促进尿酸排泄药。多饮水，食品控制同前。

（2）药物

1)非甾体抗炎药(NSAIDs)：用于止痛和消肿。禁用水杨酸(它妨碍尿酸盐的排出)。肾功能不良者剂量酌减，有消化性溃疡者禁用此类药。

2）秋水仙碱：造血功能和肝肾功能必须正常。在临床医生的指导下，应用于治疗痛风的不同病期中。

3）别嘌呤醇：主要抑制尿酸合成。和促进尿酸排出的药物相反，别嘌呤醇减少尿中的尿酸排出量，肾衰时仍有效，对控制尿路结石很有效，它的作用不被水杨酸盐阻滞。

4）促进尿酸经尿排出的药：当肌肝清除率小于 80ml 时药效降低，小于 30ml 则药物无效。丙磺舒 0.5 克一日 2 次，痛风利仙 80mg 一日 2 次。

5）难治的急性痛风关节炎：应用强的松。对非甾体抗炎药（NSAIDs）和秋水仙碱不见效者，可慎用口服强地松，关节腔内注射皮质激素。

（3）在饮食中限制嘌呤可使血的尿酸盐水平下降 0.6 ～ 1.8mg/dl。

### （三）骨质疏松症

骨质疏松症是指单位体积的骨组织中骨量减少，而骨矿物质和骨基质之间的组成比例没有发生明显改变的退行性骨病。其主要特征有 3 点：①是一种以骨单位或骨量丢失为主所造成的低骨量；②骨组织结构破坏、骨小梁断裂消失；③骨折发生率高，通常伴有一处以上骨折。

骨质疏松症是老年人的常见病、多发病。骨质疏松症患者的骨质呈海绵状，犹如蜂窝似的结构改变使骨质变得脆弱，稍有不适的作用力，就容易发生骨折。由于患骨质疏松症患者常伴发骨折，特别是老年女性骨质疏松症患者，一旦发生髋部骨折，一年内将有15%死亡，余者将有50%发生残疾。不论男女，骨质疏松症者极易引起股骨颈骨折、脊椎骨折，致卧床和致伤残率都非常高。另外由于人口老龄化的迅速到来，患骨质疏松症的老人的数量明显增加，由骨质疏松所引发的骨折也愈发多见。由于骨质疏松症及其严重的并发症给个人、家庭及社会都带来了沉重的负担，因此骨质疏松症造成的严重危害应引起社会的高度重视。

1. 流行趋势

骨质疏松症被比喻为“悄悄发生着的流行病”。由于该病主要以老年人及绝经期后妇女为高发人群，因此对骨质疏松症的防治研究已经被列入我国老年相关疾病攻关范畴。

（1）国外流行病学研究概况：国外的工作开展得比较早，报道资料也比较多。1989年开始的欧洲脊椎骨质疏松大规模多中心前瞻性研究调查资料，在德国海德堡抽样调查1200人，年龄为50～82岁的社区居民，男女各半，结果表明：①男、女两性脊椎骨变形发病率相等；②骨密度与体内1，25-（OH）$_2D_3$的含量相关，男、女两性中骨密度低者，1，25-（OH）$_2D_3$水平也低。而1，25-（OH）$_2D_3$水平低是因为日照少还是因为饮食摄取量不足，对其原因未有报告；女性骨密度与生物性睾酮水平密切相关；运动量较小的一组受试者血、尿生化指标的变化表明骨转化率高，即骨质丢失大于骨的形成。

日本的研究资料表明：① 无论男性或者女性，骨质疏松症的患病率都呈现随年龄增加而上升的趋势；② 女性在50岁以后患病率上升更为明显；③ 女性在70岁后，其骨矿含量几乎减少到50岁的70～80%，即使是50岁的患者，卵巢摘除术后的人，其骨矿含量与70岁的人也几乎相近；④ 80岁以上的老年人中将近70%的人患有骨质疏松症；⑤ 日本仅从1980年到2000年，骨质疏松症患者从400万上升到550万，上升速度很快。

（2）国内流行病学研究概况：“九五”期间我国开展了全国骨质疏松症的流行病学调查，采用同一标准，以随机整群抽样的方法对北京、上海、广州、成都、长春的≥40岁以上长住的49000居民开展骨质疏松患病率及患病危险因素调查，经过现场调查及查体，对其中5602人经过双能X线骨密度仪测量，结果表明：①≥40岁以上人群的骨质疏松症患病率为12.4%，≥60岁老年人骨质疏松症患病率为22.6%。②在男女性别之间、各个地区之间以及各年龄组之间原发性骨质疏松症患病率都存在显著差异。其中男性患病率8.5%，女性患病率15.7%。③各地区城乡骨质疏松患病率分别为男性：上海13.0%，吉林12.4%，四川6.5%，广东5.9%，北京与河北4.2%；女性：广东19.%，吉林19.5%，上海17.0%，四川14.2%，北京与河北6.8%。④≥50岁人群总骨折患病率为26.6%，其中男性为24.6%，女性为28.5%。髋部骨折患病率为1.9%，前臂骨折患病率为4.0%，脊椎骨折患病率为13.3%，其他骨折患病率为7.4%。该项研究中，患2次以上骨折的病人占19.3%。⑤我国第5次人口普查显示，全国≥60岁以上人口为1.3亿人，那么按此次调查最新数据即≥60岁人群患病率22.6%计算，我国老年人中骨质疏松症患者目前至少有7000多万，因此加强骨质疏松症防治的研究十分重要。

对骨质疏松患病危险因素调查结果显示：运动、骑车、爬楼梯、遗传、性别、饮食为骨质疏松的保护因素，而吸烟则为重要的危险因素之一。

2. 分类

根据该病发生的不同病因及其各自的特点而分为原发性骨质疏松症和继发性骨质疏松症两大类。

原发性骨质疏松症是以骨量减少并伴有微结构破坏和容易发生骨折为主要特征，骨质疏松症患者中有95%的人属于这一类。原发性骨质疏松症又细分为Ⅰ型和Ⅱ型两种不同类型，Ⅰ型为绝经期后骨质疏松症，Ⅱ型为老年性骨质疏松症。还有一些学者将骨质疏松症类型进一步细化，在Ⅰ型中又分为以破骨细胞介导的高转化型和以成骨细胞介导的低转化型两种类型。

继发性骨质疏松症是指伴随某些疾病的发生而出现的骨代谢失调，继而导致骨质疏松症。诸如：甲状腺功能亢进、原发性甲状旁腺功能亢进、库欣综合征、高半胱氨酸尿症、糖尿病、垂体功能减退症、多发性骨髓瘤、神经性厌食症、性腺功能低下、原发和继发性卵巢、睾丸衰竭、类风湿关节炎等疾病。在这些疾病进展过程中可继发骨代谢的失调，发生骨质疏松症。另外，长期服用某些药物，如肾上腺皮质激素类药物等也可引发骨质疏松症。

3. 病因

目前关于骨质疏松症的确切病因尚未完全明了。与其相关的发病因素较多，其中主要有以下几种：

（1）遗传因素。维生素D受体基因、雌激素受体基因、编码Ⅰ型前胶原的基因都与骨质疏松的发生有关。关于骨质疏松症几种易感基因的研究揭示，携带易感基因者为易感人群。

（2）雌激素在骨代谢中起着重要的调节作用。雌激素水平在绝经后女性明显下降，成为老年女性容易患骨质疏松症的原因之一。

（3）甲状腺及甲状旁腺激素水平影响骨的代谢，与骨质疏松的发生有关。

（4）钙元素的吸收程度和有效利用度明显影响骨矿含量的多少。钙的代谢与骨质疏松密切相关。老龄时随增龄出现的骨质疏松，其主要原因之一是1，25-（OH）$_2$ $D_3$不足，小肠对钙的吸收率下降。

（5）维生素D及其衍生物直接影响元素钙的吸收和利用，凡是影响维生素D代谢的因素与骨质疏松症的发生均有密切关系。

（6）IL6、IGF-1、TGF-β 等细胞因子在骨质疏松的发生中起着重要的调节作用，这些因子的变化与骨质疏松症的发生亦密切相关。

（7）饮酒过量是骨质疏松的常见原因之一，过多吸烟与摄取咖啡也与骨质疏松的发生有关。

（8）老年男性骨丢失因素中雌激素水平降低比睾丸酮降低更重要。

骨的代谢包括骨的吸收（骨骼中钙盐的溶解）和骨的形成（钙盐在骨中的沉积），即骨的破坏与骨的新生是处在一个动态平衡之中的。这种骨形成的过程周而复始，约 3 个月为一个周期，俗话说“伤筋动骨一百天”，还是有其一定科学道理的。

4. 治疗与保健

目前骨质疏松症的治疗还没有特效的方法，由于该病为多因素综合作用下的骨退行性改变，因此，发病之后很难使其恢复如初，特别是在合并发生骨折之后，更不容易纠正骨质疏松状况，很难使骨质得到迅速恢复。因此，治疗骨质疏松症的最好办法应该是加强预防。防治的三要素：营养、运动、防跌倒。要从营养、运动、户外接受阳光、建立良好的生活方式、戒烟限酒等多方面入手。这里应十分强调的是老年人特别要注意防止跌倒，预防发生骨质疏松性骨折。目前对于骨质疏松症的治疗仍然以药物为主。药物的作用主要是可以阻止骨量的进一步丢失，减少骨折发生的机率。必要时可以联用钙剂、维生素 D 或其活化产物和骨吸收抑制剂（双膦酸盐降钙素）。近年来也有骨质疏松症治疗仪问世，利用生物磁场调整骨矿的代谢，其临床治疗经验尚在积累之中。骨质疏松治疗药物主要分为抑制骨吸收的药物和促进骨形成的药物两大类。

5. 预防

大量研究资料表明骨质疏松症的预防十分重要，应强调从如下几个方面进行预防：

（1）骨质疏松症的防治应该从早抓起，从青少年开始。随着年龄的增长骨量渐渐丢失，骨密度减低。

（2）老年女性是骨质疏松症的主要人群。注重围绝经期（月经紊乱而尚未绝经连续 1 年以上者，我国妇女多在 48 岁左右出现）前后骨质疏松症的检查和治疗。强调积极防治，即补充钙剂，服用骨质吸收抑制剂类药物，适当补充维生素 D，注意户外运动。

（3）钙剂的补充，应强调的是要选择吸收好、可利用度高的钙剂。

（4）维生素 D 的适当补充有助于钙的吸收利用。

（5）防止跌倒，骨折是骨质疏松的主要并发症，其致死、致伤残率很高。因此采取综合措施预防跌倒很重要。

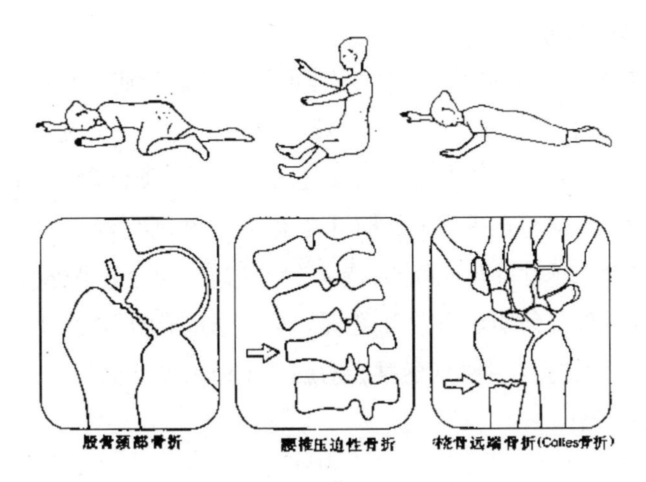


图 9–1　骨质疏松症患者的骨折

图 9-1（摘自折茂肇编著）显示跌倒时容易发生骨折的几个部位。骨质疏松症患者及老年人应格外注意，切记防止跌倒。老年人本来体质偏弱，抵御疾病能力差，因骨折而卧床，丧失劳动能力和生活自理能力，给个人、家庭及社会都带来沉重负担。防止跌倒是避免残疾，提高生存质量的有效措施。

## 六、神经系统疾病

### （一）脑卒中

1. 简介

脑卒中是中老年人特别是 60 岁以上老年人的常见病，具有高死亡率、高致残率的特点，是目前威胁人类生命和健康的主要疾病。脑卒中一旦发病，医疗费用极高，造成社会、家庭和经济上的沉重负担。

据世界卫生组织 1979 年报告，在所报告的 57 个国家中，有 40 个国家的脑卒中死亡率居于死因顺位的前三名。从 20 世纪 80 年代起，我国一些大城市和北方中等城市，脑卒中在死因顺位中已排列于前 1 ～ 3 位。根据卫生部 2000 年的统计资料显示，无论在大中城市还是在农村，脑卒中死亡的死因顺位均为第二位。由于医学技术的发展，特别是计算机断层摄影术（CT）和磁共振成像（MRI）的使用，使脑卒中的早期诊断和治疗成为可能，脑卒中的死亡率大大降低。但是脑卒中病人存活率提高的后果是造成后遗症病人增多。据统计，约有 1/3 ～ 1/2 的脑卒中病人留有不同程度的残疾，有一部分可能发生痴呆，需要长期医疗、护理和照顾，给家庭和社会带来沉重的负担。

2. 脑卒中的诊断与分类

脑卒中又称脑血管意外或脑中风，是常见急性脑血管病。脑血管病是指脑血管病变导致脑部功能障碍的一类疾病的总称。根据发病情况，可分为急性和慢性两型。急性者多见；慢性者发病缓慢，逐渐进展，常见的有脑动脉硬化和血管性痴呆。

（1）诊断标准：目前普遍采用的诊断标准来源于20世纪80年代世界卫生组织："急骤发展的局灶性或全半球性脑功能障碍，持续24小时以上（除非被外科手术或死亡中断），除血管性原因外无其他任何明显原因"。但是，因外伤造成的继发性脑卒中不包括在内。

（2）分类：1995年中华神经病学学会对脑卒中做出如下分类：

1）蛛网膜下腔出血

- 动脉瘤破裂引起
- 血管畸形
- 颅内异常血管网
- 其他
- 原因未明

2）脑出血

- 高血压性脑出血
- 脑血管畸形或动脉瘤出血
- 继发于脑梗死的出血
- 肿瘤性出血
- 血液病源性出血
- 淀粉样脑血管出血
- 动脉炎性出血
- 药物性出血
- 其他
- 原因未明

3）脑梗死

- 动脉粥样硬化性血栓性脑梗死
- 脑栓塞：心源性，动脉源性，脂肪性，其他
- 腔隙性脑梗死
- 颅内异常血管网症
- 出血性脑梗死
- 无症状性脑梗死
- 其他

● 原因未明

在 CT 和 MRI 应用后，对脑卒中鉴别诊断的准确性已达到了很高的水平。

短暂性脑缺血发作（TIA）、动脉粥样硬化性血栓性脑梗死和脑出血是常见的脑卒中类型。在实际工作中，根据病变性质常将脑卒中按出血和缺血归为两大类，蛛网膜下腔出血和脑出血归为出血性脑卒中，各种脑梗死则归为缺血性脑卒中。在中国，这两类脑卒中分别占全部脑卒中病人的 50% ～ 60% 和 30% ～ 40%，蛛网膜下腔出血仅占 1% ～ 2%。

3. 脑卒中的流行病学

脑卒中的分布存在明显的地区、种族、年龄、性别等方面的差异。脑卒中在全球的地理分布存在明显差异，一般来说，东方人高于西方人，而东方人中又以中国人和日本人为多。在同一国家内，脑卒中亦存在地域差异。我国脑卒中总的分布趋势是南低北高，从南到北呈梯度增高趋势，这与我国高血压的分布特点相吻合。

脑卒中的发病率和死亡率随着年龄的上升而增高，一般 40 岁后开始起病，60 ～ 65 岁后急剧增加，发病率和死亡率分别是 60 岁以前的人的 2 ～ 5 倍。脑卒中的分布亦存在性别差异，一般男性高于女性。但是，随着目前人口老龄化，女性寿命普遍长于男性，老年期女性发病增加，发病率反有超出男性的倾向。

4. 危险因素

（1）高血压：高血压是脑卒中重要、独立的危险因素，约 90% 的脑卒中与高血压有关。无论是收缩压（SBP）和舒张压（DBP）单独或同时升高，都是脑卒中的危险因素；老年人单纯性收缩期高血压（SBP ≥ 140mmHg，DBP ＜ 90mmHg）、脉压过大（脉压 =SBP － DBP）也是脑卒中的危险因素。

（2）心脏病：心脏病（包括冠心病合并心肌梗死、风湿性心脏病、心律失常如心房纤颤、心肌肥厚等）对于缺血性脑卒中是另一个主要危险因素。在排除血压异常后，心房纤颤是脑卒中的一个独立危险因素。

（3）TIA：也可以算作缺血性脑卒中的一种类型，有 TIA 发作史者未经治疗的病人在第一年内发生脑卒中的危险性最高，在以后 5 年内脑卒中的发病率可达 35%～ 75%。

（4）糖尿病：主要是缺血性脑卒中的危险因素，尤其对女性。另外，糖耐量异常也与脑卒中、冠心病死亡呈正相关。这是因为糖尿病或糖耐量异常病人脂质代谢异常，同时血液处于高凝状态，这些都促进动脉硬化的形成与发展，从而增加了脑卒中、冠心病的发病危险。

（5）遗传和环境：脑卒中有家庭聚集性，有脑卒中或高血压家族史者发生脑卒中的危险大大高于没有家族史者。目前认为脑卒中是多基因遗传，其遗传度受环境因素影响很大，如果采取健康的生活方式，积极对其他可以控制的危险因素如高血压等加以控制，将会有效降低家族史阳性者的发病危险。

（6）血脂水平：高血脂与脑卒中发病的关系不如冠心病明确，目前初步认为不同血脂水平对脑卒中有不同的影响，血清胆固醇升高可能会增加缺血性脑卒中发生的危险，而血清胆固醇过低（<160mg/dl 或 4.0mmol/L）会增加出血性脑卒中的危险。

（7）饮酒：急性醉酒或长期酗酒是脑卒中的危险因素，特别是对脑出血的影响更大。但是长期少量饮酒，特别是饮葡萄酒等果酒，可以降低血压，对脑血管和心脏都有一定的保护作用。

（8）吸烟：吸烟对冠心病发病和死亡的作用已十分肯定，但是对脑卒中的作用不如对冠心病那样肯定。目前认为吸烟是缺血性脑卒中的危险因素。

（9）高盐摄入：高盐摄入一方面通过增高血压，另一方面可以直接作用于血管壁，而增加脑卒中发生的危险。

（10）精神因素：剧烈的情绪变化，如激动、愤怒等都是脑卒中发作的诱因；老年人长期抑郁、对自身健康评价不佳也会增加脑卒中的危险。

（11）其他因素如肥胖、冬季或季节交替、颈动脉狭窄、高半胱氨酸血症及无症状性脑梗死等，也与脑卒中的发生有密切关系。

5. 临床特点与治疗

（1）TIA

1）临床特点：TIA 指颈动脉或椎基底动脉系统一过性供血不足，导致供血区突然出现的短暂局灶性神经功能障碍。一般症状在 5 分钟内达高峰，一次发作常持续 5 ～ 20 分钟，最长不超过 24 小时，但倾向于反复发作。TIA 发作可以进一步分为两种形式：

①颈动脉系统 TIA 发作：包括大脑半球及眼部受累的表现，前者症状出现在病灶对侧，后者出现在病灶同侧。大脑半球受累常表现为发作性偏瘫或单肢轻瘫，也可出现偏身感觉减退或偏盲，主侧半球病变常出现失语。眼部受累表现为短暂性视物模糊或失明。可考虑为失明侧颈内动脉短暂性脑缺血发作。

② 椎基底动脉系统 TIA 发作：常见症状为发作性眩晕，同时伴恶心、呕吐，但耳鸣出现较少（与梅尼埃病不同）。大脑后动脉供血不足可出现一侧或双侧皮质性盲或视野缺损。如小脑、脑干受累则可出现复视、眼球震颤、吞咽困难、构音障碍、平衡障碍、共济失调及交叉瘫等。少数患者可发生猝倒，表现为迅速转头时双下肢突然无力而跌倒，意识清楚，可自行站起，可能是由于脑干网状结构缺血使肌张力减低所致。

近年来发现的短暂性全面遗忘症，其特点为突然出现短暂性近记忆障碍，自知力和人格保存，谈话、书写、计算力保持良好，日常复杂活动如开车、弹琴等与正常人一样，无其他神经系统异常。发作持续数分钟至数小时，一般不超过 24 小时，然后突然恢复。

发作后病人仅对发作期的经历不能记忆，形成一个“记忆空洞”，多认为是大脑后动脉的颞支或椎基底动脉缺血，本病应与癫痫性遗忘和心因性遗忘相鉴别。

2）治疗：依发作的次数和频率制定治疗方案。如频繁发作者，应积极进行正规抗凝治疗，防止其发展为脑梗死。如发作次数不多者，应进行长期治疗，预防复发。TIA发作应看作是发生完全性脑卒中的重要信号，尤其是在短时间内反复多次发作者，应作神经科急症处理。

3）血管介入治疗：

①经皮血管成形术：是指经股动脉穿刺将带有扩张球囊的微导管导入动脉的病变部位，进行反复球囊的充盈，以扩张狭窄的动脉，达到改善供血的目的。适应证为：动脉管腔狭窄在70%以上；最大限度的抗凝治疗后仍有频繁发作；动脉狭窄是由于动脉粥样硬化所致。缺点为不能治疗完全闭塞的动脉，及多支多段的动脉病变不宜进行。

②颈动脉内支架置入术：通过导丝引导将支架置入狭窄的颈动脉管腔内，达到持久扩张狭窄动脉的作用。适应证为：有症状或无症状性颈动脉狭窄在60%～80%之间或颈动脉内膜切除术后再狭窄者。本方法的缺点是不能用于严重动脉狭窄的治疗和价格昂贵。

4）外科治疗：适用于严重动脉狭窄和闭塞，经血管介入治疗无效者。其目的是为了恢复和改善脑血流量、建立侧支循环和消除微栓子来源，手术方法有颈动脉内膜切除术，椎基底动脉手术治疗等。

（2）脑梗死：是指各种原因引起的脑动脉管腔闭塞，所供应的脑组织缺血、缺氧，神经元变性、坏死和软化，出现相应的神经功能障碍的一类疾病。脑梗死是脑卒中最常见的，其临床表现因受损部位、病灶数目、面积大小以及有无出血、侧支循环形成情况、血管代偿能力、个体差异等诸多影响因素而有所不同。脑梗死包括脑血栓形成、脑栓塞和腔隙性脑梗死等。

1）脑血栓形成：最为常见，是脑供血动脉因动脉粥样硬化、动脉炎等血管壁病变，在多种因素的作用下形成血栓，造成脑局部急性血流减少或中断，神经组织缺血、缺氧、软化和坏死，而出现神经系统功能障碍的一种疾病。

①临床特点：脑梗死好发于50岁以上的中老年人，约25%的患者有短暂性脑缺血发作史。多于静态下起病，症状于数小时或1～2天后达高峰。患者大多意识清楚，生命体征平稳。但大面积梗死或基底动脉闭塞常病情较重，甚至可意识不清或出现脑疝。因梗死部位不同可出现不同的症状和体征。

②临床类型：

完全型：指起病6小时内病情即达高峰者，常为完全性偏瘫，病情一般较严重，部分病人可有昏迷。

进展型：脑缺血症状进行性、阶梯式加重，常在 3 ～ 5 天内达高峰。

缓慢进展型：症状在起病 2 周后仍进展，常与各种因素所致的脑灌流减少、侧支循环代偿不良、血栓向近心端逐渐扩展等有关。

③治疗：入院前应争分夺秒，将脑梗死患者在最短的时间内送至相应的医疗机构，以做恰当处理。治疗原则是维持患者生命需要，调整血压，防止血栓进展，增加侧支循环，减少梗死范围，减轻脑水肿，防治并发症。由于脑血栓患者致病原因各异，病情轻重及就诊时间不同，治疗时应遵循个体化原则。大面积脑梗死有脑疝倾向时，可采用外科治疗。

2）脑栓塞：是指脑动脉被进入血流的异常栓子堵塞，使其远端发生缺血、坏死，出现相应的神经功能障碍。栓子以血栓栓子为主，约占所有栓子的 90%，其中又以心源性栓子为最多。其次还有脂肪、空气、癌栓、医源性物体等。脑栓塞约占脑卒中的 15%～ 20%，占全身动脉栓塞的 50%。

①临床特点：发病年龄不甚固定，中老年以冠心病、动脉粥样硬化者为多。突然起病为其主要特征，于数秒或数分钟之内症状即达高峰，但也有数天内呈阶梯式加重者，可能是栓塞部位的继发血栓向近端蔓延、脑梗死扩大和脑水肿加剧之故。临床表现因栓塞部位不同而不同。主要症状有：突然发生的局灶性神经功能障碍，如偏瘫、失语、偏身感觉障碍及偏盲等，少数病人有病侧头痛；半数病人起病时有短暂的程度不等的意识障碍，当大血管及椎基底动脉栓塞时昏迷发生快且重；部分病人有癫痫发作，一般为局限性抽搐，如为全身性大发作，常提示梗死范围较大；一些病人有心房纤颤。多数病人存在与栓子来源相关的疾病，如风湿性心脏病、心肌梗死、亚急性细菌性心内膜炎、肿瘤、骨折、空气误进入血管等，并存在与这些原发病相关的症状及体征。

②治疗包括两个方面：

脑栓塞的治疗：主要是改善侧支循环、减轻脑水肿、防止出血和减小梗死范围。但应注意脑栓塞容易合并出血性梗死，急性期应慎用抗凝和溶栓药物如肝素和尿激酶等。另外，有心脏病合并心功能不全时，应用静注药物时应考虑患者承受能力，酌情减量。

原发病的治疗：针对性治疗原发病有利于脑栓塞恢复和防止复发。

3）腔隙性脑梗死：是持续性高血压、小动脉硬化引起的一种特殊类型的深穿支动脉微梗死性病变。临床上较为常见，约占脑梗死的 20% ～ 30%。是老年人的常见病，高发年龄在 60 ～ 70 岁。

①临床特点：可突然起病，出现偏瘫等局灶症状，渐进性或亚急性起病也较常见，相当一部分患者不出现临床症状，或仅表现为头痛、头晕、情绪不稳等。一般而言，症状多较轻。 约 1/3 病人有 TIA 发作表现。本病可反复发作而出现血管性痴呆和帕金森综合征。腔隙性梗死的症状决定于梗死部位。最常见的有：A 纯运动性卒中；B 纯感

觉性卒中；C 构音障碍—手笨拙综合征，表现为中枢性面舌轻瘫、构音不清、吞咽困难、手的精细动作欠准、指鼻试验欠稳；D 共济失调性轻偏瘫：一侧肢体的共济失调和无力，下肢比上肢重，共济失调不能用无力来解释。

②治疗：基本上与脑血栓形成相同。尤其强调采取积极措施控制高血压，可用抗血小板聚集剂如阿司匹林等，同时也可应用钙离子拮抗剂如尼莫地平、氟桂嗪等。禁用抗凝剂，以免出现高血压脑出血。腔隙性脑梗死出现后很难形成侧支循环，治疗的目的更多在于预防复发。

（3）脑出血：是指非外伤性脑实质内出血，为多种原因所引起，约占全部脑卒中的 20% ～ 30%，病死率较缺血性脑卒中为高。

1）临床特点：本病以 50 ～ 60 岁的高血压患者最多见，尤其多发生在没有系统治疗或血压控制不好的高血压病人。男性多于女性。多在动态下如情绪紧张、兴奋、用力排便时发病，少数于静态发病。天气骤变及寒冷季节多发。起病常突然而无预感，少数有前驱症状如头晕、头痛、肢体麻木等，一般在数分钟至数小时达高峰。多表现为意识障碍、眼球运动障碍、肢体偏瘫、失语，也可出现大小便失禁等，同时有血压增高。临床表现取决于出血量及出血部位。有时可出现多部位出血，症状互相重叠。

2）治疗：

①急性期的治疗原则是：安静卧床，调整血压，减轻脑水肿，防止继续出血，加强护理，预防或减少并发症，维持生命基本需要等。

②手术治疗：当脑出血严重致颅内压过高，内科脱水治疗效果不佳，可能危及生命时，应及时进行手术治疗，降低颅内压，解除或避免脑疝形成，以挽救生命。手术适应证为：脑叶和底节区外侧型大量出血，小脑中等量以上出血；有脑疝先兆表现；年龄在 70 岁以下；生命体征稳定，血压 <200/120mmHg ；血肿表浅适合手术或血肿较大威胁生命时。手术治疗方法有：颅骨钻孔吸血块术，颅骨钻孔脑室穿刺引流术，开颅清除血肿术，并颞下减压。

③抗感染，防止肺部并发症；保持水电解质平衡，应用神经细胞保护剂，并在病情稳定后尽早开展康复。

（4）蛛网膜下腔出血：是指血液自破裂的血管流入蛛网膜下腔引起的一种临床综合征。分为外伤性和非外伤性两种。非外伤性蛛网膜下腔出血又分为原发性和继发性。原发性者则由各种原因引起软脑膜血管破裂，血液流入蛛网膜下腔所致。继发性者是由脑实质内出血，血液穿破脑组织流入蛛网膜下腔所致。

1）临床特点：蛛网膜下腔出血临床表现差异很大，轻者没有明显临床症状和体征，重者突然昏迷并在短期内死亡。较为常见的临床表现：

①以中、青年发病为多，儿童和老年相对较少。中、青年患者蛛网膜下腔出血的

原因以颅内动脉瘤及血管畸形为主，老年人则以高血压脑动脉硬化为主，动脉瘤次之。

②大部分病人在发病前有明显的诱因，如剧烈运动、过度疲劳、用力排便或咳嗽、饮酒、情绪激动等。

③主要症状有：头痛：为颅内高压和血液刺激脑膜所致，常以剧烈的难以忍受的头痛开始，持续难以缓解，可放射至枕后或颈部，伴恶心和呕吐。脑膜刺激征：为血液刺激脑膜所致。意识障碍：为颅内高压造成大脑功能的抑制，可有不同程度的意识障碍及烦躁、谵妄等精神症状。少数动脉瘤破裂导致大出血者可很快昏迷、去脑强直，甚至很快呼吸停止而死亡。特别严重者无头痛主诉，直接进入昏迷状态。眼底异常：由于颅内高压造成眼静脉回流受阻，10% ～ 20% 病人可见视乳头水肿。少数出血量多者眼底检查可见玻璃体下（视网膜前）出血，是确定诊断的重要证据。精神症状：病人在急性期可出现各种精神症状，如欣快、谵妄、幻觉等，多在 2 ～ 3 天内消失。其他：发病后数日可有发热，为出血后吸收热。少数有一侧动眼神经麻痹，提示该侧后交通动脉瘤破裂。部分病人可出现一侧肢体轻瘫、感觉障碍、失语等，早期出现者多因出血破入脑实质和脑水肿所致，晚期往往由于迟发血管痉挛引起。少数患者有癫痫发作，可能为皮层受累所致。亚急性期少数患者可出现正常颅压脑积水。

老年患者与中青年人不同，由于老年人存在不同程度的脑萎缩，颅腔相对增大，起到缓冲出血所致的颅内压增高的作用，故头痛不剧烈，早期颈项强直不明显，1 ～ 5 天后才出现。由于有脑动脉硬化，相对脑供血不足，一旦蛛网膜下腔出血容易产生脑组织缺氧和水肿，故意识障碍及精神症状较为突出。

2）治疗：

①急性期的治疗原则是积极防止继续出血，降低颅内压，防治继发性脑血管痉挛，减少并发症，寻找出血的原因，治疗原发病，防止复发。

②手术治疗：一般主张应早期行脑血管数字造影，一旦发现脑动脉瘤，可进行动脉瘤夹闭或栓塞术治疗。此类手术时机的选择有两种意见：一是早期手术，即在出血后 3 天内进行，手术夹闭动脉瘤，除可防止再出血外，尚可清除基底部的出血，防止脑动脉痉挛的发生；另一种意见是晚期手术，即在出血 2 ～ 3 周后待病情稳定时再进行手术，此时手术的死亡率较低。年龄对手术时机的选择无明显影响，手术与否主要考虑病人当时的身体状况、病情是否稳定、有无重要并发症及家属的意愿。总体说，清醒或仅有嗜睡，且神经功能缺失较轻的患者随时可以手术。对于病情严重的患者，需要待其状况好转后再考虑手术。

3. 预防

（1）一级预防：实践证明脑卒中可以预防，绝大多数脑卒中的危险因素是可以改变和控制的。预防脑卒中的原则是积极预防和治疗高血压、心脏病、TIA、糖尿病、高脂血症，戒烟限酒、合理膳食、适量运动、心理平衡。

（2）复发与预防：脑卒中在首次发作后，20% ～ 40% 的患者在 5 年内复发，复发与脑卒中危险因素或合并症有关。为了防止脑卒中复发，对脑卒中患者所存在的各种危险因素和合并症要积极改善与治疗，所有针对脑卒中一级预防的措施和方法对预防脑卒中复发都有效。

4. 家庭急救与转运

当怀疑病人可能是急性脑卒中时，应让病人保持安静不要惊慌，要绝对卧床休息，千万不要把病人扶起或频繁搬动病人，以免加重病情。对于有呕吐或已经昏迷的病人，要将病人头部偏向一侧，解开衣领，将假牙取出，用纱布或手帕垫在手上，将病人舌头拉向前方，以保持气道通畅、避免呕吐物被吸入气管导致病人窒息或吸入性肺炎。同时立即与当地医院或急救站联系。在搬运病人时，最好用担架，如果没有担架，切忌用椅子搬运，可以用 2 ～ 3 人抬病人，一人托住病人的头与肩，保持头部不要受到震动；一人托住病人的背部或臀部，另一人托病人的腿，同时将病人抬起。需要上下楼梯时，病人头部保持高位，脚置低位。在救护车内，家属应轻轻抱住病人的头部或上身以减少病人头部的震动。

### （二）老年性痴呆

老年性痴呆即阿尔茨海默病，是一种原因未明的、慢性进行性神经系统变性疾病。主要表现为隐袭性起病，缓慢进行性加重的痴呆；病变主要累及前脑基底、海马和大脑皮层，以神经元丧失、老年斑、神经纤维缠结、细胞外淀粉样蛋白沉积为特征，可由 1、14、19 和 21 号染色体或其他可能因子突变所致，目前认为系多因素疾病。

1. 流行病学

国内外研究均提示，随着年龄的增长，痴呆的发病率和患病率均呈逐渐增高的趋势。80 岁以上老人痴呆患病率可高达 20%。欧洲的调查资料提示，60 岁至 94 岁痴呆患病率，每 5 岁为一年龄段而倍增。性别与痴呆患病率之间的关系尚无定论，但由于女性老年人群比例远高于男性，因此女性痴呆患者的绝对数较高。估计我国目前 60 岁以上的痴呆病人达 500 万人。

根据宣武医院 1997 年至 2000 年对北京城乡部分地区 60 岁及以上的老年人进行了连续 3 年的追踪调查显示，在 60 岁以上人群中，患有痴呆的老人占 5.1%（标化），到 80 岁时患病率达 15.9%，而 90 岁时约 3 个老人中就有 1 人患痴呆症，其中老年性痴呆占 67.3%，血管性痴呆占 20.7%。痴呆的平均年发病率为 1.32%（标化），其中老年性痴呆发病率为 0.85%。

2. 常见病因与危险因素

迄今为止，对阿尔茨海默病有多种假说：

（1）遗传学说：流行病学调查发现阿尔茨海默病患者的一级亲属有极大的患病危险性。目前已发现至少 4 种基因的突变或多型性与阿尔茨海默病有关。

（2）病毒感染：有研究提示阿尔茨海默病可能是慢病毒感染病。但尚未获得将患者脑组织移种到实验动物而被传染的证据。大多数研究基本上否定了阿尔茨海默病是由病毒感染引起的。

（3）炎症学说：有人认为阿尔茨海默病是一种像关节炎一样的慢性炎症性疾病。

（4）铝中毒：目前铝对阿尔茨海默病的病因作用尚未取得一致的意见。近年研究发现患者脑中有神经纤维缠结的神经元内均有铝的选择性蓄积，认为铝这种高负荷金属元素与神经纤维缠结有特异的结合部位。

（5）胆碱能系统功能缺陷：研究证明患者脑内广泛存在胆碱乙酰化酶（乙酰胆碱的生物合成酶）活性的显著下降，使乙酰胆碱合成障碍。乙酰胆碱对学习和记忆等认知功能有特殊的作用。脑中乙酰胆碱不足，致正常神经传导速度减慢，认知、记忆功能减退。

（6）细胞构架改变：近年研究表明细胞构架的异常改变，降低了微管组装的能力，导致神经功能减低、丧失，直至神经细胞破坏。认为这是阿尔茨海默病临床症状的发病机制。

（7）头颅外伤：多项病例对照研究认为，早年脑外伤可能是阿尔茨海默病的一个危险因素。

3. 临床表现

阿尔茨海默病的患者起病非常隐袭，家人和患者均不能说出起病的具体时间。主要为持续进行性的智能衰退而无缓解。高级智能相继丧失，行为和神经系统功能障碍发生的时间次序，是临床上确定诊断的重要线索。

阿尔茨海默病患者的临床症状主要分为两类：一类为认知功能损害症状，如记忆力、智能、言语及操作能力的下降等；另一类为非认知的行为症状，或称其为“精神病性症状”，如幻觉、妄想、情绪不稳、激越、无目的漫游、破坏、攻击、吵闹等。长期以来，研究者们一直关注的是痴呆的认知功能，往往先入为主地认为认知功能丧失是痴呆的主要表现。

（1）认知功能损害：

①记忆障碍是阿尔茨海默病病人最早出现的最主要的特征，尤其是近记忆障碍——遗忘，几乎常是患者家属或同事发现的第一个症状。阿尔茨海默病早期也可有远记忆障碍，但与近记忆障碍相比则程度较轻，甚至相对保留。

②在阿尔茨海默病早期即有视空间技能损害，至中期出现明显的定向障碍，甚至

在自己家中找不到自己的房间，不知哪个床是自己的。中期以后连简单的平面图也难以画出。患者还表现不能准确地判断物品的位置，伸手取物时或未达该物而抓空，或伸手过远将该物碰倒。放物时也不能正确判断应放位置。

③言语障碍是大脑高级功能障碍的一个敏感指标。阿尔茨海默病患者找词困难常是首先表现的言语障碍。由于找词困难，口语因缺乏实质词不能准确表达意思而成空话，或过多地解释表达不出的词而成赘语，表现流利型失语口语的特点；但物品命名在早期可能正常，至少可接受选词提示；列名受损也是阿尔茨海默病患者早期的敏感指标；随病情进展，自发言语愈益空洞，言语的实用内容逐渐减少，且不适当地加入无关的词汇和变换主题。患者虽喋喋不休地说，听话者不能从其谈话中理解其连贯思想，甚至不能表达任何信息。这是阿尔茨海默病患者自发言语的特点；命名不能的症状也逐渐明显；同时出现错语；阅读和书写障碍常早于口语的表达和听理解障碍。至病程中期后，患者甚至不认识自己的名字，也写不出自己的名字；复述在早期可相对保留，尤其词和短句的复述。至中期则出现模仿语言，患者强迫重复检查者说的词和短句。这种强迫复述只是一种自动反应，患者并不理解其意。至阿尔茨海默病晚期，患者除模仿语言外，不可能交谈；言语进一步恶化，发音愈益不清楚，只听见咕噜声或喃喃声，声音也越来越低，最终哑口无言——缄默。

④阿尔茨海默病患者随病情的发展可出现失认和失用。面容认识不能者不认识亲人和熟悉的朋友的面貌。自我认识受损则产生镜子征。患者面对镜子，与镜中自己的影像说话，甚至问“你是谁”。失用主要出现于中期，即在记忆和语言障碍已明显出现之后和运动不能变成明显之前。患者表现为丧失已熟练掌握的技能。严重者不会使用任何工具，甚至不能执筷或用勺吃饭。

⑤计算障碍虽在早期也可能表现出来，但常在中期出现，如购物不会算账。计算障碍可能是由于视空间障碍（不能正确列算式），或因失语不理解算术作业要求，也可能是原发计算不能。严重者连简单的加、减法都不会，甚至不认识数字和算术符号，也不能回答检查者伸出几个手指。

⑥判断力差，概括能力丧失，注意力分散，左右失认和意志不集中均可在早期出现。一般在早期，尽管患者有明显的记忆障碍，概括和计算能力有损害，但多可继续工作。这种情况是由于从事很熟练的工作，每日只是简单的重复。但如发生新的情况，或向其提出新的要求时，其工作无能才被发现。另外由于记忆减退，工作虽有差错但可被周围同事谅解而继续工作。随病情发展，各种智能缺损愈益明显。主动性和解决问题的能力，逻辑和推理的能力进行性受损。智能缺损合并认知损毁，最后高级智能完全丧失。

（2）行为和心理症状：早在1906年，痴呆伴发的精神症状就已被注意到，在Alzheimer所描述的第一例阿尔茨海默病病例中记录，该患者在进行性认知功能衰退的同时，还伴有妄想、大声吵闹和活动过多等症状。有研究描述了痴呆患者所表现出来的一系列精神症状，包括幻觉、妄想、人格改变和极端不宁等。长期以来对痴呆伴发的精神症状缺乏统一的描述和定义。直到 1996 年，在国际老年精神病学会召集的一次国际协商会议上，制定出了一个新的疾病现象学术语，即痴呆的行为和心理症状（the behavioral and psychological symptoms of dementia，BPSD）。将 BPSD 定义为“痴呆患者经常出现的紊乱的知觉、思维内容、心境或行为等症状”。

① BPSD 的发生率：宣武医院神经内科对 85 例老年性痴呆病人调查显示，精神行为症状的发生率为 90%。其中，淡漠（71%）、情绪不稳（60%）、心情不悦（59%）、叫骂攻击（56%）、焦虑（41%）、夜间异常行为（38%）、妄想（28%），及幻觉（16%）等。相关研究发现，50%的患者有暴怒，90%的痴呆患者有睡眠、食欲方面的异常。

② 40%的阿尔茨海默病患者在整个疾病过程中有妄想症状。痴呆患者的妄想较精神分裂患者的妄想简单。妄想既可以是原发的又可以是继发的。以被害妄想最多见，其次为被窃、嫉妒及夸大妄想。其他常见的妄想还有被遗弃妄想、配偶是冒名顶替者、住所不是自己的家等等。妄想经常导致攻击行为。

③阿尔茨海默病患者幻觉的发生率比妄想少，多数研究显示幻觉的发生率为 7% ～ 49%。有报道指出，56 例阿尔茨海默病患者幻视的发生率为 16%；幻听为 14%；幻触、幻嗅等为 5%。幻觉常发生于存在聋或视力减退等感觉受损的痴呆病人中。有幻觉的痴呆病人行为障碍的发生率较无幻觉者多。

④有人将身份识别错误归为幻觉或妄想，亦有人认为是记忆和定向力障碍的结果，病人往往混淆现实与视觉的界限，不能从面容辨认人物。该症状可能以特异性的神经系统损害为基础，可能涉及顶叶病变。这类症状见于 23% ～ 50% 的痴呆患者，年龄较轻和发病年龄较早者常有此症状。

⑤抑郁是 BPSD 最复杂的症状之一，同时也是最常见的症状。有些 Alzheimer 病患者实际以抑郁为前期表现。抑郁症状多发生在疾病的最初 3 年内。具体表现为持续的心烦，经常哭泣，没有精力，食欲减退，体重显著减轻，活动少，难以入睡和夜间早醒，自我评价低，但自杀观念和行为少见。

⑥焦虑、激越发生在许多阿尔茨海默病的后期，认知障碍越严重，越有可能出现这组症状。它可作为原发症状单独出现也可继发于抑郁、幻觉或妄想。

⑦痴呆的躁狂样症状相对少见。这些躁狂样症状可能与脑 CT 或脑核磁显示的额叶萎缩有关。

⑧人格改变发生于阿尔茨海默病早期，表现为固执、偏激、自私、吝啬、依赖性、对亲人漠不关心、情绪不稳、易激惹，因小事而暴怒，无故打骂家人。进而缺乏羞耻及伦理感，不讲卫生，捡拾破烂，乱拿他人之物据为己有，争吃抢喝，幼稚似孩童。

还可表现为本能活动亢进，当众裸体，性行为不检点，甚至违法。

⑨行为症状多发生在阿尔茨海默病程的后期，且随着痴呆程度的加重而加重。常见的行为症状包括不停地徘徊、无目的漫游、言语攻击、暴力行为、不适当的性行为、哭泣、喊叫、夜不眠、大小便失禁等。

BPSD许多症状的发生是以认知症状为基础的。痴呆患者在疾病的不同时期出现的BPSD可能不同，像被动和退缩行为这样的人格改变常于痴呆早期出现，情感症状如抑郁也多见于早期，以后逐渐出现幻觉、妄想、易激惹、攻击行为及其他精神病性行为症状，多种形式的行为紊乱在病程的晚期之前趋于达到高峰，而到痴呆晚期，BPSD则变得不甚明显。

（3）运动功能：在阿尔茨海默病早期，运动系统常正常。至中期则表现为过度的活动和不安。晚期，本能活动丧失，大小便失禁，生活不能自理。早期和中期时，神经系统检查无局灶性阳性体征，但原始反射可较早出现，如吸吮反射、握持反射等。至晚期，逐渐出现锥体系统和锥体外系统症状和体征。最后呈现强直性或屈曲性四肢挛缩，智能全面衰退，对外界刺激无任何有意识的反应，表现为不动性缄默。

阿尔茨海默病呈进行性发展，病程大约6～12年。但与第14号染色连锁的早发阿尔茨海默病可能不到6年，表现为起病早，发展快。最后患者常因肺炎、泌尿系感染、褥（压）疮、骨折等继发性疾病或器官功能衰竭而死亡。

4. 治疗与保健

目前尚无特效的药物可治疗阿尔茨海默病。治疗原则是阻止痴呆的进一步发展，维持残存的脑功能，减少并发症。但至今一般治疗尚停留在改善脑循环和脑代谢上。根据病因所做的大量治疗研究，除少数可暂时改善症状外，并未从根本上达到停止病理退化，恢复智能的目的。

虽然患者认知功能减退，仍应尽量鼓励患者参与社交活动和日常活动。应尽可能使患者多讲话、做有兴趣的手工活动、处理自己的日常生活等，以便维持和保留其能力，延缓衰退速度。由于患者丧失了适应新环境的能力，为防止患者单独外出时迷路，应让患者随身携带必要的身份证明，以防意外。医护人员切忌对患者言行生硬，应给予温暖和安慰，使患者在饮食上营养平衡，予以高热卡、适当蛋白质、丰富维生素的食物。

### （三）帕金森病

帕金森病（Parkinson’s disease，PD）又称震颤麻痹，是一种常见的锥体外系疾病，主要见于中老年人，病程呈进行性发展。典型的临床表现可概括为4大基本特征：①静止性震颤；②肌强直；③运动减少；④姿势障碍。

1. 流行病学

根据目前的文献报道，国内不同地区的帕金森病患病率有所差别，大致为18/10万～

57/10万。华北地区比华中地区低。张振馨等在北京城乡对55岁以上人口进行的抽样调查显示，该地区的该年龄组人口的帕金森病患病率为10.2/1000人，此结果与其他西方国家报道的以人群为基础的研究结果相近。

男女的帕金森病发病率相近，国内外人群的帕金森病发病率和患病率随年龄增长而增加，65～79岁年龄组达到高峰，但80岁以后，人群的发病率和患病率则有所下降。

2. 病因

本病的病因尚未完全阐明。普遍认为，主要是由于患者黑质多巴胺能神经元受损，导致纹状体内多巴胺和乙酰胆碱两种递质失去平衡而发病。目前认为，老龄化加速、遗传因素与个体易感性、环境毒素、氧化应激及自由基生成、兴奋性氨基酸毒性、免疫异常、细胞凋亡等因素与之相关。

3. 临床特点

好发于50～60岁之间，男多于女。起病缓慢，症状常从一侧上肢开始，逐渐波及同侧下肢和对侧，早期表现为震颤或肢体动作不灵活。

（1）震颤：震颤往往是本病的首发症状，多从一侧上肢开始，远端较近端显著；频率为4～6Hz，振幅小，安静或休息时明显，故称静止性震颤，乃本病特征之一。随意运动时震颤减轻或消失，紧张时加重，入睡后消失。随着病情发展震颤逐渐扩展到同侧下肢及对侧上下肢，晚期可累及下颌、口唇、舌和头部。少数患者在整个病程中可不出现震颤，尤其是发病年龄在70岁以上者。

（2）肌强直：几乎所有患者均出现肌强直，多从一侧上肢开始，逐渐蔓延至对侧及全身，伸肌和屈肌同时受累。因此在被动活动患肢时，由于肌张力增高始终保持一致而感均匀阻力，故称为“铅管样强直”，如同时合并震颤，则肢体被动运动感到均匀阻力同时出现断续停顿，似齿轮转动一样，称为“齿轮样强直”。

（3）运动减少：主要表现为随意运动减少，始动困难和动作缓慢。精细动作尤其困难，如写字弯曲不正，越写越小，称为“小写症”。日常生活不能自理，解系鞋带和钮扣、刷牙、洗脸等动作困难。面肌运动减少，面部表情呆板，双目凝视，瞬目动作减少，构成本病特有面貌——“面具脸”。由于口、咽、腭的肌肉活动障碍而引起流涎，严重时出现吞咽困难，语声单调、低沉。

（4）姿势障碍：姿势障碍与步态异常是本病另一特征，患者行走时常感不稳，易跌倒，尤其在转弯、上下楼梯时更易发生。起步较难，一旦迈步后即以碎步向前冲，不能及时停步，称为“慌张步态”。因姿势调节障碍，患者头前屈、前倾、躯干前曲、屈肘、双手置于躯干前、手指弯曲，构成本病特有的姿态。

（5）痴呆：约30%的患者在本病发展过程中发生痴呆。主要表现为包括记忆、思维和智能（尤其是理解、判断和计算力）在内的全面精神活动衰退、情绪不稳、自控能力差、易激惹或情感平淡，并伴有社会适应能力的减退与人格改变。

（6）其他症状：自主神经症状较常见，如出汗多、唾液和皮脂分泌增多、经常便秘、直立性低血压等。此外，部分患者出现忧郁、焦虑、激动、性欲减退等。

4. 治疗

帕金森病的治疗方法共有三种，即药物治疗、外科治疗、神经移植治疗。其中药物治疗是最主要的治疗方法。本病的药物治疗目标是减轻患者的症状和恢复功能，不追求消除所有的症状及体征，即所谓“细水长流，不求全效”的原则。药物治疗尽可能维持低剂量，增加剂量应缓慢。其次是保护或预防性治疗，即干预和防止神经细胞变性，延缓病程进展。最后是移植具有多巴胺分泌活性的细胞。

## 七、精神疾病

### （一）老年期抑郁症

近年来，随着社会老龄化进程的加快，老龄问题已更加引起人们的重视，而老年期抑郁症恰恰是影响老年人身心健康的一个重要因素。所谓抑郁症，是指以情绪低落、兴趣缺乏、乐趣丧失等为主要表现的一组临床综合征，而老年期抑郁症，严格说来并不是一个独立的疾病单元，它只是指首次发病于老年期（一般为 60 岁以上）的抑郁症，其表现也是以持久的抑郁心境为主，同时较多伴有躯体不适的主诉，且所有症状均不能归因于躯体疾病或脑器质性疾病。老年期抑郁症一般病程较长，有反复发作的倾向，部分病例易发展为难治性抑郁。

1. 流行病学

抑郁症是老年期常见的精神疾病，其患病率国内外各家报道不一。1995 年的调查表明，英国老年精神病院住院病人（60 岁以上）中，有 50% 诊断为情感性精神病，其中 60 岁以后首次发病者占 55%；1970 年在伦敦地区申请社区治疗服务的老年人中，32% 有抑郁症状。联合国非洲经济委员会的研究报道，社区老年居民中抑郁性症状患病率为 15%，重性抑郁症患病率为 3%。国内相关报道，60 岁以上人群中躁郁症患病率为 0.34%；北京市老年抑郁症的发生率在 1997 年为 12.89%，在 1999 年为 1.57%；上海市老年期抑郁症的患病率为 5.28%。与抑郁症紧密相关的一个问题是自杀，研究资料表明，老年人自杀率极高，是一般总体人群的 2 倍，且实际企图自杀者比自杀者多，在这些人中，有 50% ～ 70% 是继发于抑郁症的。英国曾报道该国 65 岁以上人群中，自杀率为 25%。我国 64 ～ 75 岁老年人自杀死亡率为 10 万分之 47.8，其中农村老年人的自杀死亡率是城市老年人的3倍。

2. 病因及危险因素

本病目前尚未发现明确的病因，但大量研究表明，遗传、神经结构改变、神经生化改变、心理个性特征、社会文化环境等因素，均对本病的发生有一定影响。

此外，研究表明，性格孤僻、独身、文化程度低、无兴趣爱好、无独立经济收入等，也是老年人易患抑郁症的危险因素。

3. 临床表现

老年抑郁症患者与青壮年抑郁症患者在抑郁的许多症状上是共同的，如失眠、情绪低落、不能体验到快乐的感觉，对原有的爱好丧失兴趣、精力下降、什么事都不想做，回避社交活动、反应迟钝、自我评价低、总是认为自己笨、不如别人，严重时会出现自责自罪，认为自己有罪过，对不起别人等。焦虑不安也是一个常见的症状，往往表现烦躁，坐卧不宁。抑郁严重时可出现轻生的念头或行动。此外，老年抑郁症患者临床表现之中，也有一些特殊之处。

（1）躯体化：许多老年抑郁症患者，并不承认自己心情不好，而是表现为诸多的躯体不适，如头疼、背痛、全身痛、心慌、心悸、厌食、腹胀、多汗、全身忽冷忽热等。但客观检查并不能发现有相应的器质性疾病。这类患者往往有突出的疑病倾向，就是在这些躯体不适的基础上，坚信自己患了某种病，因此反复检查，反复求治，同时对阴性的检查结果一概不信，所以经常换医院、换医生。

（2）激越：这是老年抑郁症患者的常见症状，往往发生在严重的焦虑基础上，患者紧张害怕，对未来充满恐惧，而自己又不知如何去面对，因此整日坐卧不宁，喋喋不休，严重时可拒食、自伤、自杀、冲动毁物、伤人等。此时患者常被误诊为其他精神疾病。

（3）假性痴呆：老年抑郁症患者常常有假性痴呆的表现，表面看来其现象和老年性痴呆的早期类似，如认为自己脑子笨了，记不住事儿了，很多事都不会干等，但假性痴呆是可逆的，可以通过抗抑郁治疗而改善，其认知障碍与抑郁症状的发生、发展和改善是同步的。

（4）妄想性：老年抑郁症患者往往伴有一些妄想性的症状，如疑病妄想、虚无妄想、贫穷妄想、被害妄想等，但这些妄想的出现，都有一定的心理或环境因素的基础，且大多随着抑郁的改善而消失。

（5）自杀倾向：老年抑郁症患者的自杀风险远高于年轻患者。曾报道有55%的老年抑郁症患者在抑郁状态下自杀，且自杀的成功率极高。引起老年患者自杀的主要危险因素包括：缺乏社会支持、孤独、经济收入低、激越、持续的躯体疾病、妄想性症状等。

（6）慢性化：老年抑郁症患者往往存在许多现实的生活困难，如躯体疾病折磨、低收入、缺少社会支持等情况，易使抑郁情绪慢性化、迁延化。性格特征中依赖性强的患者更易出现类似情况。

4. 治疗与康复

（1）药物治疗：这是目前治疗抑郁症的主要方法，常用药物包括三环类抗抑郁剂（TCAS）、选择性 5- 羟色胺再摄取抑制剂（SSRIs）、单胺氧化酶抑制剂（MAOIs）等，它们在疗效方面差异不大，但在副反应方面却各有不同。

（2）非药物治疗

1）电痉挛治疗（ＥＣＴ）：对老年患者而言，有明显自杀倾向、严重激越或呆滞等，药物治疗无效且无心脑血管病者可以考虑采用ＥＣＴ治疗，这是一种安全、有效、快速（一般三四次即可改善症状）的治疗方法。

2）心理治疗：在对老年抑郁症患者的治疗中，心理治疗与药物治疗一样具有同等重要的地位，是缓解心理、社会压力、提供支持的重要手段，对维持康复、预防复发有重要作用，目前常用的方法包括认知行为疗法及森田疗法等。

5. 预防

本病的生物学原因尚不清楚，且本病的发病又与心理—社会因素密切相关，因此预防本病需从这些方面入手，既要让老人衣食无忧，又要让老人感到不孤独、有依靠、日子过得充实。应努力调整好家庭内部及邻里之间的关系，减少冲突，鼓励老人做一些力所能及的家务，使其有价值感，鼓励老人有自己的兴趣爱好，避免与社会隔绝。

### （二）老年期焦虑症

所谓焦虑，是指一种内心紧张不安，担心要发生某种不利情况，又不知如何应付的不愉快的体验，程度严重时，则变为惊恐。焦虑并不都是病理性的，在我们的日常生活中，它几乎无所不在，只有当其超过一定限度时，才成为病理问题。临床上一般将这些病理性的焦虑分为两大类，一类是广泛性焦虑，一类是惊恐发作。从流行学来看，一般人群中焦虑障碍的患病率国外报道为 2% ～ 4%，国内报道为 1.84%。而老年人群中，焦虑则更为常见，Kay（1970）报告，社区老年人中有 14% 的对象出现过焦虑。川岛（1976）报告，在 60 岁以上的人群中，焦虑的发生率为 53%，远高于 60 岁以下人群的发生率。

1. 常见病因

（1）生物学因素：研究发现，惊恐发作有较明显的遗传倾向，而广泛性焦虑则无遗传的迹象。从生化角度来看，去甲肾上腺素能神经功能增强及 5- 羟色胺分泌增加，均可引起焦虑。

（2）心理—社会因素：心理—社会因素一般是焦虑发作的诱因，并无特异性，而老年人一方面有可能面临更多的社会不良应激，一方面心理和身体的承受能力又日渐下降，因此极易出现焦虑发作。

2. 临床特点

（1）焦虑是一种情绪状态，病人基本的内心体验是害怕，如提心吊胆、忐忑不安，甚至极度惊恐或恐怖。

（2）这种情绪是不快的和痛苦的，可以有一种死亡迫在眉睫或马上就要虚脱昏倒的感觉。

（3）这种情绪是指向未来的，它意味着某种威胁或危险即将到来或马上就要发生。

（4）实际上并没有任何威胁和危险。或者用合理的标准来衡量，诱发焦虑的事件与焦虑的严重程度不相称。

（5）与焦虑的体验同时，有躯体不适感、精神运动性不安和自主神经系统功能紊乱。

3. 治疗

（1）心理治疗：可以改善患者的认知，稳定患者的情绪，提高患者的心理承受能力，而松弛训练、系统脱敏等方法，还可以直接矫正患者的一些异常行为。

（2）药物治疗：应用最多的是苯二氮䓬类药物，安全、有效、廉价。缺点是有成瘾性，且因有肌肉松弛作用，易导致老年人乏力、行动不便。另外，低剂量的抗抑郁剂也常用于抗焦虑的治疗，而新一代 5 羟色胺激动剂也已应用于临床。需特别强调的是，所有这些药物的应用均应在专科医生的指导下进行。

### （三）老年期精神分裂症

1. 概述

精神分裂症是一组病因未明的精神病，多起病于青壮年，常缓慢起病，具有思维、情感、行为等多方面障碍及精神活动不协调。患者通常意识清晰，智能尚好，有的病人在疾病过程中可出现认知功能损害。自然病程迁延，反复加重或恶化，常严重损害患者的职业功能和人际关系，但部分病人可保持缓解或基本缓解状态。

精神分裂症发病率与年龄相关是本病的特征之一，其通常被认为是一种起病于青少年后期或成年早期的疾患，从青春期开始发病率迅速上升，男性 22 岁时达到最高峰，以后缓慢地下降，40 岁后发病者很少。女性发病高峰年龄较男性稍晚，发病年龄分布更宽，发病危险期持续到中年以后。临床上被诊断为精神分裂症的患者中确有少数病人（尤其是女性）是在中老年期首次出现精神病症状的，对晚发性病例与早发性精神分裂症是同一种疾病抑或是仅具有相似临床症状而病因不同的疾病，曾有不同的认识。

老年期精神分裂症指发病于 60 岁以后的精神分裂症。由于早发与晚发性精神分裂症之间在症状方面与相伴随的神经感觉缺损方面有所不同，但这些似可看做年龄对单一疾病进程的病理塑型作用所致，而非患另一种疾患的证据。所以有必要对晚发性病例尤其是老年期发病的病例作更深入的研究。

2. 老年期精神分裂症的症状

所有见于早发性精神分裂症的症状均可见于老年期精神分裂症。精神分裂症按临床特点可分为特征性症状和其他症状。所谓特征性症状是指病人的精神活动脱离现实，与周围环境不协调，以及思维、情感、意志等基本心理活动不协调；其他常见症状如幻觉、妄想、紧张综合征等，对诊断亦具有重要意义。精神分裂症症状还可笼统地分为阳性症状和阴性症状，阳性症状指异常的精神活动，包括幻觉、妄想和思维形式障碍等；阴性症状指个体缺乏正常的精神活动，包括思维贫乏、情感淡漠、意志缺乏等。将常见症状分述如下：

（1）幻觉和感知综合障碍

1）幻觉是指患者体验到的感觉不是因为感官受到刺激而产生的，即感觉到的是实际上根本不存在的东西。以听幻觉最为常见，最具特征性的三种听幻觉是评论性幻听、议论性或争论性幻听、思维鸣（回）响。①所谓评论性幻听，是指患者听到有声音评论他正在进行的行为；②争论性幻听是指患者听到有人在讨论或争论，内容与患者有关，如一个患者整天都听到有声音“好像在谈话，一个人总是在与别人争论”；③思维鸣响是指患者体验到听见了自己的思维，患者感到在想某事儿的同时或经过一个短暂的时间后听到自己的想法。

听幻觉还可表现为命令性幻听，患者听到有声音命令他干这干那，而且往往会被动地服从。听幻觉的来源可能来自外界或来自体内某一部位或头脑中。东张西望寻找声音的来源或是自言自语、对空讲话、独自无故发笑等行为提示患者可能存在听幻觉。幻听的内容除语言外还可表现为其他的声音，如音乐声、各种噪音等。

2）尽管视幻觉通常提示器质性精神病，但在精神分裂症也很常见。幻视的形象往往很逼真，常与幻听同时出现。其他如嗅、味、触和内脏幻觉亦可见于精神分裂症，并常伴有妄想性的解释。一些患者诉说能闻到难闻的气味或尝出食物中有怪味，认为是有人下毒；有的患者相信自己正在发出难闻的气味；有的患者感到身上麻木或疼痛，而坚信是被某种高科技仪器之类的东西影响的结果；一个患者体验到内脏中有某种奇怪的感受，相信有一条蛇钻进他的肛门，便是幻觉伴有妄想的例子。

3）感知综合障碍中以体形感知综合障碍多见，如病人认为自己的面容变得面目全非而反复窥镜，或认为事物的形状改变了，变小了（视物显小）或增大了（视物显大）。

（2）妄想

所谓妄想是指病态的判断和推理，患者对事物的判断明显地与事实不符，却坚信不疑，不可理喻，用确凿的事实都无法纠正。事实上，几乎所有的精神分裂症患者在病程中都会产生妄想，妄想类型各式各样。常见的妄想类型有：关系妄想（将一些实际上与己无关的事物认为是针对自己的）、被害妄想（无端认为被害）、嫉妒妄想（无任何事实根据地认为配偶不忠)、影响妄想(认为被某种外力等物质所影响,常带有被害的性质)、被窃妄想(坚信自己的东西被人偷走)等。相关精神分裂症的研究报道,70%的病例有关系妄想,66%的病例有被害妄想。精神分裂症的妄想内容常自相矛盾、荒谬离奇。突然发生的、没有任何原因的妄想被称为原发性或自主性妄想,这类稀奇古怪的、不符合逻辑的妄想是精神分裂症的特征性症状。精神分裂症的特征性症状还包括思维、意志行为、情感及躯体功能被控制的妄想。个体被干扰或被控制的体验是精神分裂症精神病理学的主要特征之一。

(3)思维形式和思维过程障碍

1)思维松弛或破裂性思维:是精神分裂症的典型症状,表现为对答不切题,或讲话的内容逐渐离开主题,句与句甚至词与词之间缺乏联系或联系混乱,前言不搭后语,使人不知所云。Eugen Bleuler对思维松弛作了特别的描述:"在引导思考的千丝万缕的联想过程中,精神分裂症似乎随意地干扰了其中某一条联想,或是切断了一条、一组,甚至一部分的联想。这时思维变得缺乏逻辑,非常混乱。"

有的病人的思维过程可在无外界因素影响下突然中断(思维中断);有的涌现大量不自主的念头(思维云集);有的病人思维贫乏(思维活动量明显减少);有的思维内容贫乏(思维活动量并不明显减少,但言谈空洞无物,缺乏实质性的内容),或刻板言语(病人机械刻板地重复某一无意义的词或句子)。

2)思维逻辑障碍:患者思维联想过程中表现出特殊的个人逻辑,而忽略了引导正常思维的普遍常识,给人以想法怪异的感觉。逻辑推理荒谬离奇甚至因果倒错,或议论一些缺乏现实意义和确切根据的事情,给人以牵强附会、强词夺理、似是而非、进行诡辩的印象。

(4)情感障碍

1)情感淡漠、情感不协调(甚至情感倒错)是精神分裂症的重要症状。最初涉及的是较细致的情感,如对同事的关怀、同情,对亲人的依恋、体贴和对周围事物的情感反应变得平淡、迟钝。随着病情的进展,病人的情感体验日益贫乏,对一切事物可无动于衷,当谈到某些在正常情况下可引起情感反应的事物时,缺乏语言或非语言的情感表达,情绪动作很少,呆滞少语或无故出现痴笑等浅薄、愚蠢的情感。患者的亲属和朋友会发现很难与患者进行情感交流。

2)焦虑抑郁可以发生在精神分裂症的各个阶段,抑郁情绪也可伴发生物学症状,如睡眠和食欲障碍。精神分裂症病人的自杀并不罕见,部分是因抑郁所致。

(5)意志行为障碍

1)意志减退:表现为缺乏主动性活动并常伴缺乏自发性语言和自发性情感,就像丧失了驱动力,生活孤僻、懒散,不与人往来,常整日呆坐或卧床,甚至不洗漱、不修边幅,生活空间脏乱不堪。

2）意志解体：表现为病态地活动过度，对冲动的控制能力减弱。

3）紧张症状群：紧张症状属一种自主运动障碍，表现为活动抑制或活动增多。紧张性运动抑制可表现为木僵状态，出现蜡样屈曲，此时患者好像蜡像一样，可以被检查者任意摆弄，摆出的各种姿势长时间保持不变。紧张行为实际上是患者对动作指令的过分屈从（被动服从）或抵抗（违拗），从而表现出与环境不协调的动作或姿态。例如患者可模仿检查者的动作（模仿动作）。紧张性兴奋表现为无目的的活动增多，通常是重复性的活动。某些病例可能从抑制突然转变为兴奋。

4）怪异、愚蠢行为。

5）攻击行为：对人或物的轻度攻击性的行为和攻击性的言语在精神分裂症中亦较常见，一些症状如妄想、幻听会导致暴力行为。由此引起的严重攻击行为虽然不常见，但可引起致命的后果。

（6）认知障碍

近来人们越来越认识到精神分裂症认知功能障碍的重要性，并认为认知功能障碍是精神分裂症的原发性损害。从患病之初就出现且多一直持续整个疾病过程，涉及注意、记忆、学习和额叶执行功能缺陷等。很多研究结果表明：精神分裂症的认知功能损害是非进行性的，多数患者不一定都有严重的认知功能衰退趋势。年轻与年老的精神分裂症患者之间认知功能改变的差别只是在程度方面，而且只有部分患者存在这样的差别。

相比早发性精神分裂症，晚发性精神分裂症的症状可能较不典型，思维联想形式障碍、情感淡漠等阴性症状可不明显，其突出的特点有：① 以偏执性症状为主；② 常见有非听觉性幻觉；③ 阴性症状少见；④ 认知损害较轻微；⑤ 常终生保持较好的社会功能；⑥ 女性多发；⑦ 听觉和视觉缺损常见。

3. 老年期精神分裂症的危险因素

（1）遗传：对于成年早期发病的精神分裂症，最重要的危险因素就是遗传因素。家系调查发现，患者的一级亲属中患该病的危险比一般人群高 10 倍。与病人的血缘关系越近，患病率越高：双生子研究发现单卵双生比双卵双生患病率高 4 ～ 6 倍；寄养子调查也提示明显的遗传倾向。细胞遗传学与分子遗传学研究至今缺乏一致性结果，多数认为精神分裂症属多基因遗传，是遗传易感性和环境因素共同作用的结果。随着年龄的增大，遗传因素的重要性渐趋下降，直至 60 岁以后起病的患者中，其亲属患该病的危险性增高已变得不甚显著。

（2）女性：在晚发性（＞ 40 ～ 45 岁）精神分裂症患者中，女性所占的比例介于 66%～ 85%之间。这一状况至老年期（60 岁以上）起病的患者中达到极端程度，有报道称该数值高达 88%或 91%。

（3）感觉缺损：无论是在实验室条件下，还是在临床工作中，都已证明耳聋是产生幻听和偏执性症状的肯定的危险因素之一，而晚发性精神分裂症患者中感觉缺损比早发性病例更为多见。

（4）人格与心理社会因素：部分精神分裂症病人有特殊的个性，如孤僻、少语、怕羞、敏感、沉溺于幻想等，可能与围生期损伤、幼年生活不稳定和缺乏父母照顾等有关。有研究发现，老年期精神分裂症患者的人格特征有：难以建立和保持人际关系、羞怯、内向及多疑。但是，这样的人格特征究竟代表了晚发性精神分裂症的危险因素，还是后来所患精神分裂症的早期标志，这一问题尚无定论。在美国进行的调查发现，低社会阶层精神分裂症的患病率是高社会阶层的9倍。我国12个地区调查发现，精神分裂症的患病率在经济水平低的人群为1.016%，显著高于经济水平高的人群的0.475%，这可能与物质生活差、心理负担重和心理社会应激多有关。

（5）脑形态学异常：对晚发性精神分裂症患者的脑影像学研究表明，与早发性病例不同，老年期精神分裂症患者常有侧脑室和第三脑室扩大。有报道称，晚发性精神分裂症患者的丘脑比早发者大，但又有研究发现，健康老年人与老年期发病的患者相比，丘脑大小并无差别。

4. 治疗

治疗目标是减轻或缓解病症，减少复发，增强疾病稳定期的心理社会功能。

采取综合治疗措施，应用恰当的药物、心理治疗和心理社会康复，制订全面的全程综合性治疗计划，在整个药物治疗的过程中，要始终注意治疗的“个体化”原则。减少应激事件，尽量避免促发因素，改善依从性，以适合病人及其家属的方式提供健康宣教，使病人主动配合治疗。

## 八、泌尿系统疾病

### （一）前列腺增生

前列腺是男性生殖器官的一部分，从婴儿出生到青春期，前列腺的体积缓慢长大，以后受睾丸男性激素的影响，生长速度加快，到30岁以后前列腺体积稳定，到45岁以后，大部分人的前列腺体积呈病理性增生，其余人的腺体开始萎缩。

男性在进入中年后，前列腺的体积保持稳定，大约是4cm×3cm×2cm大小。以后一部分人趋于萎缩，腺体逐渐减小；另一部分人趋于增生，腺体逐渐增大。当增生的前列腺达到一定程度，压迫了尿道，引起排尿困难等一系列症状时，在医学上就称为前列腺增生症。前列腺增生俗称前列腺肥大，多发生于50岁以上的老年人。

1. 流行病学

前列腺增生的发病率因临床诊断标准不统一，所以进行统计的发病率也有很大出入。60 岁以前，前列腺增生的发病率为 20% ～ 50%，60 ～ 69 岁的发病率为 35% ～ 70%，70 岁时的发病率为 40% ～ 82%。

前列腺增生的病因，目前尚不完全清楚，但是，与内分泌有关的学说似乎更有根据。切除睾丸治疗前列腺增生症可以使前列腺萎缩，说明睾丸和男性激素在前列腺增生症的发病中起作用。另外，近年对多肽类生长因子在前列腺增生中所起作用的研究也取得了长足进展，表明多肽类生长因子可直接调节前列腺细胞的生长，而性激素只起间接作用。

2. 前列腺增生的临床表现

一般来说，男性在 50 岁以后可能出现前列腺增生的症状。症状的出现取决于尿路梗阻的程度、病变发展的速度以及是否合并感染和结石，而不在于前列腺本身的增生程度，病状可以时轻时重。增生的前列腺没有引起梗阻或轻度梗阻的时候患者可以没有症状，对健康也没有影响。下面几种状况是前列腺增生的常见表现：

（1）尿频：常是前列腺增生病人最初出现的症状。早期是因前列腺充血刺激所引起的，夜尿比较显著。尿路梗阻加重、膀胱残余尿量增多的时候，尿频也会逐渐加重，这是由于膀胱经常处于部分充盈状态，从而使有效容量缩小所致。

（2）排尿困难：进行性排尿困难是前列腺增生最重要的症状。由于发展得很缓慢，有时被认为是老年人的自然现象而不被注意。有轻度梗阻的时候，排尿迟缓、断续，尿后滴沥。梗阻加重后排尿费力，射程缩短，尿线细而无力，结束的时候呈滴沥状。

（3）尿潴留：梗阻加重达到一定程度，排尿时不能排尽膀胱内全部尿液，出现膀胱残余尿，就是尿潴留。残余尿量愈大，说明梗阻的程度愈重。过多的残余尿可使膀胱失去收缩力，逐渐发生尿潴留，并可能出现尿失禁，这是由于膀胱过度充胀而使少量尿从尿道口溢出而引起的，也被称为充盈性尿失禁。前列腺增生的任何阶段中都可能发生急性尿潴留，这大多数是因气候变化、饮酒、劳累等使前列腺突然充血、水肿所导致的。

（4）其他症状：前列腺增生合并感染的时候，也会有尿频、尿急、尿痛等膀胱炎症状。有结石的时候症状更为明显。并可伴有血尿，前列腺增生因局部充血可以发生无痛血尿。晚期可出现肾积水和肾功能不全的症状。长期排尿困难可导致腹压增高，发生腹股沟疝、脱肛或内痔等症状，这些症状偶尔可以掩盖前列腺增生的症状，从而造成诊断和治疗上的错误。

3. 治疗

（1）对于具有轻度前列腺增生症状的病人，可以通过简单的行为和生活指导来改善症状。若进行药物治疗，可采用 5-a 还原抑制剂、a- 受体阻滞剂、植物药等。

（2）前列腺增生症的微创治疗：指非手术、非药物治疗前列腺增生的方法，主要包括前列腺支架、热疗、激光和经尿道电气化等。

（3）手术治疗

①经尿道前列腺电切术：在国外，20 世纪 80 年代，良性前列腺增生症手术治疗有 90% 是采用经尿道电切，其手术效果至今仍被视为金标准。一般认为当前列腺重量大于 50g 时不宜采用这种术式，主要原因是此时手术时间延长，出现经尿道电切综合征的可能性将增加。

②经尿道前列腺切开术：这种手术因更容易掌握，而且手术时间短、损伤小，特别在老年高危病人不适于开放手术和经尿道前列腺电切时，具有相当的优势。

③开放性前列腺摘除术：这种手术的适应证基本上与经尿道前列腺电切术相同，对于前列腺重量大于 50g 的患者更合适。亦适用于没有电切设备的医院。开放手术同时还可以处理膀胱内的憩室和结石。

4. 老年前列腺肥大患者的注意事项

（1）生活有规律、不能过度劳累；

（2）最好不要饮酒或吃刺激性食物；

（3）保持大便通畅，防止便秘；

（4）不能过于憋尿；

（5）性生活不能过度频繁，经常的性冲动会使前列腺充血；

（6）长途旅行时不宜坐时间太久，应当间歇起来活动，避免盆腔充血而增加排尿困难；

（7）由于前列腺肥大的病程进展十分缓慢，开始往往不易引起老年人的注意，常到了排尿非常困难、尿潴留，甚至肾功能受损导致尿毒症时才就治，增加了治疗的困难。为此，对这种病必须引起重视，及早就医。

## （二）泌尿系感染

泌尿系感染又称尿路感染（UTI）是老年人常见病，由病原菌侵入泌尿系统，并在尿路黏膜生长、繁殖，引起相应的病理改变及症状的一组疾病。依据病变的不同部位常分为上尿路感染及下尿路感染，根据起病的急、缓、有无症状和病理改变，又分为有症状或无症状尿路感染；急性、慢性尿路感染。

1. 患病率

老年人尿路感染的患病率仅次于呼吸道感染，约占统计人口的 0.91%，其中成年女性患病率为 3%～4.5%，而 65 岁以上则增至 15%～20%；50 岁以前的男性很少发生 UTI，而 65 ～ 70 岁患病率为 3%，70 岁以上患病率可高达 20%。

2. 病因及发病机理

（1）致病菌：主要致病菌株以革兰阴性杆菌为主，其中以大肠杆菌最为常见，约占发病患者总数的 80% ～ 90%，其次有变形杆菌、克雷伯杆菌属、绿脓杆菌、肠球菌（如粪肠球菌、屎肠球菌）等。长期卧床、体质衰弱的老年患者，还可由各种非尿路致病菌或备件致病菌导致严重 UTI。此外，老年患者真菌性尿路感染亦不少见。

（2）感染途径：

1）上行感染：通常整个尿路黏膜是无菌的，仅在尿道口周围存在细菌。致病菌从尿道口上行至膀胱，再经输尿管上行至肾盂，引起膀胱炎或肾盂肾炎。

2）血行感染：细菌从体内感染病灶侵入血流，引起菌血症或败血症，进入血中的细菌经血循环到达肾脏，引起肾盂肾炎或肾脓肿。

3）经淋巴管感染：极少部分患者因结肠、盆腔器官感染，细菌通过淋巴管进入肾脏或膀胱。

（3）易感因素

1）尿路梗阻：当老年患者存在尿路结石、肿瘤、前列腺肥大、尿路畸形或腹腔及盆腔内肿瘤压迫尿路时，引起尿流不畅，导致肾盂积水或膀胱内残余尿量增多，利于细菌生存及繁殖。

2）存在全身性疾病：老年患者常伴有糖尿病、慢性肾脏疾病、晚期肿瘤、体质虚弱、久病卧床或长期应用免疫抑制剂及抗生素，使本已处于免疫功能减退的机体防御能力进一步低下。

3）尿路损伤：尿路器械检查（如膀胱镜）或导尿后，将尿道口周围细菌带入膀胱，或损伤了尿路黏膜，均易发生尿路感染。

4）尿路解剖特点：女性由于尿路的解剖特点，尿道短而宽，且距离细菌较多的阴道口及肛门较近；女性月经期，经血对尿道口刺激，经血是细菌的良好培养基；在性生活时，女性尿道口受压，细菌经尿道口被挤入膀胱；更年期后，尿道黏膜萎缩，分泌有机酸减少，局部抗菌能力减弱，导致女性绝经期后更易发生尿路感染。女性患者存在 3 个高发阶段：新婚蜜月期、生育期、绝经期。

5）老年男性前列腺肥大或前列腺液分泌减少，老年女性膀胱颈梗阻，致排尿不畅，膀胱内残余尿增多及尿潴留，均有利于细菌繁殖。

6）老年患者膀胱无力或排尿反射障碍：神经源性膀胱，排尿反射效能低下，逼尿肌收缩差，膀胱内高压，使膀胱壁毛细血管血流减少，对感染的抵抗力减弱。

7）老年肾血管硬化：使肾脏和膀胱黏膜处于相对缺血状态，骨盆肌肉松弛，进一步加剧局部黏膜血液循环不良。

8）老年退行性变：特别是肾远曲小管、集合管的憩室或囊肿形成，也使尿路黏膜防御功能低下。

9）老年患者生理性渴感减退，饮水减少，尿路冲洗作用减弱。

10）老年痴呆，生活不能自理，粪便污染。

3. 临床表现

（1）膀胱炎

1）急性膀胱炎：多为上行感染所致，可同时伴有尿道炎。表现为尿频、尿急、尿痛及血尿，可伴有下腹部不适感。女性患者多不伴发热及全身表现，老年患者表现多不典型，有时仅表现为腹部不适感。男性患者因常伴有急性前列腺炎及尿道炎，可表现为畏寒、高热、会阴部疼痛，尿道烧灼感，尿道有脓性分泌物或白色黏液样物。

2）慢性膀胱炎：急性感染期治疗不彻底，病情迁延，或反复多次急性感染，或存在尿路梗阻、尿路畸形，致尿中持续或反复出现白细胞，或尿培养有细菌生长。但尿路刺激症状不明显，老年患者常可表现为无症状细菌尿。

（2）肾盂肾炎

1）急性肾盂肾炎：表现为发热、寒战、腰痛或小腹痛，有时伴有尿路刺激症状，肉眼血尿，可伴恶心、食欲不振。体征可有肾区叩痛，耻骨上压痛。但老年患者表现多数不典型，仅有乏力、头晕、发热、食欲不振、腰骶部酸痛，极易漏诊、误诊。当UTI急性发作时，老年患者较易并发菌血症、败血症及感染性休克。

2）慢性肾盂肾炎：急性肾盂肾炎反复发作，病程超过半年。临床表现各种各样，多不典型，有轻有重，轻者可无自觉症状，仅有尿检异常，老年患者可表现为无症状细菌尿；重者急性发病时表现为典型的急性肾盂肾炎。晚期可伴肾功能不全，表现为腰酸、高血压、水肿、夜尿增多等。

（3）前列腺炎：老年男性常有前列腺增生肥大、致尿路不畅，发生慢性膀胱尿潴留，易合并感染。急性前列腺炎常伴尿道炎，表现为畏寒、发冷、发热，尿路刺激症状、尿道有脓性分泌物流出；慢性期可表现为尿道下坠感、尿频、尿急、夜尿增多、排尿不畅、会阴部疼痛等。

4. 对策

（1）休息：急性期应卧床休息，待体温下降，肉眼血尿消失，尿路刺激症状减轻，即可下床活动。慢性期应避免重体力劳动，避免劳累。

（2）饮水、排尿：多饮水、勤排尿，以冲洗尿道黏膜，促使细菌尽快排出，减少细菌的生长繁殖。女性病人应在性生活后排尿，以减少尿道感染机会。

（3）寻找并去除发病诱因或易感因素：对于反复发作的尿路感染，应积极除外尿路结石、肿瘤、畸形、前列腺肥大等尿路梗阻现象，加强营养，提高机体免疫力。

（4）抗菌药物治疗：常用药物有喹诺酮类、头孢霉素类、磺胺类或氨基糖苷类、合成青霉素类抗生素，具体用药应根据尿细菌培养结果及个体药物敏感情况选用。

（5）其他药物如碳酸氢钠片、盐酸黄酮哌酯片、中药等治疗，可减轻膀胱刺激症状。

（6）如发展到严重肾功能不全、尿毒症期，应行肾脏替代治疗，如腹膜透析、血液透析。

## 九、退行性骨关节病

1. 概述

退行性骨关节病又称骨性关节炎、老年性骨关节炎、增生性关节炎等。60 岁以上的老年人多见。随着年龄增大其发病率也随之升高。此病发病缓慢，对老年人的生存及生活质量构成严重威胁。其发病因素较多，可继发于关节创伤、关节和脊柱畸形、感染等因素。但绝大部分仍是与年龄增大、关节退变有关的原发性退行性骨关节病。无局部原因的原发性增生性关节炎最常见，其发病往往受年龄、遗传、体质和代谢的影响。年龄对本病的发生有两方面的影响：①日常关节活动对关节软骨损伤的积累作用，老年人关节软骨的积累损伤多；②老年人软骨基质中的黏多糖含量减少，纤维成分增加，软骨的弹性减低，容易受力学因素伤害而产生退行性改变。肥胖体形的人群发病率较高。老年人身体衰老的同时关节也会老化、退变。退行性骨关节病常为多关节受累，下肢主要出现在髋、膝、踝等负重关节，手指和脊柱等活动多的关节也常发病。有人调查，60 岁以上的人群中 80％以上的人有骨性关节炎，男、女发病率差别不大，其中至少 20％～ 30％的人有关节炎症状。所以老年骨性关节炎病人是一个庞大的群体。我国进入老龄化社会后，这个群体也越来越大。

2. 流行病学

继发性骨关节炎可发生在各年龄段，但原发性骨关节病几乎都发生在老年人。

骨关节的病理改变主要是透明软骨软化退变、糜烂，然后骨端暴露，并继发滑膜、关节囊、肌肉的变化。关节软骨退变是骨关节病的主要病理特征。其中以细胞外基质蛋白多糖和Ⅱ型胶原异常降解最显著。

凡能导致关节软骨退变者、不论退变是生理演变或病理性结果，最后均可发展为骨关节病。关节软骨的退变是骨关节炎的最直接的原因，临床上骨关节炎常分为原发性和继发性。后者引起软骨退行性改变的直接原因为关节结构异常、关节应力分布不均匀、炎症、代谢异常等，临床常见病因为关节先天性畸形、关节创伤等，使关节长期受到不均匀应力或关节软骨受到直接损伤。原发性骨关节炎原因不太清楚，其发病原因可能与遗传因素、环境因素，特别是生理性老化过程，正常的磨损，慢性损伤，肥胖，饮食等因素有关。现代生物学研究表明，细胞因子、生长因子、免疫因子等都与骨关节炎的发病有关。

所以无论是原发性还是继发性骨关节炎，起始病变都是由于关节表面软骨组织结构及功能改变引起。

3. 临床表现

骨性关节炎是引起老年人致残的主要原因之一，给老年人的身体健康和晚年生活带来了很大的危害。主要表现为反复或持续性关节肿胀、疼痛，关节功能障碍或关节变形；如伴发颈椎病或腰椎管狭窄时，会出现一系列神经功能障碍，严重时可导致截瘫或大、小便失禁。患者早期主要表现为活动或劳累后，特别是剧烈活动如上、下楼，爬山，比赛后，关节酸痛，休息后好转。随着病程发展，病情加重，关节疼痛程度也会加重，表现为钝痛或刺痛，疼痛持续时间延长。甚至轻微活动即可出现疼痛，休息后疼痛只能减轻，行走或上、下楼时需要扶持把手或拐杖，以致老年病人不愿意过多走动。有时轻微活动或受凉后即出现关节肿胀，不能下蹲，如关节内出现小的游离骨片时可引起关节内卡压现象。出现卡压时除关节内有响声外，关节不能伸屈，且伴有疼痛。只有游离骨片离开关节面，解锁后，才能活动行走，膝关节卡压有时会使老人摔倒。后期关节出现严重退变、关节变形，且骨质增生明显，会引起严重的功能障碍。

脊柱的骨关节炎，主要发生在颈椎和腰椎，引起颈部或腰部的酸痛、僵硬、活动不灵活。脊柱小关节退变造成脊椎不稳定，从而继发引起关节增生，韧带肥厚、间盘退变、膨出或突出，造成颈、腰部脊髓神经通道的狭窄。①颈部骨关节炎可引起颈椎病，如压迫神经根、则表现压迫侧的手或上肢麻木、乏力等症状，如压迫脊髓可表现为四肢精细动作障碍，行走不稳，大、小便失禁。严重时可导致四肢瘫痪。②腰椎管狭窄同样为腰椎退行性病变引起。出现下肢神经源性间歇性跛行，每次只能行走 200 ～ 300 米，严重时只能迈几步，甚至大小便功能障碍。

病人关节变形、老年人手指远端关节背面两侧均隆起，即 Heberden 结节是典型的骨关节炎征象。同时关节变形，手指彼此不能靠拢，关节活动度差。下肢髋、膝骨关节炎病人步态小、行走费力，甚至上诊所也有困难，下肢出现“O”型或“X”型腿。关节积液，滑膜增生、肿胀，关节摩擦感明显，伸屈活动受限。

患者颈部僵硬，后伸时手部、下肢有放电感，臂丛神经牵拉试验阳性，如为脊髓型颈椎病，则四肢肌张力高，反射亢进，系、解扣等精细动作不能完成；Hoffmman 征阳性者，双下肢也有病理反射，腹壁、提睾反射消失，有感觉平面等。

腰部平坦，前突消失，活动受限，尤其是后伸受限。腰部有压痛点，双下肢可有或无神经体征。

4. 治疗与保健

老年骨性关节炎发病率和致残率高，严重影响老年人的生活质量。在骨性关节炎发生前，需尽量避免引起关节退变的各种因素，如出现外伤、关节畸形、血尿酸增高、类风湿等疾病时，及早就诊和治疗，以减少关节软骨损伤和退变的机会。如年龄超过60岁，出现活动时或活动后关节酸痛，应积极去医院就诊，如骨关节炎诊断成立，更应积极配合医生进行科学的治疗，以避免或延缓严重骨关节炎的出现。骨关节炎需依病情早晚和轻重而分别采取不同的治疗方法，临床上膝关节骨性关节炎的治疗常采用所谓的阶梯治疗，一般分4级。

（1）一级治疗（物理治疗）：适应于早期骨质关节炎患者，所谓早期骨关节炎一般是发病年龄轻，60岁左右，发病初期，症状轻，仍能坚持日常活动。查体时关节摩擦感不明显，仅髌股关节面有压痛，X光片无异常发现。可选择理疗（包括红外线、频谱、电磁等），减少剧烈运动，如爬山、骑车、对抗性比赛等。少做下蹲动作。可作关节部位热敷、热水泡洗、揉拿。卧床时作股四头肌训练。

（2）二级治疗（药物治疗）：适用于早期关节炎单纯物理治疗效果不满意，或X光片已出现髌股关节面退变，关节经常出现肿胀，不能长时间活动或长距离行走的病人。在物理治疗基础上，加用一些药物。

（3）三级治疗：适用于中、晚期骨性关节炎，症状较明显，但活动能力较强，且关节活动范围较好，经长期保守治疗效果不佳的病人，可采用外科手术方法清除关节内炎性反应介质；增生、发炎的滑膜；清除增生的骨赘。对局部软骨缺损病人还可以采用组织工程学行自体或异体软骨移植术。

（4）四级治疗：适合于晚期关节炎患者，年龄65岁以上，症状重、关节畸形明显，活动困难，严重影响日常生活，X线片上关节面骨破坏明显。保守治疗和关节清扫效果均不好，此时唯一有效的选择是进行人工关节置换术。关节置换后能消除病人的症状、矫正畸形、改善关节活动功能，只要适应证掌握好，手术操作过关，就能取得很好的治疗效果。

颈、腰椎骨性关节炎，早期未合并脊髓、神经压迫时，一般采取保守治疗。除前面所述的保守治疗方法外，还可以采取卧硬板床、按摩等方法。颈椎进行性病变造成神经根压迫引起神经根性颈椎病时，可采用颈椎牵引手段，效果较好。脊髓型颈椎病需根据具体压迫范围及位置分别采用前、后的颈椎扩大及减压术。

腰椎管狭窄症病人需做进一步的检查以确定狭窄部位，然后决定手术减压部位。如合并有腰椎不稳定或滑脱时，进行椎管减压的同时还需考虑腰椎固定术以稳定脊柱。

## 十、围绝经期综合征

围绝经期又称更年期，是女性从生育年龄向老龄化转变的时期，这是每个女性只要活得足够长，就一定要经历的时期。这一时期以卵巢功能逐步衰退到完全消失为特征，以绝经为标志。绝经期前后女性体内雌激素下降、波动最为明显，因雌激素下降引起的一系列症状，称为围绝经期综合征。

妇女在围绝经期的各种症状是逐渐出现的，症状的多少及严重程度有很大的个体差异，约 75% 的女性发生围绝经期综合征，只有 10% ～ 25% 的患者症状较重需要治疗。

围绝经期可分为绝经前期、绝经期及绝经后期（图 9-2）。各国围绝经期的年龄有差异，我国认为 40 岁以前绝经为卵巢早衰，55 岁不绝经也为异常，所以在 40 ～ 55 岁之间绝经为正常情况。

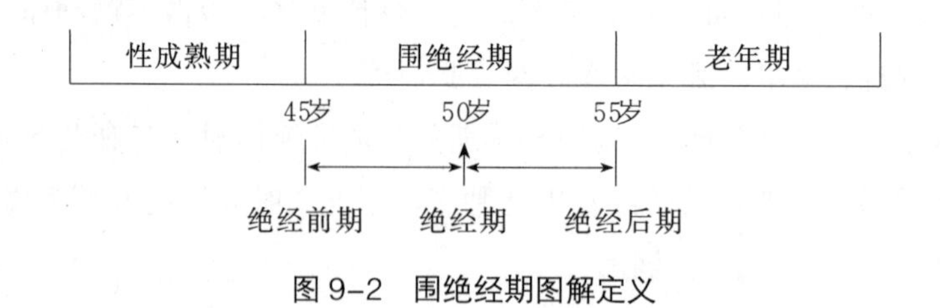


图 9-2　围绝经期图解定义

围绝经期综合征的临床表现：

（1）月经异常：卵巢功能的衰退首先表现为月经异常。多数患者在最早期表现为月经频发，这是由卵巢黄体功能下降的黄体期缩短造成的。进一步发展为无排卵性月经，也称为功能性出血，表现为不规则出血。再进一步发展为月经稀发，这往往是偶有卵泡发育排卵的表现。最后到闭经，这段时间卵巢的卵泡数目从减少到完全消失，并且对促性腺激素的反应性很差，这时体内促卵泡素（FSH）、黄体生成素（LH）水平上升。持续一年月经未来潮，方可诊断为绝经。

（2）血管舒缩失调：最有特征性的围绝经期症状是潮热、异常出汗、眩晕、胸闷、头有压迫感、皮肤温度上升、有蚁爬感等。潮热在围绝经期妇女中的发生率为 75%，在这些妇女中有 65% 的症状持续 1 年，20% 的症状持续 5 年，少数妇女潮热持续 10 年、20 年或更长时间。重者每天可反复发作 1 ～ 10 次，每次持续 1 ～ 15 分钟不等。症状严重，影响生活和工作者大约占 10% ～ 15%。

（3）神经精神症状：头重感、失眠、烦躁、易怒、易激动、忧郁、记忆力下降、注意力不集中等为常见症状。这些症状的严重程度有很大的个体差异性，与一个人的文化修养、职业、经济状况、性格及克制能力都有关。多数农村妇女和文化水平低者，很容易度过围绝经期；而精神脆弱、生活富裕、条件优越、社会地位或知识层次高的妇女，易出现精神、情绪和心理障碍，并且持续时间长。

（4）其他症状：全身倦怠疲乏感、关节疼痛、皮肤瘙痒、便秘、腹泻等。

2. 对策

（1）心理治疗：当女性患者出现围绝经期心理变化时，应及时把自己的感受、苦恼与医生交谈，接受心理咨询及疏导，从医生处了解自己疾病的成因，正确对待，并减轻焦虑感。

（2）运动疗法：适度的体格锻炼能调节神经功能，促进机体代谢、降低血胆固醇和甘油三酯的含量，增进身心健康。体育锻炼还能促进血液循环和呼吸功能，防止衰老，有利于帮助围绝经期的妇女平稳地度过这一时期。

（3）中药治疗：根据患者的症状，体征进行辨证施治，给予镇静、安神、疏肝理气等的中成药或汤药，如坤宝丸、更年安等。

（4）调节自主神经紊乱：可适当地给予镇静剂。

3. 围绝经期妇女的激素替代治疗

对围绝经期及老年期的妇女给予激素的替代治疗，来补充雌激素，治疗和预防因卵巢功能衰退雌激素水平下降而引起的一系列疾病及症状，这种方法称为性激素补充疗法（HRT）。性激素替代疗法是一种医疗措施，当机体缺乏性激素，并因此发生或将会发生健康问题时，就需要给予外源性的性激素补充治疗，纠正因性激素缺乏而引起的健康问题。该疗法对缓解围绝经期症状，预防骨质疏松等方面，确实非常有效，但因该疗法的应用有利也有弊，因有使子宫内膜癌、乳腺癌、雌激素依赖性肿瘤发病率升高之嫌，所以在应用上还有许多需要注意的问题，并且应用剂量个体差异很大，需要在医生的指导下进行，且在应用期间需随访观察，目的是使妇女在HRT中收获最大的利益，冒最小的风险。

## 十一、眼科疾病

### （一）老年性白内障

1. 概述

正常的晶体是透明的，如果晶状体变混浊，不论其发生原因、混浊的大小、数量、位置、致密度和是否影响视力，均叫作白内障。另一种定义认为，凡有影响视功能的晶状体混浊即称为白内障。

正常情况下，年轻人的晶体是透明的，但随着年龄的增长，晶体的形态、结构发生了一系列变化，晶体的厚度增加、密度增高、颜色加重，以致影响视力。通过流行病学调查发现为多种因素共同作用的结果，如生物性老化因素，随着年龄增长，晶体内有害物质积存、蛋白质结构改变、代谢活性降低，日光和紫外线照射也会加速白内障的形成。

老年性白内障是指发生在老年人的、双侧性的晶状体混浊，但双眼发病的先后可以不一，病程缓慢，除视力逐渐减退外，全身无其他不适。根据混浊的部位，临床上可以分为皮质性及核性两种，前者较为多见，发展亦较快。

老年性白内障在我国目前已成为致盲的首位原因，调查发现40岁以上人群患病率为18.58%，80岁以上老年人患病率为100%。随着社会老龄化问题的日益突出，老年性白内障的患病率将逐年增加。

2. 临床特点

在初发期，多无症状，有些病人在强光背景下，可以看到固定不动的黑点。由于晶体的不同部位出现不同的屈光力，因此尚可产生多视、复视，或视物弯曲。有的因为晶状体核逐渐硬化，晶状体的光学密度增加，屈光力增强，发展为晶状体性近视，使原已佩戴老花镜者摘掉老花镜，也可以看书读报，这叫第二次视力。随着白内障的发展，视力逐渐下降，其下降的程度，因混浊的部位和轻重而不同，如果混浊最先出现在晶状体边缘部，在小瞳孔下，视力一般不受影响，但瞳孔扩大时，视力反而模糊。如果混浊最先出现在瞳孔中央部，则情况恰好相反。到了成熟期，整个晶体完全混浊，病人视力仅余光感。

3. 治疗

（1）药物治疗：一是利用药物来溶解已经形成了的白内障，二是利用药物来抑制白内障的继续发展，但因尚没有精确而简单的晶体混浊改变的科学定量检测方法与对比，而较多从患者的主观感觉及视力变化来判断，因此尚未有确切的疗效评价。

（2）手术治疗：老年性白内障发展至影响视力，治疗的主要方法是将混浊的晶体摘除。

目前手术方法主要有二：① 白内障囊外摘除＋人工晶体植入术，该手术是指摘除瞳孔区前囊膜后，将晶体核及部分皮质娩出，冲洗抽吸剩余皮质，使晶体后囊、前囊周边部保留在眼内，在囊袋内植入一人工晶体。目前在我国该手术是临床上最广泛使用的方法。②白内障超声乳化＋人工晶体植入手术，该手术是指用一超声乳化仪，通过超声将晶体核乳化，然后吸出，最后植入一人工晶体，该手术的优点是切口小，术后散光小。

### （二）青光眼

青光眼是指具有病理性高眼压或视乳头灌注不良合并视功能障碍的眼病。高眼压、视乳头萎缩及凹陷、视野缺损及视力下降是本病的主要特征。

正常眼压及影响眼压的因素：眼球内容物对眼球施加的压力称为眼内压，维持正常视功能的眼压称为正常眼压。我国正常人眼压值绝大多数在10～21mmHg之间，超过24mmHg者为病理现象；介于21～24mmHg为可疑病理眼压。但是有4.55%的正常人眼压超过21mmHg，而没有青光眼状态，因此通常将眼压分为正常、可疑病理及病理三个范围。正常人一天24小时内眼压有轻微的波动，一般傍晚最低，夜间休息后眼压逐渐上升，至清晨睡醒前最高，起床活动后又缓慢下降，眼压波动范围不超过5mmHg，双眼眼压也基本相等，或差别不大，如24小时眼压波动超过8mmHg就是病理现象，如眼压波动在5～8mmHg之间，双眼眼压差超过5mmHg以上，则属可疑青光眼。

1. 流行病学

就目前所知有关青光眼流行病学的调查报告认为，我国40岁以上人群原发性青光眼的患病率为1.40%，致盲率为9.26%。估计全国有60万人因青光眼致盲。按发病原因不同，青光眼可分为多种类型，在各种类型青光眼中，绝大部分是和年龄有明显相关的，多发生于老年人的原发性青光眼，即原发性闭角型青光眼和原发性开角型青光眼。其分布有明显的地区和种族差异，亚洲和爱斯基摩人80%～90%为原发性闭角型青光眼；白种人中75%～95%为原发性开角型青光眼。

2. 临床类型

（1）原发性闭角型青光眼

多见于女性和50岁以上的老年人，为双侧性，但发病时间有先后，产生本病的基础是前房角太窄，如果周边部的虹膜堵塞了房角，房水排出受阻，眼压就升高，临床表现上有急性与慢性两种类型，前者称急性闭角型青光眼或急性充血性青光眼，后者称慢性闭角型青光眼或慢性充血性青光眼。

诱发因素：一般认为与血管神经的稳定性有关，因为闭角型青光眼的发作，往往出现在情绪波动如悲伤、愤怒、用脑过度或极度疲劳之后，此时血管神经中枢发生故障，致使血管舒缩功能失调，睫状体的毛细血管扩张，血管渗透性增加，房水增多，在原有的解剖基础上眼压急剧升高，导致青光眼的急性发作。

（2）急性闭角型青光眼

1）临床分期及症状：

临床前期：一眼已发生青光眼，另一眼前房也浅，房角窄，但眼压正常，无自觉症状，属临床前期。如双眼均未发作，但具有上述体征，暗室试验或散瞳试验为阳性者，亦属此期。

前驱期：在急性发作之前，患者往往在情绪波动、脑力或体力过度疲劳，阅读过久或看电视之后，感觉有轻度头痛、眼胀、恶心、视物模糊，看灯有虹视，休息后自行缓解，称为前驱期。以后这样的小发作越来越频繁，最后终于急性大发作。

急性发作期：又称急性闭角型青光眼或急性充血性青光眼。此期患者突然感到剧烈的眼胀、眼痛、头痛，可伴有恶心、呕吐。患者视力显著下降仅存有指数或光感。易误诊为急性胃肠炎或颅内疾患。眼病检查可见患眼混合充血、角膜水肿、瞳孔散大及眼压急剧升高等，眼底因角膜水肿窥不见。

间歇缓解期：闭角型青光眼急性发作后，经过及时治疗，关闭的房角重新开放，眼压下降至正常，病情可以得到暂时缓解，局部充血消失，角膜恢复透明，视力部分或全部恢复。此期可稳定一个相当长的时间，称为间歇缓解期。短者仅数月或数日又再发作。如在药物控制下，长者可达 1 ～ 2 年。但若及时施行周边虹膜切除或激光手术，可防止急性发作。

慢性发作期：急性大发作后如不及时治疗，严重者可于短时间内失明，但大多数患者可以或多或少自行缓解，如果经 48 ～ 72 小时没有缓解，房角间的粘连即不易分开，从而转入慢性发作期。此期的自觉症状与急性发作期相同，仅程度稍轻。检查时，有轻度的混合充血和角膜水肿。

绝对期：又称绝对期青光眼，此期为青光眼发展到最后阶段，患者视力完全丧失，眼压维持在最高水平，混合充血减轻，角膜呈暗灰色水肿，知觉减退，常并发角膜大泡，眼底视乳头苍白萎缩，呈大杯状凹陷。

2）治疗：急性闭角型青光眼是一个比较容易致盲的眼病，必须进行紧急处理，其原则是应先应用缩瞳剂缩瞳，使周边房角开放，同时局部或全身应用降眼压药物使眼压迅速降低，然后及时选择适当手术以防止再复发。

（3）慢性闭角型青光眼

1）临床特点

症状：大部分患者有反复小发作史，但缺乏严重症状。患者自觉症状轻微，常感眼球隐痛、眼胀、有压迫感、虹视、视力稍模糊。多数在傍晚或午后出现症状，经过睡眠或充分休息后，症状消失，少数病人无任何症状。

2）治疗

药物治疗：适用于急性闭角性青光眼，可供高眼压暂时缓解，但不能阻止病变的继续发展。

手术治疗：周边虹膜未粘连前，采用周边虹膜切除术；当房角粘连后，采用小梁切除术。

（4）开角型青光眼：又称慢性单纯性青光眼，多见于中年以上人，常为双侧性，起病慢，眼压逐渐升高，房角始终保持开放，多无明显自觉症状，往往到晚期视力视野有明显损害时才被发现，因此早期诊断甚为重要。

1）病因及发病机理：病因尚不十分清楚，目前认为其发病原因可能是由于滤帘、巩膜静脉窦或房水静脉出现变性或硬化，导致房水排出系统阻力增加，眼压升高。

2）临床特点：发病初期无明显不适，当发展到一定程度后，可感觉有轻微头痛、眼胀、视物模糊、虹视等，经休息后自行消失，故易误认为是视力疲劳所致，中心视力可维持相当长时间不变，但视野可以很早出现缺损，最后由于长期高眼压的压迫，视神经逐渐萎缩，视野随之缩小、消失而失明，整个病程外眼无明显体征，仅在晚期瞳孔有轻度散大，虹膜萎缩。

3）治疗

先用药物治疗，若各种药物而且在最大剂量情况下，眼压仍不能控制者应考虑手术治疗。

（三）眼底病

1. 老年黄斑变性

黄斑变性（AMD）指发生于眼底黄斑部位的脉络膜毛细血管、玻璃膜、色素上皮的退行性改变，与年龄相关，故又称为年龄相关性黄斑变性。在美国，老年黄斑变性已成为45～64岁者仅次于糖尿病的第二位致盲病，其患病率为9%。在我国，40～49岁、50～59岁、60～69岁、70岁以上组的患病率分别为0.87%、5.05%、7.77%、15.33%，随着我国经济、文化、卫生条件的改善和提高，国民平均寿命延长，本病的发病率有明显上升的趋势。发病性别没有明显差异，其病因尚未确定，可能与遗传因素、环境影响、慢性光损伤、营养失调、有毒物质的侵害、免疫性疾病等有关。

（1）临床表现：早期有视物变形，视力逐渐减退，数年之后导致失明。黄斑变性一般分为两型：萎缩型和渗出型。①萎缩型老年性黄斑变性又称干性黄斑变性，特点是进行性视网膜色素上皮细胞萎缩，从而导致感光细胞变性。患者早期常无任何症状，少数病人有视物模糊，视物变形，阅读困难。眼底检查可见黄斑部色素紊乱，中心凹反光减弱或消失，散在玻璃膜疣。②渗出型黄斑变性又称新生血管性黄斑变性，其特点是视网膜下或脉络膜新生血管膜形成，从而引起一系列渗出、出血，以及瘢痕形成等改变。患者视力明显下降。眼底检查可见黄斑部或附近有不规则的类圆形病灶，呈灰白色或黄白色，可见出血。

眼底荧光血管造影：早期在玻璃膜疣及色素脱失处显现窗样缺损的高荧光，在渗出型新生血管早期显影，并迅速渗漏荧光素，相互融合，使边界不清。

（2）治疗

由于老年性黄斑变性病因尚不够明确，除一些支持疗法外，尚无有效的药物治疗。对全身心血管系统、血脂系统、肝肾功能进行检查，如有异常，给予相应治疗。目前认为，服用维生素 C、E、B 族及微量元素锌剂可减少或减慢老年性黄斑变性的病程及发病率，此外复方丹参片、明目地黄丸均可服用。对于渗出型黄斑变性，目前有采用手术方法清除视网膜下黄斑区出血，但术后视力多无明显改善。如新生血管膜位置离中心凹 500 μm 外，边界清晰，可用氪黄或氪红激光光凝封闭新生血管，避免病变不断发展、扩大。但难完全封闭活动性极强的新生血管，亦不能阻止新生的血管膜形成。最新的光动力学疗法（PDT）治疗老年黄斑变性患者的中心凹下新生血管，对早期渗出型黄斑病变疗效较好，但需重复治疗，且费用昂贵。病变晚期患者中心视力丧失，一般保留周边视力，如无并发其他情况，不至于全盲。

2. 糖尿病性视网膜病变

糖尿病性视网膜病变（DR）是糖尿病的严重并发症之一，也是致盲的重要眼病之一，在西方国家已上升为中老年人失明的主要原因。在我国，随着人们生活水平的提高和饮食结构的改变，我国糖尿病的患病率在过去的 10 年里提高了 1%。按照国内不完全统计的资料推算，我国至少有 800 多万糖尿病患者，糖尿病视网膜病变的患病率在城市糖尿病患者中约为 50%，由此致盲者至少 8 万余人。影响糖尿病视网膜病变发病的因素，主要是患病时间的长短与糖尿病控制的好坏，美国的一组资料显示：患者糖尿病病程小于 10 年组为 7%，10 ～ 14 年组为 26%，15 年以上者为 63%。至于患者性别、发病年龄、糖尿病类型则影响不大。

（1）临床表现

症状：糖尿病患者最常见的主诉为闪光感及视力减退，无论是非增殖期还是增殖期糖尿病性视网膜病变，经常因视网膜水肿引起光散射而使患者自觉闪光。在非增殖期，黄斑水肿、缺血或硬性渗出侵犯中心凹，是视力减退的常见原因，黄斑以外的大片毛细血管无灌注并不引起自觉症状。在增殖期，新生血管破裂出血至玻璃体，牵拉视网膜引起视网膜脱离可使视力严重减退。

眼底所见：糖尿病性视网膜病变的眼底表现包括微血管瘤、出血斑、硬性渗出、棉絮斑、视网膜血管病变、黄斑病变、玻璃体及视神经病变等。

（2）糖尿病视网膜病变分期：糖尿病视网膜病变的发展与患者全身病情密切相关，在一定程度上可以反映糖尿病控制的好坏。为了便于记录、随诊及治疗时参考，有必要对其进行分期。我国糖尿病视网膜病变的分期列表如下（表 9-1）。

表 9-1　糖尿病性视网膜病变分期标准

| | | |
|---|---|---|
| 单 | Ⅰ期 | 视网膜有微血管瘤或合并小出血点 |
| 纯 | Ⅱ期 | 视网膜有黄白色硬性渗出或有出血斑 |
| 型 | Ⅲ期 | 视网膜有白色软性渗出或合并有出血斑 |
| 增 | Ⅳ期 | 视网膜有新生血管或合并有玻璃体出血 |
| 殖 | Ⅴ期 | 视网膜有新生血管合并纤维血管增殖膜 |
| 型 | Ⅵ期 | 视网膜新生血管和纤维增生并发视网膜脱离 |

（3）治疗

1）内科治疗：糖尿病视网膜病变的根本治疗是治疗糖尿病。首先控制高血糖，尽可能用饮食控制或联合降糖药物将血糖控制在正常范围内，使血糖水平长期保持在一个稳定的水平。其次控制高血压、高血脂，在控制好高血糖的同时，兼顾对高血压及高血脂的治疗。

2）激光光凝与冷凝治疗：目前治疗糖尿病性视网膜病变最有效的措施是激光光凝。冷凝主要是治疗已有新生血管性青光眼而眼底又无法可见的增殖性糖尿病性视网膜病变。

3）玻璃体切除手术：糖尿病性视网膜病变如发展至增殖期，可发生严重玻璃体出血，出血未能完全吸收则在玻璃体内形成机化条索，牵引视网膜引起黄斑水肿，甚至视网膜脱离。玻璃体切割手术是治疗增殖性糖尿病性视网膜病变非常有效的方法，此时要及时手术，以免脱离时间过久，视网膜功能受损。

3. 视网膜静脉阻塞

视网膜静脉阻塞是常见的视网膜血管疾病之一，在国外仅次于糖尿病性视网膜病变，是第二位的致盲性眼病。多发生于 50 岁以上老年人，男女性别无明显差异。阻塞可发生在中央主干或其分支，以分支阻塞更常见。临床上，对于视网膜静脉阻塞有不同的分型，按其阻塞的程度可分为部分性阻塞与完全性阻塞；按眼底荧光造影结果，可分为非缺血型与缺血型。一般而言，非缺血型的病情轻，视力预后好；而缺血型的阻塞程度重，视力预后也差。这二型病情并非绝然分开的，往往在本病早期，病情较轻，属于非缺血型，但以后病情继续发展，阻塞加重，眼底荧光血管造影显示较多毛细血管无灌注，表明病变已成为缺血型。

（1）发病原因

1）动脉供血不足：目前认为动脉性疾患对视网膜静脉阻塞的发病起重要作用，在高血压、动脉硬化、动脉供血不足等心血管疾病组中，静脉阻塞的发病明显高于同年龄组。从眼底荧光血管造影也可看出，视网膜缺血乃由于动脉供血不足引起。

2）血管壁的改变：中老年患者血管硬化时动静脉交叉处或筛板处静脉受硬化动脉的压迫，导致此处血流速度变慢淤滞，终致管腔狭窄、闭塞造成血流不畅。

3）血液成分及血液流变学的改变：绝大多数（82%）视网膜静脉阻塞的患者有高脂血症，多数患者中血浆黏稠度与全血黏稠度常高于对照组。有的患者红细胞压积、纤维蛋白和免疫球蛋白比对照组高。此外，红细胞增多症、巨球蛋白血症等亦利于血栓形成。

（2）临床表现

1）临床症状：主要表现为视力障碍，常突然发生，也有于几天之内视力减退者，至于减退的程度，与其是中央静脉阻塞还是分支静脉阻塞，是缺血型还是非缺血型，以及病程长短、有无新生血管及黄斑部并发症发生，有着极大的差别。一般来讲，视网膜中央静脉阻塞患者的视力障碍严重，多降至数指或仅能辨认手动；分支静脉阻塞时，除非黄斑部出现严重并发症，一般视力损害较轻，相应部位的视野出现暗点。

2）眼底所见：视网膜中央静脉阻塞时，眼底可见广泛大片出血，可为放射状、火焰状、圆形，也可进入玻璃体内。视盘常水肿，边界模糊，表面常被出血斑遮盖。视网膜静脉纡曲怒张，常隐没于水肿或出血中，动脉狭窄。分支阻塞主要见于动静脉交叉处。上述眼底改变主要见于受累静脉支及其所涉及的视网膜区域，但表现一般较轻。

3）眼底荧光血管造影：发病早期，因出血遮挡，无法观察阻塞区内的循环障碍及结构变化，但可见视网膜静脉充盈迟缓、血管壁及周围组织着染；晚期由于深层毛细血管受损，可呈现毛细血管闭塞的无荧光区。荧光血管造影可在早期及时清晰地显示黄斑水肿和新生血管两个并发症。

（3）治疗与预后

视网膜分支静脉阻塞的视力预后较视网膜中央静脉阻塞的预后好。最后视力在0.5以上者，在分支静脉阻塞为53%～60%。

1）病因治疗：由于本病的发病情况与全身状况有关，因此为预防患眼阻塞进一步发展或另眼发病，需仔细检查全身情况，如全身治疗高血压、动脉硬化、高血脂、糖尿病、血液情况等。

2）药物治疗：抗凝治疗，如抗凝药物尿激酶、链激酶、蝮蛇抗栓酶等；还可进行降低血液黏稠度的治疗，如应用低分子右旋糖酐；中医中药综合治疗亦有较好的效果。

3）激光治疗：视网膜中央静脉阻塞，一旦证实有明显的视网膜缺血缺氧后，需立即做全视网膜光凝术，防止新生血管阻塞及新生血管性青光眼。需要明确的是激光治疗并不能改善视力，而仅仅是预防并发症的出现。

### （四）老视

1. 老年人眼的屈光状态和调节

眼的屈光系统由角膜、房水、晶体、玻璃体组成。正常情况下，眼在休息状态下，来自 5m 以外的平行光线经过眼的屈光系统屈折后聚焦在视网膜黄斑区形成清晰的影像，称为正视眼。眼睛为了看清不同距离的物体，通过调节晶状体弯曲度，改变眼的屈光力，使物像清晰地落在视网膜上，这种改变眼的屈光能力以适应看清各种距离目标的功能称为调节。不同的年龄，其调节力也不一样，10 岁时其调节力为 14.0D 以上，30 岁时调节力为 7.0D，40 岁的调节力为 4.5D，60 岁的调节力仅剩 1.0D。一般说来，当在阅读时能持久而无不适感，必须保留 1/3 的调节力。调节功能逐渐减退的原因主要是随着年龄的增加，晶体逐渐老化，核变硬，其弹性逐渐下降，以至于近距离工作或阅读时发生困难，这种现象称为老视，俗称“老花”。老视出现的早晚因人因眼而异，通常正视眼从 40 岁开始出现老视，到 45 岁已变得明显。老视不是屈光异常，而是一种正常生理现象。

2. 老视与屈光不正

（1）近视与老视：由于近视眼的近点比正视眼的近，故近视眼较同龄正视眼较晚出现老视，如年龄为 45 岁的 -3.0D 近视者，即使不使用调节也能看清眼前 33cm 处目标，而同龄正视眼必须用 3.0D 的调节才能看清，故近视眼较正视眼较晚出现老视。

（2）远视与老视：由于远视眼的近点比正视眼的远，故远视眼较同龄正视眼较早出现老视。如年龄为 35 岁的 +3.0D 远视者，即使注视 5m 以外的目标也需用 3.0D 的调节力，如要看清 33cm 处的目标，共需用 6.5D 的调节力，方感无不适，而该眼仅有 5.75D 的调节力，故该患者已需配戴老视镜，说明远视眼较正视眼较早出现老视。

3. 老视的矫正

老视患者需配戴合适的老花镜（凸透镜）来补偿调节力的不足。正视眼一般初次（40 岁）配戴 1.0D 的凸球镜即可（但应再根据个人实际工作需要适当调整度数），以后每增加 1 岁多加 0.1D，60 岁以后增加减慢，最高不超过 3.5D，对有屈光不正的病人，应在矫正屈光不正所用镜片度数的基础上，再按年龄与每个人的实际需要给予应戴的老视镜片。所以，配镜之前一定要了解近工作距离两眼的屈光状态和调节力。

此外，镜片不只是补充其所缺少的调节机能，还需要使调节作用有剩余的部分，一般为 1/3 调节力，例如：正视眼的阅读距离为 33cm，所需要的调节力为 3D。如果近点移到 50cm，则表示所剩的调节力为 2D，需补上 1D。但要让患者在 33cm 处阅读舒适持久，还需保留尚存调节力的 1/3，即 2D×1/3 = 0.7D，因此配镜时就应给予＋ 1.7D 的老视镜片。

## 十二、老年性耳聋

鹤发童颜、耳聪目明是所有老年人向往的健康状态。然而，实际上又有多少人能达到这样的境界呢？据统计，耳聋和耳鸣分别占老年人最常见症状的第 3 位和第 10 位。一般来说，随着年龄的增加，我们的感觉，比如听觉和视觉都会逐渐受到老化的损害，最常见的现象就是小声听不见，大声又嫌吵。这种现象没有明显的病因，只是因年老而发生的听力下降。同样，因听觉系统老化而发生的耳鸣称为老年性耳鸣，老年性耳鸣可以伴有或不伴有耳聋。

1. 老年性耳聋与增龄的关系

人的听力从出生到衰老遵循一条由低到高、达到最佳后又逐渐回落下降的轨迹，出生时的听力并非最佳，大约 40dB 左右，随着耳蜗和神经的发育，听力逐渐提高，最佳时期是 18 ～ 25 岁，此后相对稳定而稍差，主要表现在 8000 Hz 以上超高频听力下降，到 40 岁以后，8000Hz 以下频率的听力受到影响，60 岁以后下降明显。

我国学者对老年性耳聋的发病率已进行大规模的调查，发现城市 65 ～ 79 岁老人中耳聋者占 74%，80 ～ 89 岁老人中耳聋者占 92%；农村老人 65 ～ 79 岁中耳聋者占 35%，80 ～ 89 岁老人中耳聋者占 66%，90 岁以上老人中有耳聋者为 77%。两组资料均显示老年性聋者女性听力好于男性。中国计量科学研究院同北京市耳鼻咽喉科研究所联合调查，严格检测后得出了国人听力状况与增龄的对应关系（见图 9-3），成为我国的国家标准（GB 7582）。

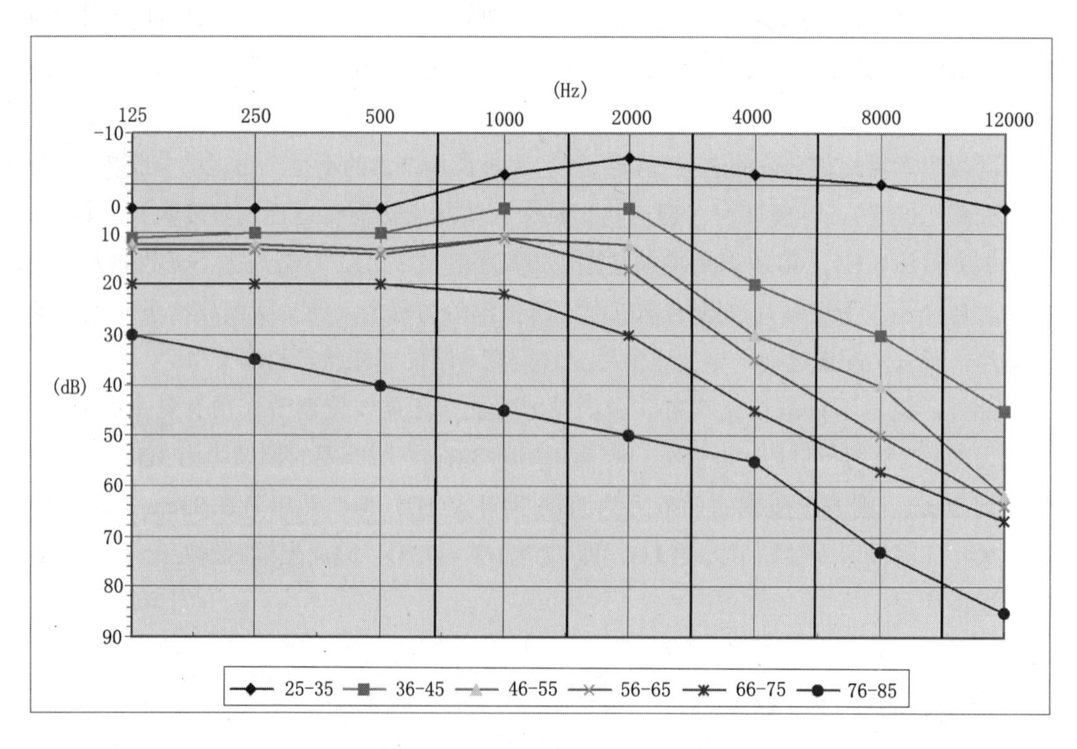


图 9-3　不同年龄段老人听力对照图

1996年北京市抽样调查发现，北京市区老年人的耳聋患病率为41.8%。

国外对57岁以上735名男性和1358名女性进行听力情况的流行病学调查，按传统听力评估方法（好耳听力损失达25dB以上为听力障碍），发现听力障碍患病率达30%，好耳平均听阈是19dBHL，70岁以下老年人的言语频率损失更明显。

男女相比，男性听力下降率为33%，女性仅为27%，证明女性听力好于男性

按年龄段进一步细分发现：65～74岁老人中45%、75～84岁老人中62%有听力损害，并预计到2050年老龄人口中，听力下降者的比例将达到平均60%。

2. 老年性耳聋的病因和发病机制

老年性耳聋是机体老化在听觉器官中的表现，与遗传密切相关，常常表现为一家几代人与普通老人相比，耳聋早且严重。同时，老年性耳聋还与整个生命过程中所遭受的各种有害因素有关，比如疾病、营养、环境污染和精神创伤等。

老年性耳聋的病变机制尚不清楚。随着机体的老化，内耳器官的细胞数量也会减少，同时细胞成分、功能都会改变，包括细胞内脂肪蓄积、氧耗减少、血液循环降低、基因畸变使细胞变性等。最明显的改变是内耳毛细胞减少，外耳毛细胞又比内毛细胞减少明显，最先发生病变的部位是耳蜗底回。

总的来说，老年性耳聋从组织病理学上可以分为4种类型：感觉型、神经型、代谢型、机械传导性。

（1）感觉型老年性耳聋：外耳毛细胞受损。此型听力学特点是间断的，呈阶梯状，重度感音神经性聋。

（2）神经型老年性耳聋：螺旋神经节细胞和轴索减少，蜗底回神经节周围突萎缩，螺旋器基本完整。呈上升型的听力下降。言语辨别率明显降低。

（3）血管纹性老年性耳聋：也称代谢型老年性耳聋，主要是血管纹萎缩，螺旋神经节或螺旋器不受影响。听力曲线为平坦型，发生于30～60岁，进展缓慢，言语辨别率正常。

（4）机械传导性老年性耳聋：听骨链强直和松弛。双侧对称性耳聋，听力曲线呈下坡型，言语辨别率正常。此型耳聋可能与基底膜硬化有关。

蜗后病变，如第Ⅷ颅神经（听神经）的纤维可以减少20%，同样的病变还发生在更高级的听觉中枢，比如上橄榄复合体和听皮层中枢。中耳内的听骨、关节、肌肉、韧带及内听道骨质改变也影响老年听觉功能。

3. 老年性耳聋的听力特点

老年性耳聋的听力学特点：老年性耳聋多发生于60岁以上老人，为原因不明的渐进性听力下降，最初常不自知，听人说话，喜慢怕快，喜安静怕嘈杂，多为家人或同事所反映，常有低声听不到，高声嫌人吵的重振现象，进一步发展可出现听不清一句

话中的个别字眼，言语理解不连贯，常常打岔。这是倾听过程中的音素衰减现象，是因为听力损失多从高频开始，而高频对辨音和清晰倾听至关重要。当老年性耳聋进一步发展，则中低频听力亦相继受损，呈全频下降状态，此时听阈多在 40 ～ 60dBHL 以上，普通说话声已听不清，只有大声说话才能与人交谈，耳聋症状十分明显。

4. 老年性耳聋对生活质量的影响

老年人一旦听力下降，接受周围环境的听觉刺激就会受到影响，信息获取减少，定向力下降，而错误感知和误解反会增加，造成与人交往困难，引发抑郁等情感障碍，逐渐与同事、朋友甚至家人疏远，与社会隔离，甚至促成老年性痴呆。

5. 影响老年性耳聋的疾病

老年性耳聋有明显的个体差异，即使同样是老年人，出现老年性耳聋的年龄和耳聋程度也明显不同，这与一个人的先天因素和后天因素都有关。先天因素是指遗传基因，不能自我控制，而后天因素又分外源性病损（如声损伤等）和内源性病损（如高血压病等各种疾病）。生活在喧闹的城市中的老人，其听力往往不及僻静乡村的老人就是外源性病损的例证之一。

高脂血症、动脉粥样硬化和高血压病变，由于脂质代谢紊乱，血液黏稠度高，血管阻力大，内耳血液供应下降，血管萎缩，毛细胞损伤和螺旋神经节细胞减少，使老年性耳聋提前发生或者症状加重。

糖尿病合并听力下降者达 33.3%，糖尿病患者听力功能障碍多发生于老年期，老年性耳聋发生率高、发生早，即听力早老现象，并且听力下降速度也明显加快。因此注意饮食卫生，减少脂类食物，戒除烟酒嗜好，降低血脂，防治心血管疾病，改善脑部及内耳血液循环，控制糖尿病是预防老年性耳聋、减轻耳聋症状的必要措施。此外，成年型甲状腺功能低下也会导致听力下降。

6. 老年性耳聋的治疗和康复

（1）老年性耳聋的药物治疗：老年性耳聋是一种老化性疾病，目前任何药物都不能使其病变逆转，但针对不同的病因，应用血管扩张、改善微循环、维生素、调节营养神经、促进神经再生等药物，使老化发展得慢一些，症状轻一些。

（2）老年性耳聋的听力康复

大多数尚有残余听力的老年性耳聋患者，只要其需要，在经过药物等治疗无效，病情稳定以后，都可以配戴助听器。当然，根据残余听力的不同，结合助听器的结构、功率、增益、频响特性、信噪比等电声特性，助听效果亦不相同。

7. 老年性耳聋的预防

（1）培养健康卫生的饮食、生活习惯，减少心脑血管疾病、糖尿病等的发生。

（2）避免高强度、长时间接触噪声。

（3）避免使用耳毒性药物。

（4）增加适度的锻炼，保持心情舒畅。

（5）可以应用一些预防性用药，如各种维生素（A、B、E）、银杏叶制剂等。

## 十三、皮肤疾病

### （一）神经性皮炎

神经性皮炎又名慢性单纯性苔藓，中医称为顽癣或摄领疮，是一种很常见的疾病，以阵发性剧痒及皮肤苔藓样变为特征。

1. 病因

本病的病因还不十分清楚。但大脑皮层兴奋和抑制功能失调与本病的发生有明显的关系。患者常常伴有头晕、失眠、焦虑、烦躁、情绪易激动等神经官能症或更年期症状。随着这些症状的控制与好转，本病也会随之减轻。过度疲劳、精神紧张、内分泌紊乱、胃肠功能障碍、感染、日晒、食辛辣食物、饮酒或其他机械性刺激等也会促发及加重本病。局部受到毛织品、硬质衣领或化学物质的刺激，以及某些其他原因引起瘙痒而不断搔抓，都可促使本病的发生。

2. 临床表现

病程呈慢性经过，时轻时重，一般夏季加重，冬季缓解。常多年不愈，治愈后也易于复发，没有渗出倾向。依据受累范围，可分为局限性及播散性。

（1）局限性神经性皮炎：临床上所遇到的大部分都属于此型。中青年多见，大多数皮损夏剧冬轻，好发于颈后、颈侧、肘窝、腘窝、股内侧、尾骶部及腕、踝等部位，双上眼睑、外耳、耳后、会阴、阴囊等部位也常发病，常呈对称分布。起病时，患病部位皮肤往往仅有阵发性瘙痒，而无皮疹发生。经常摩擦及搔抓后，便出现成群粟粒至米粒大小的扁平丘疹，呈圆形或多角形，散在分布。历时稍久，因丘疹逐日增多，密集融合，渐扩大形成境界清楚的皮损，呈皮纹加深、皮嵴隆起的皮革样斑片，此即苔藓样变。皮损有钱币至掌心大小，形状可为圆形、类圆形或不规则形，边界清楚，周边常有少数孤立散在的扁平丘疹。皮损多呈淡红、褐黄色或正常肤色，表面光滑或呈不易刮除的鳞屑，皮损干燥，浸润肥厚，有抓痕、血痂及轻度色素沉着。病人自觉阵发性剧烈瘙痒，夜间更甚，重者可以影响工作和睡眠。

（2）播散性神经性皮炎：亦称泛发性神经性皮炎，成年人及老年人多见。此型多自颈部开始发疹，向下蔓延至胸、背、腰及四肢。皮肤肥厚粗糙，呈苔藓样变及色素沉着，奇痒难忍，严重影响睡眠和工作。常因剧痒而搔抓，引起继发感染，如毛囊炎、疖、淋巴结炎。

位于头皮部的神经性皮炎，有时系多发性结节性损害，可有渗液、结痂及鳞屑形成，剧烈瘙痒，可见表皮剥脱性丘疹，称为头皮部结节性神经性皮炎，亦称头皮部痒疹。

巨大苔藓样变系老年人因长期搔抓而致，臀部、腹股沟和腋部有一处或多处大片浸润性瘙痒性斑块。

（3）治疗：首先要注意调整病人的精神状态，解除精神紧张，克服悲观、忧虑、急躁情绪，注意劳逸结合，这对于治疗本病是十分关键的。此外，还应避免刺激因素，尤应禁止热水洗烫，防止局部多汗。如有神经衰弱、胃肠功能紊乱、内分泌紊乱、感染病灶等应给予相应治疗。

### （二）带状疱疹

带状疱疹是由水痘—带状疱疹病毒感染引起的，沿周围神经分布，以群集疱疹和神经痛为特征的病毒性皮肤病，俗称“缠腰龙”。在人的一生中，有超过10%的人患过此病。带状疱疹的发病率与严重程度随着年龄的增长而增加。

本病好发于春秋季节。人体初次感染水痘—带状疱疹病毒后，可以发生水痘，也可以不发病，以后此病毒进入皮肤感觉神经末梢，持久地潜伏于神经根中，当患者的抵抗力下降时，如感冒、传染病、过度疲劳、恶性肿瘤、严重创伤、放射治疗、系统性红斑狼疮及长期应用免疫抑制剂等，病毒就会再次被激活，沿着周围神经纤维移至皮肤。此时皮肤开始出现皮疹，并产生轻重不一的针刺样神经痛。40岁以上的患者常伴发严重神经痛，老年患者神经痛更为持久。带状疱疹的发病无种族和性别差异。

带状疱疹与肿瘤的关系近年逐渐受到重视，对老年带状疱疹患者尤其是复发者，要注意是否有潜在的恶性肿瘤。

1. 临床表现

发疹前局部可有轻度瘙痒、烧灼感、刺痛、神经痛等感觉过敏的症状，以及全身不适、发热等前驱症状。疼痛常在皮疹出现前2～3天发生。胸部最易受累，其次是腰部和面部。

本病发疹较急。初起局部皮肤先出现数片形状不规则的鲜红斑，在红斑基础上出现群集的丘疹和水疱，约米粒至豆粒大小。疱壁较紧张，疱液澄清，疱周皮肤有红晕，皮疹之间的皮肤正常。皮疹数目不等：抵抗力差者，皮疹较多，分布广泛，可形成血疱、大疱，溃疡，并有局部淋巴结肿大，神经痛较剧烈，皮疹消退后，可以遗留神经痛；抵抗力强者，皮疹较少，疼痛亦轻微，亦可无皮疹出现或无疼痛。皮损是单侧分布，一般不超过中线，多局限于一个或两个相连的皮区。皮损常在2～3周后破溃、结痂或干燥、吸收。带状疱疹最常见的并发症是皮损处的继发性感染、遗留疤痕和后遗神经痛。

后遗神经痛是指皮损完全消退后，患处仍持续疼痛，其危险因素包括高龄、发疹时症状严重，以及发生于三叉神经分布区的带状疱疹。60岁以上的带状疱疹患者，有50%以上可以发生后遗神经痛，持续数月或数年，甚至数十年，约占疼痛门诊病人的15%。

带状疱疹的临床分型如下：

（1）不全型带状疱疹（顿挫型）：局部仅出现潮红、淡红斑或丘疹，无典型的水疱。

（2）大疱型带状疱疹：可出现直径大于0.5cm的大疱。

（3）出血型带状疱疹：小疱内容物为血性物。

（4）坏疽型带状疱疹：皮疹中心可坏死、结黑痂，愈后可遗留疤痕，多见于营养不良的患者及老年人。

（5）泛发型带状疱疹：较少见。病情严重，可累及肺、脑等器官，有死亡的报告。水疱簇集分布，有融合倾向，常伴头痛、高热等全身中毒症状。多见于老年人及恶性淋巴瘤患者。

（6）眼带状疱疹：疼痛剧烈，可累及眼角膜，形成角膜溃疡，愈后形成瘢痕而致失明。发生于鼻尖部的带状疱疹常提示此型。

（7）耳带状疱疹：可引起面瘫、耳聋、外耳道三联征，称Ramsay-Hunt综合征。表现为外耳道或鼓膜有疱疹，患侧可出现面瘫及耳痛、耳鸣、耳聋、听觉障碍。此外还可有舌前1/3味觉消失、恶心、呕吐、眼球震颤等症状。

（8）内脏带状疱疹：少见。胃肠道及泌尿道可受累。

3. 治疗

本病有自限性，治疗原则为缩短病程、防止继发感染和缓解症状。

（1）全身治疗可应用抗病毒药物，抗炎剂或非激素抗炎剂、止痛剂、维生素、抗生素、中医药及物理治疗的方法。

（2）局部治疗：以抗病毒、干燥、收敛及防止继发感染为原则。可外用无环鸟苷霜；3%酞丁胺霜或涂剂；炉甘石洗剂。若有继发感染，可用新霉素软膏外擦。眼部病变应及早应用无环鸟苷眼药水滴眼，可配合应用激素眼药水，有助于减轻局部炎症。

患有带状疱疹后，病人应注意休息，清淡饮食，配合治疗，临床预后较好。另外，平时应注意锻炼身体，增强自身抵抗力，劳逸结合。

### （三）瘙痒症

瘙痒是皮肤病中最常见的症状。临床上无原发损害，而以瘙痒为主的感觉神经机能异常性皮肤病，称为瘙痒症。老年人的瘙痒可能与皮肤萎缩，皮脂腺、汗腺减少而使皮肤干燥等因素有关。

1. 病因

本病的发病因素比较复杂，目前尚不完全清楚。致病因素有内因和外因。已知可以介导瘙痒发生的因素包括：组胺、肽类、P 物质、吗啡、前列腺素及其相关物质等。

（1）内因：多与某些系统性疾病有关

1）肿瘤：瘙痒可能是肿瘤最早的，或与肿瘤同时存在的一种症状。常常出现瘙痒症状的肿瘤包括：霍奇金病、蕈样肉芽肿、白血病、淋巴肉瘤等。其发生机理可能与细胞分裂周期加快、组胺或其他有关化学介质释放增多有关。夜间瘙痒提示有淋巴瘤的可能。

2）代谢和内分泌疾病

①糖尿病：可能与皮肤干燥、少汗及糖尿病性周围神经病变有关。

②甲状腺功能异常：皮肤温度升高、毛细血管扩张、高代谢状态以及精神因素可能与瘙痒有关。可引起瘙痒的物质包括各种激肽、儿茶酚胺和一些代谢产物，在甲亢病例中都可能增高。

③内分泌失调、性激素水平低下及更年期自主神经功能紊乱等均可引起瘙痒。妊娠瘙痒症可能与内分泌改变有关。

3）慢性肾功能衰竭：可能与患者血液和皮肤中尿素含量增高、长期钙磷代谢紊乱引起血清甲状旁腺激素（PTH）升高有关，使包括皮肤在内的一些器官中肥大细胞增生，从而引起瘙痒。

4）血液病：缺铁性贫血、真性红细胞增多症、肥大细胞增多症等常有瘙痒症状。

5）肝胆疾病：可能与肝内胆汁潴留或肝外梗阻性黄疸、皮肤中二羟胆酸增高有关。肝源性瘙痒的消失可能是肝功能恶化的预兆。

6）神经系统障碍：可发生于老年性大脑动脉硬化、脊髓痨及全身性麻痹等病人。精神紧张、忧郁或焦急不安的人可能有全身或局限性瘙痒症，有的神经官能症病人有某种幻觉，如幻想皮肤内有虫而觉得痒。

7）其他如饮食、药物、寄生虫等：某些食物被吸收后可能使皮肤发痒；有的人在饮酒后觉得痒；缺乏核黄素者阴囊可以觉得痒；砷剂、辛可芬、阿片类、冬眠灵、水杨酸盐、奎宁及其衍生物、利血平、苯丙胺、含碘造影剂等药物可促使肥大细胞脱颗粒，释放组胺而产生瘙痒；肠道寄生虫、阴道滴虫、念珠菌、粪链球菌及大肠杆菌等均可引起肛门或阴道瘙痒。

（2）外因：与外来刺激有关

冬季气候寒冷、皮肤干燥，夏季炎热、皮肤多汗；穿着绒衬衣及毛衣、使用碱性过强的肥皂、洗浴过勤或不常洗澡等，均可诱发瘙痒或使症状加重。

阴囊瘙痒常与局部多汗、摩擦、股癣等有关；女阴瘙痒多由白带、阴道滴虫、阴道真菌病、糖尿病、淋病及宫颈癌的分泌物刺激所致。

外用及接触各种化学物品，如：消毒剂、杀虫剂、染料等，能使局部皮肤发痒。

2. 临床表现

根据皮肤瘙痒的范围及部位的不同，分为全身性和局限性两种类型。

（1）全身性瘙痒

最初瘙痒仅局限于一处，逐渐扩展至全身。可同时发作，也可由一处转移到另一处，此起彼伏。瘙痒常于入睡前、情绪激动、温度改变、饮酒或吃辛辣食物，甚至在接受某些暗示后发生。可为持续性或阵发性，轻重不一，有的较轻微，重者剧痒难忍，常不断搔抓至出血，导致继发感染如脓疱疮、毛囊炎、疖病、淋巴管炎及淋巴结炎等。也可因剧烈瘙痒、长期不能安眠，出现头晕、精神抑郁、食欲不振等症状。

（2）局限性瘙痒症

好发于肛门、女阴、阴囊、小腿及头部等部位。

1）肛门瘙痒症：多见于男性，女性亦可发病。常局限于肛门及周围皮肤，也可蔓延至会阴、阴囊及女阴。瘙痒常为阵发性。因长期搔抓，肛门黏膜及皮肤皱襞肥厚，可有辐射状皲裂、浸渍、苔癣样变或湿疹样变等继发性损害。

2）女阴瘙痒症：多发生于大阴唇、小阴唇、阴阜及阴蒂周围。瘙痒常为阵发性。常因搔抓，局部呈红肿、糜烂、肥厚、浸润及苔癣样变。

3）阴囊瘙痒症：主要局限于阴囊，偶波及阴茎、会阴及肛门。阵发性瘙痒。经常搔抓可导致继发感染。

4）头部瘙痒症与腿部瘙痒症：抓后可发展成不同程度的湿疹，以斑丘疹为主，反复发作。

3. 对策

本病的发生可能与神经精神因素有关，搔抓形成的恶性循环是主要发展原因，病人尽量不要搔抓。生活环境温度不要变化太大；住房内不要太干燥；不要过勤洗浴，水温不超过 32℃；不要用肥皂；不能搓擦；浴后可以搽无任何香料、颜色的浴后乳；避免刺激性食物；必要时可配以全身、局部用药。

（1）全身疗法

1）病因治疗：因糖尿病所致的瘙痒，应积极控制血糖；肝源性、慢性肾病及真性红细胞增多症，口服消胆胺；甲状腺素口服可消除甲状腺功能减退所致的全身瘙痒。

2）抗组胺药：可以缓解夜间瘙痒。

3）阿司匹林：可以减轻真红细胞增多症性瘙痒。

4）老年性瘙痒及更年期患者如无禁忌，可用性激素治疗。

5）5- 羟色胺受体拮抗剂：对淤胆性瘙痒及慢性肾衰引起的瘙痒有时有效。

（2）局部疗法

夏季用液剂（如樟酚酊、复方醋酸铝擦剂、炉甘石洗剂）；冬季用霜剂（2% 樟脑霜、

5% 苯唑卡因霜、苯海拉明霜、易舒特乳膏、皮质类固醇激素软膏，如：艾洛松、尤莩尔）。外阴、肛门黏膜区应避免使用刺激性药物，以免引起接触性皮炎而加剧病情。

（3）中医疗法

口服用药以养血、祛风、安神为原则，配以中药汤剂外洗，针灸耳针治疗。

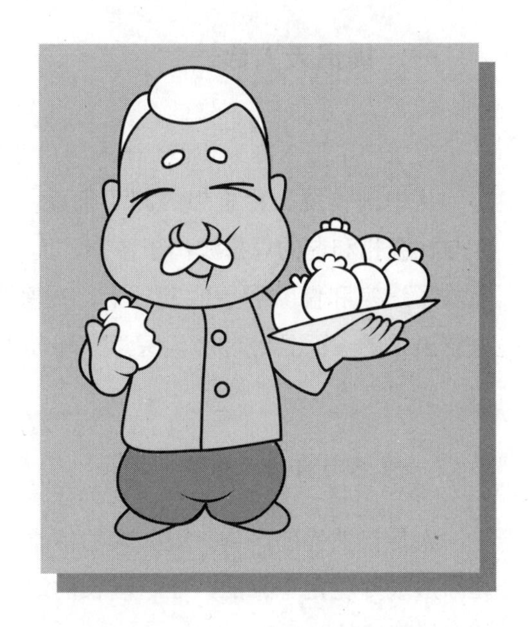

# 第十章　传统中医养生保健

## 一、提倡天人合一

传统中医追求内外和谐——人与自然的和谐；人与社会的和谐；人体自身的和谐。

从中国传统文化思想的渊源来说，可以认为，人与自然和谐的思想源出于道家，人与社会相和谐的思想源出于儒家，而人体自身的和谐观，应该是古代中医学在借鉴、吸收了道家和儒家思想的基础上，在医学和养生的实践过程中，观察、思考、分析、总结出来的，而且经过历代医学家和养生家的不断探索和发展，其思想和内容也不断地充实和完善。

### （一）人与自然的和谐

人是自然界的产物。现代人的体质结构、生理功能都是在漫长的生物进化过程中逐渐形成并稳定下来的，在这漫长的演变、进化过程中，时时处处都在受着赖以生存的自然环境的影响。

中医学认为，人类与其所生存的自然环境是密切联系的。天地一大宇宙，人身一小宇宙，人身与自然息息相通；自然界的各种变化，都会程度不等地对人的健康有所影响。所以，人在宏观上应该顺应自然；虽然人类为了生存和健康的需要，肯定会有改造自然状态、改善自然环境的行为，但在更高的层面上，人类是不能违反自然规律的。自然界的阴晴、雨雪、雾露、霜雹、燥湿、旱涝，季节的春夏秋冬更替，气候的寒热温凉变化，山地、平原、河谷等不同的地势、土壤、水源，以及自然界的反常变化，如日月薄蚀、孛彗飞流、飓风、洪水、地震、山崩等，都直接或间接地与人体的健康有所关联。

这里可援引古籍的一些记载作为说明：

《道德经》第二十五章："人法地，地法天，天法道，道法自然。"

"人以天地之气生，四时之法成。"(《素问 · 宝命全形论》)

"人生有形，不离阴阳。"(《素问 · 宝命全形论》)

"人与天地相参也，与日月相应也。"(《灵枢 · 岁露论》)

"夫四时阴阳者，万物之根本也。""逆之则灾害生，从之则苛疾不起。""所以圣人春夏养阳，秋冬养阴，以从其根，故与万物沉浮于生长之门。逆其根，则伐其本，坏其真矣。"(《素问 · 四气调神大论》)

"天地之间，六合之内，不离于五，人亦应之，非徒一阴一阳而已也。"(《灵枢·通天》)

"故治病者，必明天道、地理。"(《素问 · 五常政大论》)

嵇康《养生论》："又守之以一（一：纯一，指人身之理与天地自然之理相一致），养之以和，和理日济，同乎大顺。"（大顺：指人与自然和谐顺遂。《老子·六十五章》："玄德，深矣，远矣……乃至大顺。”河上公注曰：“顺天理也。”）

（二）人与社会的和谐

人与社会相和谐的思想源出于儒家，而在中医的养生保健方面也有所表现。

《论语·学而第一》：子曰：“礼之用，和为贵。先王之道，斯为美。小大由之，有所不行。知和而和，不以礼节之，亦不可行也。”

其大意是，有子说：“礼的应用，以和谐为贵。古代君主的治国方法，可宝贵的地方就在这里。但不论大事小事只顾按和谐的办法去做，有的时候也行不通。（这是因为）为和谐而和谐，不以礼来节制和谐，也是不可行的。”这里所谓“和谐”的含义，扩展开来可以包括：君与臣的和谐，国家与百姓的和谐，个体与群体（个人与社会）的和谐等等。

《论语·为政第二》：子曰：“吾十有五而志于学，三十而立，四十而不惑，五十而知天命，六十而耳顺，七十而从心所欲，不逾矩。”

仔细思考一下，其中的“从心所欲，不逾矩”，其实就是做到了个人与社会的全面和谐。

《礼记·中庸》：“夫喜怒哀乐之未发谓之中，发而皆中节谓之和。中也者，天下之大本也；和也者，天下之达道也。致中和，天地位焉，万物育焉。”依据原文的义理，“中和”当是一种不偏不倚，既无太过，也无不及的冲和、协洽状态，这种状态有利于包括人在内的万事万物的生长发育。

如果一个人的心态和行为不能做到与群体、社会、国家保持和谐，不能与他人和平、友好地相处，那么他的人生之路就不会顺畅，个人生活就不会快乐、开心，当然也会影响到个人的身体健康。“孔子曰：人有三死，而非其命也，己取之也。夫寝处不适，饮食不节，逸劳过度者，疾共杀之。居下位而上干其君，嗜欲无厌而求不止者，刑共杀之。以少犯众，以弱侮强，忿怒不类，动不量力，兵共杀之。此三者，死于非命也，人自取之。若夫智士仁人，将身有节，动静以义，喜怒以时，无害其性，虽得寿焉，不亦宜乎？”（《孔子家语·五仪解第七》）

不过，所谓人与社会的和谐，并不是要人们完全没有个人意志和价值取向，也不是完全地成为社会、国家的附庸，更不是毫无原则地一味迎合他人的好恶，《论语》里还有“君子和而不同，小人同而不和”的说法。

（三）人体自身的和谐

中医对人体健康与疾病的认识，在宏观上具有重视整体协调和相互关联的认识特点，也就是所谓的“整体观念”。这种观念其实是中国古代传统文化中唯物论和辩证法思想在传统中医学中的反映。中医认为，人体是一个协调统一的有机整体，各器官、各系统之间，在内的脏腑、经络，在外的九窍、四肢等，都是密切联系、互相协调的，共同完成人体的各种生理功能。“夫十二经脉者，内属于脏腑，外络于肢节。”（《灵枢•海论》）“所以行血气而营阴阳，濡筋骨，利机关者也。”（《灵枢・本脏》）这就是说，人体自身具有整体的和谐统一性。

一方面，人体的各脏腑、系统、器官本身各自具有其自己独特的生理功能；另一方面，这些不同的功能又都只是人身整体功能活动的一个组成部分。也就是说，人体各个组成部分之间，在结构上是不可分割的，在生理上是相互联系、相互协调而又相互制约的，在病理上也是相互影响的。人体的各脏腑、系统、器官等不论是在形态上还是功能上都是整体协调一致的。人体的这种和谐统一，是以五脏为中心，配以六腑，通过经络系统“内属于腑脏，外络于肢节”的作用来实现的。人体以五脏、六腑为核心，通过经络系统，把五官、九窍、四肢、百骸等全身各组织器官联系成统一的有机整体，并通过精、气、血、津液的作用，完成机体的各种机能活动。

中医养生的目的，就是要通过多种方法，促成并保持人体自身的体质、功能和心态的整体协调，以及人与社会、人与自然的和谐统一。

1. 注意养生的个体化

中医在对疾病的诊断、治疗过程中普遍通用“辨证施治”的原则大法，这一法则的最大特点（也是优点）就是有利于制订针对具体病人的个体化治疗方案。根据具体病人的体质状况、证候的发展演变进程，以至于病人所处的社会、地理环境、节令气候等因素，确定尽最大可能地适合这个病人的治疗原则并选用恰当的方药，这种综合考虑各方面影响因素而制订的治疗原则和具体方法，会得到更好的疗效。

同样，中医养生方法的实施，也应该遵循这一法则，可称之为“辨证施养”。只有根据每一个人的体质状况、心理性情特点、社会地位、职业、经济状况，以及地理、气候等影响因素综合分析评定，才能制订出分别切合于每一个人的具体养生方法，使养生的效果达到最佳。如李中梓在其《医宗必读•不失人情论》中说:“所谓病人之情者，五脏各有所偏，七情各有所胜。阳脏者宜凉，阴脏者宜热。耐毒者缓剂无功，不耐毒者峻剂有害。此脏气之不同也。动静各有欣厌，饮食各有爱憎；性好吉者危言（即直言）见非，意多忧者慰安云伪；……此好恶之不同也。富者多任性而禁戒勿遵，贵者多自尊而骄恣悖理。此交际之不同也。贫者衣食不周，况乎药饵？贱者焦劳不适，怀抱可知。此调治之不同也。……有境遇不偶，营求未遂，深情牵挂，良药难医，此得失之为害也。……有参、术沾唇惧补，心先痞塞；硝、黄入口畏攻，神即飘扬。此成心之为害也。”

要想使养生的方法能够切合于每一个人而达到理想的效果，当然就需要具体情况具体分析，这也就离不开专业人士的指导。

2. 未病先防，防重于治——“不治已病治未病”

现代医学发展到20世纪的时候，出现了专门的预防医学体系。传统中医学则在其本身的医学体系之内就包括了预防医学的思想和方法，而且从指导思想上更强调预防的重要性，认为防患于未然才是最明智的。从社会学和经济学的角度来说，未病先防的策略也应该是更胜一筹的，与患病（尤其是重病）之后再予治疗的方法相比，给病人造成的身心痛苦、经济负担，以及给社会、政府造成的压力应该都会小许多。

《素问·四气调神大论》:“是故圣人不治已病治未病，不治已乱治未乱，此之谓也。夫病已成而后药之，乱已成而后治之，譬犹渴而穿井，斗而铸锥（兵），不亦晚乎！”

《嵇中散集·养生论》:“纵稍觉悟，咸叹恨于所遇之初，而不知慎众险于未兆。是由（通‘犹’）桓侯抱将死之疾，而怒扁鹊之先见，以觉痛之日，为受病之始也。”

“至于措身失理，亡之于微，积微成损，积损成衰……从老得终，闷若无端。”

3. 及早发现，及时治疗——“不治已乱治未乱”

及早发现、及时治疗的道理非常通俗浅显，也肯定没有任何人会反对这种说法，不过在人们的生活意识和行为习惯当中却常常被忽略，从专业的角度来说就是“健康意识”不强。有的人已经感觉到自己的身体有不适的情况，却因为多种原因没能引起足够的重视，也没能及时地做体检以及采取措施调理和治疗，结果就会使身体的轻微不适酿成大病、重病，这样的事例在现实生活中并不少见，应该引起专业人士及广大民众的重视。

《史记·扁鹊仓公列传》：扁鹊过齐，齐桓侯客之。入朝见，曰:“君有疾在腠理，不治将深。”桓侯曰:“寡人无病。”扁鹊出，桓侯谓左右曰:“医之好利也，欲以不疾者为功。”后五日，扁鹊复见，曰:“君有疾在血脉，不治恐深。”桓侯曰:“寡人无疾。”扁鹊出，桓侯不悦。后五日，扁鹊复见，曰:“君有疾在肠胃间，不治将深。”桓侯不应。扁鹊出，桓侯不悦。后五日，扁鹊复见，望见桓侯而退走。桓侯使人问其故。扁鹊曰:“疾之居腠理也，汤熨之所及也；在血脉，针石之所及也；其在肠胃，酒醪之所及也；其在骨髓，虽司命无奈之何！今在骨髓，臣是以无请也。”后五日，桓侯体病，使人召扁鹊，扁鹊已逃去。桓侯遂死。

## 二、中医养生的方法和内容

中医养生的具体方法和内容历代以来有丰富的积累，但总体而言，都离不开养形、养神和形神兼养这几个方面。

（一）饮食养生

1. 进食的一般原则：（1）一日三餐要有规律，食物的荤素搭配及食谱内容要根据个人情况合理安排；（2）烹调方法要恰当，少吃煎炸食物，多吃蒸煮食物，坚持烹调方法服从营养学的原则；（3）不过饥、过饱，更不能为了解馋而贪吃无厌。有一种说法颇具哲理：人活着不是为了吃，吃是为了活着。

解释：人活着不是为了吃：人活着虽然必须要吃，但吃并不是人活着的唯一目的，也不是人活着的最重要的目的；吃是为了活着：吃的最重要目的是为了身体健康、长寿，而不能只是为了追求口感上的享乐。

一日三餐是很多人的饮食习惯，也是比较合理的方法。那么一日三餐怎样安排才算合理，才能更有利于人体的健康呢？现在一般认为比较好的方法是：（1）早餐要好（质量好，营养素丰富而全面）；（2）午餐要饱（可以适当地多吃一些）；（3）晚餐宜少（夜间人体进入休眠状态，对能量的需求相对减少。如果进食太多，营养过剩，既影响夜间的睡眠，长期这样又有可能出现高血糖、高血脂、肥胖等疾病）；（4）尽量减少油、盐的摄入量（中国人的饮食习惯和烹饪方法往往是油、盐偏多），尽量不用加氢的植物油。

现在比较常见的情况是，有些人的早餐过于草率简单，或者干脆就不吃；也有的人晚餐吃得过于丰盛，量也偏大。这都不利于人体的健康。

在食物的具体内容上，要注意主食与副食的搭配，主食当中还要注意细粮与粗粮的搭配，副食当中也要注意素菜与荤菜的搭配。《黄帝内经》中即有“五谷为养，五果为助，五畜为益，五菜为充”的记载，说明古代人就已经认识到食物均衡搭配的重要性。总体来说，主食与副食的搭配、细粮与粗粮的搭配，以及副食当中素菜与荤菜的搭配都以 6:4 或 7:3 的比例较为合理，这样就能使摄入人体的食物在成分和比例上比较均衡，食物中的碳水化合物（淀粉为主）、蛋白质、脂肪、维生素、矿物质、人体所需微量元素、膳食纤维等都不会缺失，也比较适合人体的消化、吸收和利用。

2. 食疗粥养

就调养而论，粥宜空心食，或作晚餐亦可，但勿再食他物，加于食粥后。食勿过饱，虽无虑停滞，少觉胀，胃即受伤。食宁过热，即致微汗，亦足通利血脉。食时勿以他物侑食，恐不能专收其益。不获已，但使咸味沾唇，少解其淡可也。

**莲肉粥** 《圣惠方》：补中强志。按：兼养神、益脾、固精，除百疾。去皮心，用鲜者煮粥更佳。干者如经火焙，肉即僵，煮不能烂，或磨粉加入。湘莲胜建莲，皮薄而肉实。

**藕粥** 慈山参入。治热渴，止泄，开胃消食，散留血，久服令人心欢。磨粉调食，味极淡。切片煮粥，甘而且香。凡物制法异，能移其气味，类如此。

**荷鼻粥** 慈山参入。荷鼻即叶蒂，生发元气，助脾胃，止渴、止痢、固精。连茎叶用亦可，色青形仰，其中空，得震卦之象。《珍珠囊》：煎汤烧饭，和药治脾。以之煮粥，香清佳绝。

**芡实粥**　《汤液本草》：益精强志，聪耳明目。按：兼治湿痹，腰脊膝痛，小便不禁，遗精白浊。有粳、糯二种，性同，入粥俱需烂煮，鲜者佳。杨雄《方言》曰：南楚谓之鸡头。

**薏苡粥**　《广济方》：治久风湿痹。又《三福丹书》：补脾益胃。按：兼治筋急拘挛，理脚气，消水肿。张师正《倦游录》云：辛稼轩患疝，用薏珠、东壁土炒服，即愈，乃上品养心药。

**扁豆粥**　《延年秘旨》：和中，补五脏。按：兼消暑、除湿、解毒，久服发不白。荚有青、紫二色，皮有黑、白、赤、斑四色，白者温，黑者冷，赤、斑者平。入粥去皮，用干者佳，鲜者味少淡。

**御米粥**　《开宝本草》：治丹石发动，不下饮食。和竹沥入粥。按：即罂粟子，《花谱》名丽春花。兼行风气，逐邪热，治反胃、痰滞、泻痢，润燥固精。水研，滤浆入粥，极香滑。

**姜粥**　《本草纲目》：温中，辟恶气。又《手集方》：捣汁煮粥，治反胃。按：兼散风寒，通神明，取效甚多。《朱子语录》有“秋姜夭人天年”之语，治疾勿泥。《春秋运斗枢》曰：璇星散而为姜。

**香稻叶粥**　慈山参入。按：各方书俱烧灰淋汁用，惟《摘元妙方》，糯稻叶煎，露一宿，治白浊。《纲目》谓气味辛热，恐未然。以之煮粥，味薄而香清，薄能利水，香能开胃。

**丝瓜叶粥**　慈山参入。丝瓜性清寒，除热利肠，凉血解毒。叶性相类。瓜长而细，名马鞭瓜，其叶不堪用。瓜短而肥，名丁香瓜，其叶煮粥香美。拭去毛，或姜汁洗。

**桑芽粥**　《山居清供》：止渴明目。按：兼利五脏，通关节，治劳热，止汗。《字说》云：桑为东方神木。煮粥用初生细芽，苞含未吐者，气香而味甘。《吴地志》：焙干代茶，生津，清肝火。

**胡桃粥**　《海上方》：治阳虚腰痛，石淋、五痔。按：兼润肌肤，黑须发，利小便，止寒嗽，温肺润肠。去皮研膏，水搅滤汁，米熟后加入，多煮生油气，或加杜仲、茴香，治腰痛。

**胡麻粥**　《锦囊秘录》：养肺、耐饥、耐渴。按：胡麻即芝麻。《广雅》名藤宏，坚筋骨，明耳目，止心惊，治百病。乌色者名巨胜，仙经所重。栗色者香却过之，炒研加水，滤汁入粥。

**杏仁粥**　《食医心镜》：治五痔下血。按：兼治风热咳嗽，润燥。出关西者名巴旦，味甘尤美。去皮尖，水研滤汁，煮粥微加冰糖。《野人闲话》云：每日晨起，以七枚细嚼，益老人。

**松仁粥**　《纲目》方：润心肺，调大肠。按：兼治骨节风，散水气、寒气，肥五脏，温肠胃。取洁白者，研膏入粥。色微黄，即有油气，不堪用。《列仙传》云：偓佺好食松实，体毛数寸。

**菊苗粥** 《天宝单方》：清头目。按：兼除胸中烦热，去风眩，安肠胃。《花谱》曰：茎紫，其叶味甘者可食，苦者名苦薏，不可用。苗乃发生之气聚于上，故尤以清头目有效。

**菊花粥** 慈山参入。养肝血，悦颜色，清风眩，除热、解渴、明目。其种以百计。《花谱》曰：野生单瓣，色白，开小花者良，黄者次之，点茶亦佳。煮粥去蒂，晒干磨粉和入。

**梅花粥** 《采珍集》：绿萼花瓣，雪水煮粥，解热毒。按：兼治诸疮毒。梅花凌寒而绽，将春而芳，得造物生气之先，香带辣性，非纯寒。粥熟加入，略沸。《埤雅》曰：梅入北方变杏。

**佛手柑粥** 《宦游日札》：闽人以佛手柑做菹，并煮粥，香清开胃。按：其皮辛，其肉甘而微苦，甘可和中，辛可顺气，治心胃痛宜之，陈者尤良。入粥用鲜者，勿久煮。

**百合粥** 《纲目》方：润肺调中。按：兼治热咳、脚气。嵇含《草木状》云：花白、叶阔为百合，花红、叶尖为卷丹，卷丹不入药。窃意花、叶虽异，形相类而味不相远，性非迥别。

**砂仁粥** 《十便良方》：治呕吐，腹中虚痛。按：兼治上气、咳逆、胀痞，醒脾，通滞气，散寒饮，温肾肝。炒去翳，研末，点入粥，其性润燥。韩•《医通》曰：肾恶燥，以辛润之。

**五加芽粥** 《家宝方》：明目止渴。按：《本草》五加根皮效颇多。又云：其叶作蔬，去皮肤风湿，嫩芽焙干代茶，清咽喉。作粥，色碧香清，效同。《巴蜀异物志》名文章草。

**枸杞叶粥** 《传信方》：治五劳七伤，豉汁和米煮。按：兼治上焦客热，周痹风湿，明目安神。味甘气凉，与根皮及子性少别。《笔谈》云：陕西极边生者，大合抱，摘叶代茶。

**枇杷叶粥** 《枕中记》：疗热嗽。以蜜水涂，炙，煮粥，去叶食。按：兼降气止渴，清暑毒。凡用择经霜老叶，拭去毛，甘草汤洗净，或用姜汁炙黄，肺病可代茶饮。

**茗粥** 《保生集要》：化痰消食，浓煎入粥。按：兼治疟、痢，加姜。《茶经》曰：名有五，一茶，二槚，三蔎，四茗，五荈。《茶谱》曰：早采为茶，晚采为茗。《丹铅录》：茶即古荼字，《诗》"谁谓荼苦"是也。

**苏叶粥** 慈山参入。按《纲目》，用以煮饭，行气解肌，入粥功同。按：此乃发表散风寒之品，亦能消痰、和血、止痛。背、面皆紫者佳。《日华子本草》谓能补中益气，窃恐未然。

**苏子粥** 《简便方》：治上气咳逆。又《济生方》加麻子仁，顺气、顺肠。按：兼消痰润肺。《药性本草》曰：长食苏子粥，令人肥白身香。《丹房镜源》曰：苏子油能柔五金八石。

**藿香粥** 《医余录》：散暑气，辟恶气。按：兼治脾胃，吐逆霍乱，心腹痛。开胃进食。《交广杂志》谓藿香木本。金楼子言：五香共是一本，叶为藿香，入粥用南方草本，鲜者佳。

**薄荷粥** 《医余录》：通关格，利咽喉，令人口香。按：兼止痰嗽，治头痛脑风，发汗、消食、下气，去舌苔。《纲目》云：煎汤煮饭，能去热，煮粥尤妥。杨雄《甘泉赋》作茇葀。

**松叶粥** 《圣惠方》：细切煮汁作粥，轻身益气。按：兼治风湿疮，安五脏，生毛发，守中耐饥。或捣汁澄粉曝干，点入粥。《字说》云：松、柏为百木之长。松，犹公也，柏，犹伯也。

**柏叶粥** 《遵生八笺》：神仙服饵。按：兼治呕血、便血，下痢、烦满。用侧柏叶，随四时方向采之，捣汁澄粉入粥。《本草衍义》云：柏木西指，得金之正气，阴木而有贞德者。

**花椒粥** 《食疗本草》：治口疮。又《千金翼》：治下痢，腰腹冷，加炒面煮粥。按：兼温中暖肾，除湿，止腹痛。用开口者，闭口有毒。《巴蜀异物志》：出四川清溪县者良，香气亦别。

**栗粥** 《纲目》方：补肾气，益腰脚，同米煮。按：兼开胃、活血。润沙收之，入夏如新。《梵书》名笃迦，其扁者曰栗楔，活血尤良。《经验方》：每早细嚼风干栗，猪肾粥助之，补肾效。

**绿豆粥** 《普济方》：治消渴饮水。又《纲目》方：解热毒。按：兼利小便，厚肠胃，清暑下气。皮寒、肉平，用须连皮，先煮汁，去豆，下米煮。《夷坚志》云：解附子毒。

**鹿尾粥** 慈山参入。鹿尾，关东风干者佳，去脂膜，中有凝血，如嫩肝，为食物珍品，碎切煮粥，清而不腻，香有别韵，大补虚损。盖阳气聚于角。阴血汇于尾。

**燕窝粥** 《医学述》：养肺、化痰、止嗽，补而不滞，煮粥淡食有效。按：《本草》不载，《泉南杂记》采入，亦不能确辨是何物。色白治肺，质清化痰，味淡利水，此其明验。

3. 茶、酒养生

饮（品）茶、饮酒在中国具有悠久的历史，但应该说，它只是饮食生活方式的一种佐助，而不像饮水和进食那样是每个人的必需品。因此，品茶和饮酒只能根据每个人的身体状况、饮食习惯，以及生活爱好，做出合理的安排。适量饮茶、适度饮酒可能对有些人的身体是有益的；但嗜茶、酗酒则有害而无益。

从食疗养生的角度来说，茶性寒凉，酒性温热。茶具有清火、利尿、解渴、生津、排浊、去腐秽、提神醒脑的作用，比较适用于阳热体质的人。但有些人饮茶会导致失眠；空腹及大量饮茶，有的人可在短时间内出现心悸（心慌）甚至虚脱，后续的副作用可致便秘。

酒具有驱寒、暖胃、抒发阳气、振作精神、疏通气血经脉的作用，比较适用于阴寒体质的人。但清晨、空腹均不宜饮酒；饮酒量的多少要视个人情况而定，总的原则是宜少不宜多；临睡前尤其不宜大量饮酒。

《本草纲目》引陶弘景曰：大寒凝海，惟酒不冰，明其性热，独冠群物。……人饮多则体弊神昏，是其有毒故也。

朱震亨曰：本草只言酒热而有毒，不言其湿中发热，近于相火。……又性喜升，气必随之，痰郁于上，溺涩于下……其始也病浅，或呕吐，或自汗，或疥疮，或泄利……尚可散而去之。其久也病深，或消渴，或内疽，或鼓胀，或失明，或哮喘……人不得恣饮也。

李时珍曰：酒……少饮则和血行气，壮神御寒，消愁遣兴；痛饮则伤神耗血，损胃亡精，生痰动火。……若夫沉湎无度，醉以为常者，轻则致疾败行，甚则丧邦亡家而殒躯命，其害可胜言哉？（卷25）

《养生类要·饮食论》：酒饮少则益，过多则损，惟气畅而止可也。饮少则能引滞气，导药力，调肌肤，益颜色，通荣卫，辟秽恶。过多而醉，则肝浮胆横，诸脉冲激，由之败肾、毁筋、腐骨、伤胃，久之神散魄溟，不能饮食，独与酒宜，去死无日矣。饱食之后，尤宜忌之。饮觉过多，吐之为妙。

饮酒后不可饮冷水、冷茶，被酒引入肾中，停为冷毒，多久必然腰膝沉重，膀胱冷痛，水肿、消渴、挛躄之疾作矣。酒后不得风中坐卧，袒肉操扇，此时毛孔尽开，风邪易入，感之令人四肢不遂。

《养生类要·食物所忌所宜》：酒，味辛热，饮之体软神昏，是其有毒也。惟少三五七杯，御风寒，通血脉，壮脾胃而自已。若恒饮过多，则熏灼心肺，生痰动火，甚则损肠烂胃，溃髓蒸筋，伤神损寿。

酒后食芥辣物，多则缓人筋骨。

《寿亲养老新书·戒夜饮说》：酒，古礼也。奉祭祀，会宾亲，制药饵，礼有不可缺者。用之有时，饮之有度，岂可以为常而不知节哉！《礼经》："宾主百拜而酒三行"者，盖重其道而不容轻故尔。岂令人浮沉于其中乎。予家祖父处世养生，惟务淡薄，皆享年八九十上下。予自幼年，性喜恬退，今又七十余矣。饮酒止一二盏，才夜即睡，明早即起，居常即罕病且康健，亦自知节戒之功然也。人生天地间，贫贱者多，贵而富岂易得哉。倘能戒夜饮，顺阴阳，正寤寐，保精气，使一身神识安宁，百邪不侵，安享天年，岂不幸欤！好生君子审而察之。此序见《陈氏经验方》，不记何人所作。

《本草纲目》：茶苦而寒……最能降火。……火有虚实，若少壮胃健之人，心肺脾胃之火多盛，故与茶相宜……使人神思恺爽，不昏不睡，此茶之功也。……若虚寒及血弱之人，饮之既久，则脾胃恶寒，元气暗损，土不制水，精血潜虚……此茶之害也。……惟饮食后浓茶漱口，既去烦腻，而脾胃不知，且苦能坚齿消蠹，深得饮茶之妙。……人有嗜茶成癖者，久而伤营伤精，血不华色，黄瘁萎弱。（卷32）

《养生类要·食物所忌所宜》：茶，味苦，气清，能解山岚瘴疠之气，江洋雾露之毒，及五辛、炙煿之热。宜少，否则不饮尤佳。多饮则去人脂，令人下焦虚冷。饥则尤不宜用，惟饱食后一二茶盏不妨。最忌点盐及空心饮，大伤肾气。古云：空心茶，卯时酒，酉后饭，俱宜少用。食后以浓茶漱口，令齿不败。

茶和酒的种类繁多，其性能特点及其对人体的影响作用也不尽相同。现代对各种茶和酒的物质成分的检测分析，以及这些物质被人体吸收之后所能够发挥的各种作用，研究得越来越仔细、深入，在此不赘。

（二）睡眠养生

1. 睡眠对人体的重要性：与饮水和进食一样，睡眠也是人体必不可少的生理需求，它是一个主动的生理过程，而不只是被动地休眠。睡眠是维持身体健康的重要方面，如果睡眠异常，就意味着在生理上、心理上或社会行为方面存在着异常病变或不良影响因素。人在睡眠时，全身肌肉松弛，体温下降，对外界刺激反应减低，心跳、呼吸减慢，排泄等活动减少，有利于各种器官恢复机能。良好、充足的睡眠可以使身心得到调整，气、血、津液得以滋生，元精、元气得以修复，脏腑的功能状态得到改善，精神振奋，体力充沛。从现代医学的角度来说，睡眠可以使神经系统和内分泌系统的功能状态得以调整而恢复平衡，使人体的免疫功能得到改善。所以，良好的睡眠与合理的饮食一样，是维持生命活力及身体健康的原动力，是后天保养必须要重视的基础环节。历代以来的古代养生家都非常重视睡眠对人体的保健作用，有“服药千朝，不如安睡一宵”；“不觅仙方觅睡方”等说法。

曾有生理学研究者用狗做实验，每天只给水喝而不给食物，它能活 25 天。若连续 5 天不让它睡眠，结果体温下降 4℃～ 5℃，再经 92 ～ 143 小时剥夺睡眠就会死亡。狗死后的尸体解剖发现，它的中枢神经系统发生了显著的形态学变化。由此可见，睡眠对高等动物来说绝不是可有可无，而是非常重要、必不可少的一个生理环节。一般说来，不同年龄的人每天所需的睡眠时间有所不同，成年人每天需睡 7 ～ 8 个小时。

经常睡眠不足，会使人心情忧虑、焦急，情绪不稳定，免疫力降低，神经—内分泌系统功能失调，由此会导致种种疾病发生，如神经衰弱、感冒、气管炎、鼻炎、腰腿脚酸痛、胃肠疾病、高血压、内分泌—代谢疾病、免疫系统疾病、心脑血管疾病等。

睡眠不足会引起血中胆固醇含量增高，使得血黏度增高，动脉硬化，因而发生心、脑血管疾病的机会增加；人体的细胞分裂多在睡眠中进行，睡眠不足或睡眠紊乱，会影响细胞的正常分裂，由此，有可能会产生细胞突变而导致癌症的发生。

2. 维持良好睡眠的方法

（1）睡前身心宜放松，避免过度紧张、过度兴奋、过度疲劳。

（2）晚餐不宜过饱、太晚；晚餐时不宜大量饮酒；晚餐后不宜喝茶、咖啡、可可类等刺激、兴奋性饮料。

（3）保持安静、清洁的室内环境，避免强光，避免噪音，保持适宜的温度和湿度。

（4）保持相对固定的作息时间。

（5）睡前可做一些适合自己身心状态的导引健身操、吐纳功法，这有利于身心的放松。

（6）一般认为，侧卧、屈膝的睡姿更好一些。

（7）冬季寒冷时被褥要柔软、暖和、清洁、干爽。双肩、两脚都要盖严，不得漏风。夏季炎热时，腹部、后腰及双脚均宜薄盖一层而避免受风。

（8）枕头软硬适中，高度以侧卧时与肩齐平或比肩部略低为宜。

3. 失眠的矫治对策：属心理因素造成的失眠可以用心理调适、身体放松锻炼等方法自我调整，如气功、导引等，一般均可使心身得以放松而奏效。属于不良生活方式影响者需要自己注意。常用的调治对策方法如下：

（1）静坐助睡法——整理好床褥，轻松、自如、舒缓地坐在床上，一般选用盘腿坐姿，若不习惯也可选用自己感觉舒适的坐姿。脑子里什么都不要想，但若有点儿杂念也没关系，不要强制自己消除所有的杂念，只要别专一地想事就可以。这样身心就慢慢放松下来，自然均匀缓慢地呼吸，身体端坐，巍巍不动，内心坦然，这就做到了第一步的心平气静；第二步，坐着坐着就会自然感觉到自己心脏的跳动越来越平和、舒缓，身体内部充分放松，呼吸由浅而自然变深，由急促而变缓慢，类似于道家所说的“胎息”功法，第三步，你的身体肌肉会松弛下来，心态安稳，甚至有些低迷，渐渐发困，等到困得不能坚持了，就可以卧床入睡了。

有些人的实践表明，在不睡觉的清醒状态时保持身心入静，如果能做到高度入静并可维持一段时间（5～10分钟），其休养效果并不比小睡片刻（10～30分钟）差，有的人感觉比小睡片刻的效果还好。这在有的气功上讲是一种“功态”，其实就是身心在平和放松中达到一种虚静、和谐状态。在这种状态下，身体内部的脏腑气血会自然调节，这就像回归到人的本源状态（胎儿般的状态），无思、无欲、无我，形神达到高度地和谐一致，如古代道家养生功法中所说的“胎息”状态。在这种状态下，人的生机、活力会自然地得到恢复。另外，如果人在疲惫、困倦的时候，入静后不久就会很快出现昏昏欲睡的状态，这时就不要强迫自己坚持入静的状态，而应该进入睡眠状态。

（2）食物调理——小米粥、榆钱粥、牛奶、红糖水、香蕉。

（3）中药调治——大枣茶、合欢茶、菊花茶、炒枣仁茶。

（4）躯体疾病或精神科疾病则应采取相应的治疗。

4. 睡梦与疾病

做梦是人们睡眠时普遍会出现的一种现象。睡眠时做梦的机理目前还缺乏深入透彻的研究，梦境的内容也十分复杂、多样，甚至怪诞、离奇。但根据有些人的生活体验和医学上的一些资料记载，认为有些梦境中的内容，是人在睡眠状态下中枢神经系统接收、分析、处理身体信息（包括生理的和病理的）而做出的一类较为特殊的反映，那么也就可以认为，有些梦境中出现的内容、现象，应该可以提示、反映出身体的生理状况和有些病理变化。

只是，因为这些反映总体来说具有较大的模糊性和不确定性，而且到目前为止，与睡梦有关的生理、病理研究还远远不够系统和深入，所以，梦境中出现的诸多现象与人体的生理状态及病理影响之间的关联，也只能作为参考而已。如果想把梦境中的提示作为定论，还需要与更多的客观证据（如望、闻、问、切的诊查证据）互相参证。

人在睡眠时，大脑许多细胞进入“休息”状态，大脑的工作机能大大降低，而体内潜在性病变的异常刺激信号，仍然传入大脑细胞，造成相应部分的脑细胞兴奋活动，产生上述预见性梦境的原因是兴奋“波浪”扩散到皮层有关中枢，相应的脑细胞便会应激而起，使沉睡的大脑“放电影”，于是出现这种梦境。下面是从临床病例的经验总结中记录的一些条目，仅供参考：

（1）梦境中四肢不能动弹，被憋醒后气喘吁吁——心肺受到机械性压迫（手压胸等）；或心肺功能低下——上焦阳气不足，血脉阻滞——可见于心动过缓、房室传导阻滞、心跳间歇、冠脉狭窄、心肌供血不足、气管狭窄、肺换气功能不足等。

（2）梦境中有急事，却行走困难，周身乏力——脾气虚弱或脾肾两虚——脾主肌肉与四肢，肾主骨。

（3）梦中吵架，气愤至极，醒后心情仍不能平静——心肝郁火（气火有余），阴血不足。

（4）梦中惊恐，险象环生，醒后仍心有余悸，心动过速并多伴有汗出——心胆火（君火、相火）旺，肝血肾精不足。

（5）梦中急找厕所，甚或遗尿——元精不固，命门火衰，属虚寒体质。

做梦是人的一种普遍生理现象，现代医学研究证明，人体的病理变化会提供一种刺激，并往往在梦中得到反映。因此，做梦可以说是窥视人体健康与否的一个窗口。

## 三、导引、按摩养生

### （一）导引、按摩对人体的益处

生命的维持和延续，有两个重要方面是必不可少的：一是生命个体与外界的物质交换，其中最显而易见的交换方式，比如饮食等营养物质的吸收与大小便的排泄，呼吸过程中氧气的吸收与二氧化碳的排出等。二是生命个体自身功能的平稳、持续性运转，这种自身功能的运转是建立在体内物质的转化与代谢基础上的。古代中医把人体自身的功能与代谢，以及与外界的物质交换从较高的哲学层面归纳为“升降出入”四个字，《素问·六微旨大论》：“出入废则神机化灭，升降息则气立孤危。故非出入，则无以生长壮老已；非升降，则无以生长化收藏。是以升降出入，无器不有。故器者生化之宇，器散则分之，生化息矣。故无不出入，无不升降。”“非出入则无以生长壮老已，非升降则无以生长化收藏”，“出入废则神机化灭，升降息则气立孤危”，“是以升降出入，无器不有。”这些讲法确实有些抽象，但它却揭示了生命的本质。生命（包括宏观的身体生命和微观的细胞生命）在于运动。中医认为，运动可以使血脉流通，气机舒畅，脏腑功能健旺，精神饱满。对于人体而言，升降出入运动，是气化功能的基本形式，也是脏腑、经络、阴阳、气血矛盾运动的基本过程。因此，在生理上，人体脏腑经络的功能活动，无不依赖于气机的升降出入，如肺的宣发与肃降，脾的升清与降浊，心肾的阴阳相交、水火既济，都是气机升降出入运动的具体体现。由于气机的升降出入，关系于脏腑、经络、气血、阴阳等各个方面的功能活动，所以若升降出入失常，就可波及五脏六腑、表里内外、四肢九窍，而发生种种病理变化。

导引、按摩的养生保健方法，可以作为促进和改善人体“升降出入”活动的重要辅助方式，使人体生理功能保持在较佳的运行状态，并尽可能地少患疾病。从现代医学的角度来说，运动可以促进血液循环，提高有氧代谢，中等以上强度的运动量可以开通人体更多的微血管循环系统，激活更多细胞的代谢活力，并且有利于排泄滞留在体内的代谢产物。

导引术起源于上古，是古代的一种养生术，早在春秋战国时期就已非常流行，为当时神仙家与医学家所重视。后来为道教承袭作为修炼方法之一，并使之更为精密，使“真气”按照一定的循行途径和次序进行周流。道教将其继承发展，以导引为炼身的重要方法，认为它有调营卫、消水谷、除风邪、益血气、疗百病以及延年益寿的功效。从医疗意义上来说，它可以充分发挥、调动人体内在的有利因素，积极地防病、治病。从保健意义上看，它可以锻炼并增强体质，强健体魄，焕发精神，保持生机活力，给人们带来身体和精神上的愉悦。

按摩（推拿）作为一种养生保健的方法，现在使用的范围越来越广泛，一般可以分为医疗按摩、体育（竞赛）疗伤康复按摩、保健按摩、美容按摩。根据按摩的部位可分为全身按摩、足底按摩、耳穴按摩等。鉴于各种按摩大多已趋向于专科化，此处只对保健按摩的内容做些介绍，其他则不再作更为具体详细地介绍。

1972 ～ 1974 年在长沙马王堆汉墓 ( 西汉初期诸侯家族墓地 ) 出土的帛画，是现存全世界最早的导引图谱。原帛画长约 100 厘米，与前段 40 厘米帛书相连。画高 40 厘米。分上下 4 层，绘有 44 个各种人物的导引图式，每层绘 11 幅图。每图式平均高 9 ～ 12

厘米。每图式为一人像，男、女、老、幼均有，或著衣，或裸背，均为工笔彩绘。其术式除个别人像作器械运动外，多为徒手操练。图傍注有术式名，部分文字可辨。其中涉及动物的有鸟、鹞、鹤、猿、猴、龙、熊等八式，与五禽戏相近而缺鹿戏与虎戏（可见华佗“五禽戏”是由导引图演变而来）。原无图谱名，现名系由马王堆汉墓帛书整理小组所定。

《三国志·魏书·方技传·华佗》佗语普曰：人体欲得劳动，但不当使极尔。动摇则谷气得消，血脉流通，病不得生，譬犹户枢不朽是也。是以古之仙者为导引之事，熊颈鸱顾，引挽腰体，动诸关节，以求难老。吾有一术，名五禽之戏：一曰虎，二曰鹿，三曰熊，四曰猨，五曰鸟；亦以除疾，并利蹄足，以当导引。体中不快，起作一禽之戏，沾濡汗出，因上着粉，身体轻便，腹中欲食。普施行之，年九十余。耳目聪明，齿牙完坚。

晋葛洪《抱朴子．对俗》：“知上药之延年，故服其药以求仙；知龟鹤之遐寿，故效其导引以增年。”

《庄子·刻意》：“吹呴呼吸，吐故纳新，熊经鸟申，为寿而已矣。此道（同“导”）引之士，养形之人，彭祖寿考者之所好也。”

唐·慧琳《一切经音义》：“凡人自摩自捏，伸缩手足，除劳去烦，名为导引。”

《抱朴子内篇·别旨》：“或伸屈，或俯仰，或行卧，或倚立，或踯躅，或徐步，或吟或息，皆导引也。”

《云笈七签》卷三十二至三十四亦详载其法，谓“导引之法，深能益人延年，与调气相须，令血脉通，除百病。”

（二）导引、按摩的方法

1. 导引（主动运动）

**五禽戏**

五禽戏，分别是虎戏、鹿戏、熊戏、猿戏和鸟戏，每种动作都是模仿相应的动物动作。传统的五禽戏，又称华佗五禽之戏，五戏共有动作 54 个。由中国体委新编的简化五禽戏，每戏分两个动作，分别为：虎举、虎扑；鹿抵、鹿奔；熊运、熊晃；猿提、猿摘；鸟伸、鸟飞。每种动作都是左右对称各做一次，并配合气息调理。

（1）虎 戏

脚后跟靠拢成立正姿势，两臂自然下垂，两眼平视前方。

1）左 式

① 两腿屈膝下蹲，重心移至右腿，左脚虚步，脚掌点地、靠于右脚内踝处，同时两掌握拳提至腰两侧，拳心向上，眼看左前方。

② 左脚向左前方斜进一步，右脚随之跟进半步，重心坐于右腿，左脚掌虚步点地，同时两拳沿胸部上抬，拳心向后，抬至口前两拳相对翻转变掌向前按出，高与胸齐，掌心向前，两掌虎口相对，眼看左手。

2）右　式

① 左脚向前迈出半步，右脚随之跟至左脚内踝处，重心坐于左腿，右脚掌虚步点地，两腿屈膝，同时两掌变拳撤至腰两侧，拳心向上，眼看右前方。

② 与左式2同，唯左右相反。如此反复左右虎扑，次数不限。

（2）鹿　戏

身体自然直立，两臂自然下垂，两眼平视前方。

1）左　式

① 右腿屈膝，身体后坐，左腿前伸，左膝微屈，左脚虚踏；左手前伸，左臂微屈，左手掌心向右，右手置于左肘内侧，右手掌心向左。

② 两臂在身前同时逆时针方向旋转，左手绕环较右手大些，同时要注意腰胯、尾骶部的逆时针方向旋转，久而久之，过渡到以腰胯、尾骶部的旋转带动两臂的旋转。

2）右式动作与左式相同，唯方向左右相反，绕环旋转方向亦有顺逆不同。

（3）熊　戏

身体自然站立，两脚平行分开与肩同宽，双臂自然下垂，两眼平视前方。先右腿屈膝，身体微向右转，同时右肩向前下晃动、右臂亦随之下沉，左肩则向外舒展，左臂微屈上提，然后左腿屈膝，其余动作与上左右相反。如此反复晃动，次数不限。

（4）猿　戏

脚跟靠拢成立正姿势，两臂自然下垂，两眼平视前方。

1）左式

① 两腿屈膝，左脚向前轻灵迈出，同时左手沿胸前至口平处向前如取物样探出，将达终点时，手掌撮拢成钩手，手腕自然下垂。

② 右脚向前轻灵迈出，左脚随至右脚内踝处，脚掌虚步点地，同时右手沿胸前至口平处时向前如取物样探出，将达终点时，手掌撮拢成钩手，左手同时收至左肋下。

③ 左脚向后退步，右脚随之退至左脚内踝处，脚掌虚步点地，同时左手沿胸前至口平处向前如取物样探出，最终成为钩手，右手同时收回至右肋下。

2）右式动作与左式相同，唯左右相反。

（5）鸟 戏

两脚平行站立，两臂自然下垂，两眼平视前方。

1）左式

① 左脚向前迈进一步，右脚随之跟进半步，脚尖虚点地，同时两臂慢慢从身前抬起，

掌心向上，与肩平时两臂向左右侧方举起，随之深吸气。

② 右脚前进与左脚相并，两臂自侧方下落，掌心向下，同时下蹲，两臂在膝下相交，掌心向上，随之深呼气。

2）右式同左式，唯左右相反。

五禽戏锻炼要做到：全身放松，意守丹田，呼吸均匀，形神合一。练熊戏时要在沉稳之中寓有轻灵，将其剽悍之性表现出来；练虎戏时要表现出威武勇猛的神态，柔中有刚，刚中有柔；练猿戏时要仿效猿敏捷灵活之性；练鹿戏时要体现其静谧恬然之态；练鸟戏时要表现其展翅凌云之势，方可融形神为一体。常练五禽之戏，可活动腰肢关节，壮腰健肾，疏肝健脾，补益心肺，从而达到祛病延年的目的。

**八段锦**

中国古代流传下来的一种气功动功功法。八段锦由八节组成，体势动作古朴高雅，故名。八段锦形成于 12 世纪，后在历代流传中形成许多练法和风格各具特色的流派。

八段锦的体势有坐势和站势两种。坐势练法恬静，运动量小，适于起床前或睡觉前穿内衣锻炼。站势运动量大，适于各种年龄、各种身体状况的人锻炼。

（1）坐式八段锦

1）坐式八段锦口诀

闭目冥心坐，握固静凝神。叩齿三十六，两手抱昆仑。

左右敲玉枕，二十四度闻。微摆撼天柱，动舌搅水津。

鼓漱三十六，津液满口生。一口分三咽，以意送脐轮。

闭气搓手热，背后摩精门。尽此一口气，意想体氤氲。

左右辘轳转，两脚放舒伸。翻掌向上托，弯腰攀足频。

以候口水至，再漱再吞津。如此三度毕，口水九次吞。

咽下汩汩响，百脉自调匀。任督慢运毕，意想气氤氲。

名为八段锦，子后午前行。勤行无间断，去病又强身。

2）坐式八段锦练法

① 宁神静坐：采用盘膝坐式，正头竖颈，两目平视，松肩虚腋，腰脊正直，两手轻握，置于小腹前的大腿根部。要求静坐 3 ～ 5 分钟。

② 手抱昆仑：牙齿轻叩二三十下，口水增多时即咽下，谓之“吞津”。随后将两手交叉，自身体前方缓缓上起，经头顶上方将两手掌心紧贴在枕骨处，手抱枕骨向前用力，同时枕骨向后用力，使后头部肌肉产生一张一弛的运动。如此行十数次呼吸。

③ 指敲玉枕：接上式，以两手掩住双耳，两手的食指相对，贴于两侧的玉枕穴上，随即将食指搭于中指的指背上，然后将食指滑下，以食指的弹力缓缓地叩击玉枕穴，

使两耳有咚咚之声。如此指敲玉枕穴十数次。

④ 微摆天柱：头部略低，使头部肌肉保持相对紧张，将头向左右频频转动。如此一左一右地缓缓摆撼天柱穴 20 次左右。

⑤ 手摩精门：做自然深呼吸数次后，闭息片刻，随后将两手搓热，以双手掌推摩两侧肾俞穴 20 次左右。

⑥ 左右辘轳：接上式，两手自腰部顺势移向前方，两脚平伸，手指分开，稍做屈曲，双手自胁部向上划弧如车轮形，像摇辘轳那样自后向前做数次运动，随后再按相反的方向自前向后做数次环形运动。

⑦ 托按攀足：接上式，双手十指交叉，掌心向上，双手做上托劲；稍停片刻，翻转掌心朝前，双手做向前按推劲。稍作停顿，即松开交叉的双手，顺势做弯腰攀足的动作，用双手攀两足的涌泉穴，两膝关节不要弯曲。如此锻炼数次。

⑧ 任督运转：正身端坐，鼓漱吞津，意守丹田，以意引导内气自中丹田沿任脉下行至会阴穴接督脉沿脊柱上行，至督脉终结处再循任脉下行。

（2）站式八段锦

1）站式八段锦口诀

双手托天理三焦，左右开弓似射雕。

调理脾胃须单举，五劳七伤往后瞧。

摇头摆尾去心火，两手攀足固肾腰

攒拳怒目增力气，背后七颠百病消。

2）站式八段锦练法

① 双手托天理三焦：自然站立，两足平开，与肩同宽，含胸收腹，腰脊放松。正头平视，口齿轻闭，宁神调息，气沉丹田。双手自体侧缓缓举至头顶，转掌心向上，用力向上托举，足跟亦随双手的托举而起落。托举数次后，双手转掌心朝下，沿体前缓缓按至小腹，还原。

② 左右开弓似射雕：自然站立，左脚向左侧横开一步，身体下蹲呈骑马步，双手虚握于两髋之外侧，随后自胸前向上划弧提于与乳平高处。右手向右拉至与右乳平高，与乳距约两拳许，意如拉紧弓弦，开弓如满月；左手捏剑诀，向左侧伸出，顺势转头向左，视线通过左手食指凝视远方，意如弓箭在手，待机而射。稍作停顿后，随即将身体上起，顺势将两手向下划弧收回胸前，并同时收回左腿，还原成自然站立。此为左式，右式反之。左右调换练习十数次。

③ 调理脾胃须单举：自然站立，左手缓缓自体侧上举至头，翻转掌心向上，并向左外方用力举托，同时右手下按附应。举按数次后，左手沿体前缓缓下落，还原至体侧。右手举按动作同左手，惟方向相反。

④ 五劳七伤往后瞧：自然站立，双脚与肩同宽，双手自然下垂，宁神调息，气沉丹田。头部微微向左转动，两眼目视左后方，稍停顿后，缓缓转正，再缓缓转向右侧，目视右后方稍停顿，转正。如此十数次。

⑤ 摇头摆尾去心火：两足横开，双膝下蹲，呈“骑马步”。上体正下，稍向前探，两目平视，双手反按在膝盖上，双肘外撑。以腰为轴，头脊要正，将躯干划弧摇转至左前方，左臂弯曲，右臂绷直，肘臂外撑，头与左膝呈一垂线，臀部向右下方撑劲，目视右足尖；稍停顿后，随即向相反方向，划弧摇至右前方。反复十数次。

⑥ 两手攀足固肾腰：松静站立，两足平开，与肩同宽。两臂平举自体侧缓缓抬起至头顶上方转掌心朝上，向上做托举劲。稍停顿，两腿绷直，以腰为轴，身体前俯，双手顺势攀足，稍作停顿，将身体缓缓直起，双手顺势起于头顶之上，两臂伸直，掌心向前，再自身体两侧缓缓下落于体侧。

⑦ 攒拳怒目增力气：两足横开，两膝下蹲，呈“骑马步”。双手握拳，拳眼向上。左拳向前方击出，顺势头稍向左转，两眼通过左拳凝视远方，右拳同时后拉。与左拳出击形成一种争力。随后，收回左拳，击出右拳，要领同前。反复十数次。

⑧ 背后七颠百病消：两足并拢，两腿直立，身体放松，两手臂自然下垂，手指并拢，掌指向前。随后双手平掌下按，顺势将两脚跟向上提起，稍作停顿，将两脚跟下落着地。反复练习十数次。

2. 按摩（被动运动）

（1）什么是保健按摩？

保健按摩是指医者运用按摩手法，在人体的适当部位进行操作所产生的物理刺激信息通过反射方式，对人体的神经、肌肉、体液调整功能施以影响，从而达到消除疲劳，调节体内信息，增强体质，健美防衰，延年益寿的目的。

保健按摩施术手法很多，如常用的表面按摩法、揉捏风池等颈部法、棉布摩擦法、背腰部的拍打法、四肢抽抖法等。它动作轻柔，运用灵活，便于操作，使用范围甚广，不论男女老幼、体质强弱、有无病症，均可采用不同的施术手法，进行保健按摩。通过用不同的手法对身体不同部位的经络穴位进行按摩，可使经脉气血流通，改善机体功能，强健身体，益寿延年。

（2）常用按摩保健方法

1）十指梳头法

头为“诸阳之会”，脑为髓之海，乃诸阳经气的汇聚处。每日早晚以十指向后梳头，从前额发际至枕后发际各 60 次，可促进头部血液循环、防治脑血管病等。

2）搓掌揉脸法

人到老年，经脉气血不足，面色少华。每天早晚双手搓掌至发热，揉面部各 60 次，激发面部气血周流，使面部充盈红润，面部肌肉富有弹性，有防老祛皱、焕发精神之功能。

3）搓揉耳廓法

肾开窍于耳。另外耳又是六条阳经经脉所聚，有丰富的感觉神经末梢分布。每日早晚搓揉耳廓各60次，使耳部有发热感为宜。本法有防治耳聋、耳鸣和耳源性疾病，调整精神状态、安抚不稳定情绪、改善记忆等功能。有耳病、化脓性中耳炎者禁用。

4）扣齿弹舌法

齿属肾，“肾主骨，齿为骨之余。”肾气虚，齿不健。八八则齿堕、发落。老年者常扣齿，有利于牙齿保健，齿健有益于健身长寿。每日早晚扣齿各60次，可健齿、防牙病和牙齿脱落等。

“心开窍于舌”，舌为心之苗。每日早晚弹舌各60次，弹舌是对脑的良性按摩，有健脑护脑之功效。

5）颈项部按摩法

颈项部是人体经脉通往头部和肢体的重要通道。每日早晚按摩各60次，有防治颈椎病、血管性头痛、脑血管病的功能。

6）肩胛部按摩法

肩胛部是手足之三阳经脉交会之处，每日早晚按摩各60次，有防治肩周炎、颈椎病的功能。

7）上肢部按摩法

上肢部位为“手三阴、手三阳之脉”的要道，是内连脏腑、外络肢节的重要部位。每日早晚按揉各60次，即从上内侧腋下（极泉穴）至腕部内侧（内关穴）；从外侧腕部（外关穴）至肩部（肩井穴）。此法有疏通上肢经脉、调和气血之功能，对心血管系统、呼吸系统疾病及上肢病痛有疗效。

8）胁肋部按摩法

胁肋部位为肝胆经脉（期门、章门）所交会，每日早晚按揉60次，有疏肝理气、清肝利胆之功效。对治疗肝胆疾病和岔气、肋间神经痛有效果。

9）腹部穴位按摩法

腹为任脉经过之处，每日早晚双手重叠放在脐部（神厥穴），上下左右顺时针方向按揉60次，然后再以同样手法逆时针方向按揉60次，可改善消化系统、生殖泌尿系统的功能。

10）腰部按摩法

“腰者肾之府”，肾为先天之本，肾主骨、藏精。每日早晚按摩腰部（肾俞穴、命门穴等），使腰部发热，能强肾壮腰，对治疗肾虚腰痛、风湿腰痛、强直性脊柱炎、腰椎间盘突出症等腰部疾患有预防和治疗效果。

11）骶尾部按摩法

骶尾部为人体“大树之根”，按摩骶尾部八髎穴和长强穴，每日早晚各60次，有治疗腰骶痛、盆腔疾患、改善性功能之疗效。

12）下肢部按摩法

下肢部位为“足三阴、足三阳”之经脉的要道。每日早晚拍打由下(三阴交穴、悬钟穴)向上(足三里、阴陵泉)和股下段(梁丘穴、血海穴)至股上段(风市、环跳穴)，如此反复拍打60次，对活血理气、舒筋通络、调理脾胃效果尤佳。

13）足部按摩法

每晚睡前温水泡脚30分钟(冬季水温42℃～45℃)，两足稍晾干后反复搓推足心(涌泉穴）60次，涌泉穴为肾经之源，对温肾补肾健脑、改善足部血液循环有效果。

## 四、吐纳（气功）——（调息、意念）养生

“吐纳”的本意即“吐故纳新”，在气功养生的学科中就是指以调整呼吸为主的养生方法。通过呼吸来吐出浊气，吸入清气，使人身之气与天地自然之气相通，进而使人体自身的清阳上升，浊阴下降，水火既济，心肾交通，阴阳平衡，气血畅达，脏腑安泰，经络调匀。从而达到排除邪气，扶助正气，调整身心，防病健身的目的。

呼吸的方法要有意识地予以调控，而且要选择清洁、安静、空气流通状况自然通畅的地方，可以一个人独做，也可以几个人一起做，站式、坐式、卧式均可。呼吸的要点是，有意识地做到匀（均匀）、细（细微）、绵（缓慢）、长（深长），以不能听到自己的呼吸音为佳。可以有意识地多用腹式呼吸，慢慢体验。初习者在掌握要领的前提下要循序渐进，顺其自然，切忌心态浮躁，急于求成。

在“吐纳”养生的方法中，古代养生家还非常重视意念的作用，称之为“以意领气”，认为好的精神（心理）状态对体质（生理）状态会产生良性的影响，有好的促进作用。如嵇康的《养生论》中所说：“精神之于形骸，犹国之有君也。神躁于中，而形丧于外；犹君昏于上，国乱于下也。”“故修性以保神，安心以全身，爱憎不栖于情，忧喜不留于意，泊然无感，而体气和平，又呼吸吐纳，服食养身，使形神相亲，表里俱济也。”从理论上来说，良好的精神心理状态肯定对生理、体质会有好的作用；但在练习实践中，“以意领气”的方法往往并不容易调控，也绝非一朝一夕之功，尤其是年轻人和初练的人，不能强求。

吐纳功法多强调用腹式呼吸方法，从现代人体生理学的角度来说，这种呼吸方式可以明显改善心、肺功能，增加肺活量，减慢心率，增加心排血量。而且，借助膈肌的舒缩、升降运动和腹壁肌肉的外鼓、内瘪动作，可以使腹腔内的脏器得到挤压，相

当于得到了舒缓、柔和而有节奏的按摩治疗，从而改善内脏的血液循环，调整胃肠的蠕动，并可强健肝、胆、肾、脾、胰腺等腹腔脏器的功能。另外，在身体放松的状态下，又配合以清醒状态下的心无杂念而精神集中（意念调控）的安宁、恬静的心态，可以使脏腑、气血的功能状态得到良好调整，精（心）力、体力得到休养进而滋长、强健起来。长期坚持练习，必能起到防病、强身的作用。

有些人的实践表明，不睡觉的清醒状态时保持身心入静，如果能做到高度入静并可维持一段时间（5 ～ 10 分钟），其休养效果并不比小睡片刻（10 ～ 30 分钟）差，有的人感觉比小睡片刻的效果还好。这在有的气功上讲是一种“功态”，其实就是身心在平和放松中达到一种虚静、和谐状态。在这种状态下，身体内部的脏腑气血会自然调节，这就像回归到人的本源状态（胎儿般的状态），无思、无欲、无我，形神达到高度地和谐一致，如古代道家养生功法中所说的“胎息”状态。在这种状态下，人的生机、活力会自然地得到恢复。

腹式呼吸方法介绍：吸气时有意识地使腹部（尤其是小腹）鼓起来，膈肌下降；待小腹鼓到极限时，再升提、扩张胸廓，使肺泡的空气吸入量达到最大。然后缓慢地转变为呼气，呼气时胸廓缓慢下降、收缩，同时或稍后腹壁肌肉也随之缓慢地收缩、内瘪，膈肌上抬；待小腹瘪到极限时，呼气也达到极限，然后再缓慢地转为吸气，进入下一个腹式呼吸周期。练习时要做到舌抵上腭，可以慢慢地体会“以意领气”的感觉（可以在意念中默想：呼吸时有气流沿着督、任二脉缓慢地流动，并旁及周身血脉），但不要强求。呼吸要缓慢、均匀，头正、肩平、腰直、坐稳，全身自然放松。

## 五、季节、气候养生

按照传统中医学“天人相应”的认识论观点，人生存于自然界中，必然要受自然界诸多因素的影响。自然界的季节更替、气候变化，尤其是明显异常的气候变化，对人体的健康、疾病以至于死亡都是有影响的，正如《金匮要略·脏腑经络先后病脉证》所说：“夫人禀五常，因风气而生长。风气虽能生万物，亦能害万物。如水能浮舟，亦能覆舟。”这里所谓的“风气”，应是泛指自然界的气候而言。了解自然界的季节、气候特点，使自己的生活、工作等诸多事项能够顺应季节、气候的变化；如果出现反常气候变化时，有及时应对和调养的方法，就可使自己的身体不得病或少得病，即使得了病也不至于太重而比较容易治疗。

中国的大部分地区处于地球的北温带，古代中医有关气候养生的论述一般以黄河中游的中原一带的气候特点作为基本参照。

(一)春季养生

气候特点：春季主“生”。阳气上升，气温回暖，万物复苏。“天地俱生，万物以荣”。植物处于生长、升发、欣欣向荣、蒸蒸日上的阶段。对人体总的影响具有温暖、柔和、舒展、畅达的特点。另外，由冬到春的转换是“阴极生阳”、由寒转温的“质变”阶段，因此在冬末春初时也往往具有干燥、多风、冷暖不定、乍暖还寒的特点，较多疾病容易在这时引发或复发。如风湿及类风湿性关节炎、肩周炎、胃十二指肠溃疡、精神科疾病、过敏性疾病、病毒性传染病等相对高发。如果气温、气压变化剧烈时，也容易引发脑出血、脑血栓、冠心病、心律失常等心脑血管疾病。

养生方法：饮食：多喝水，多吃柔润而富于营养的食物，如牛奶、禽蛋、香蕉、海带、胡萝卜、菠菜等。少吃辛热、温燥、油炸类食物，如烧烤类、海鲜类、羊肉等；少用辛香调料，如孜然、茴香、桂皮等。起居注意：应随着气候的冷暖变化随时调整衣着，但不要忘了“春捂秋冻”的民间谚语，早春季节尤其如此。春季容易感觉疲劳、困乏，应保证充足的睡眠，但也不要过于贪睡，晨起宜早不宜晚。药物辅助：以下所列药物并非组方，只是建议季节性参考选用：菊花、白芍、柴胡、金银花、板蓝根、莲藕、山药。

(二)夏季养生

气候特点：夏季主“长”，是春季阳热转盛的延续。气候逐渐炎热，植物繁茂，“外阳而内阴”。盛夏之后雨水增多，蚊、虫、细菌大量滋生，消化道疾病、消化道传染病以及以蚊虫为媒介的传染病明显增多。高温、高湿的时候还易导致中暑、疰夏（以肢体疲软、精神萎靡、食欲不振为主症）。夏季阳气旺盛，有利于体质虚弱、阳气不足的人，比如老慢支、慢阻肺、类风湿等病人的康复和调养，正是中医养生方法中“春夏养阳”、“冬病夏治”的季节。

养生方法：饮食 因气候炎热，一定要多补充水分。注意饮食的洁净卫生，忌过度贪凉饮冷，少吃油腻、煎炸、粘滞食物，多吃水煮类饭菜，脾胃虚寒体质的人尤应注意。起居注意 夏阳炽热，日照时间长，应避免过度暴晒。体质偏弱者，忌大汗后凉水洗浴。夜晚睡眠宜薄盖一层，忌穿堂风，不宜过度吹冷气、电风扇。药物辅助：以下所列药物并非组方，只是建议季节性参考选用：荷叶、莲子心、连翘、车前草、香茹、麦冬、五味子。

(三)秋季养生

气候特点：秋季主“收”。初秋往往湿热之气未净，中秋渐转凉爽、干燥，秋末则风急天高，霜寒露冷，植被黄萎、凋零，天地之间呈现一派苍凉、敛降、肃杀气象。

由夏而秋的转变是“阳极生阴”，由热转凉的“质变”阶段。初秋湿热之气未净时，胃肠道疾病以及一些原虫、病毒、细菌性传染病（如疟疾、霍乱、乙脑、肝炎、痢疾等）仍相对高发。中秋之后至秋末冬初，心脑血管疾病、消化系统溃疡、精神科疾病、老年性慢性呼吸系统疾病等相对高发，在体质上心、脾、肾阳气偏虚的人尤应注意谨慎调养。

养生方法：饮食：秋季气候干燥，饮食可大概参照春季的要求。夏末秋初湿热之气未净时，饮食可以清淡、渗利为主，如粳米、薏米、绿豆、赤小豆、白扁豆、甘蓝。秋燥有温燥、凉燥之分，如偏于凉燥时，可辅助食用温润类食物，如鹌鹑蛋、鹌鹑、海参、牛蹄筋、百合、韭菜；偏于温燥时，宜用凉润类食物，如猪皮、黑木耳、白木耳、酸梨、萝卜、百合。起居注意：避免受凉，夜晚睡眠时尤应注意。因立秋以后阴气渐盛，即使白天仍有暑热之余烬，但夜晚尤其是后半夜，凉湿之气必然转盛。如夜间睡眠时受风、着凉（睡眠时卫气入于阴，肌表不固，抵御外邪的能力下降），可能引致许多疾病的产生，如吐泻交作的急性胃肠炎、感染性神经根神经炎（格林巴利综合征）、面神经炎（面瘫、歪嘴风）。药物辅助：以下所列药物并非组方，只是建议季节性参考选用：苏叶、杏仁、藿香、桔梗、牛膝、肉苁蓉、地黄。

### （四）冬季养生

气候特点：冬季主“藏”，是秋季阴寒转盛的延续。此时阴寒外盛，阳热内敛。植物的地上部分叶落枝枯，地下根须吸收养料，蓄积待发，冬眠动物蛰伏潜藏。凛冽的西北风挟裹着寒流常常来袭，寒冷、干燥、多风，慢性呼吸系统疾病、心脑血管疾病、骨关节疾病、病毒感染性疾病、慢性肾炎、肾病等均相对高发。若遇“暖冬”气候，普通感冒、流感等许多细菌性、病毒性疾病更易多发。

养生方法：饮食：不少人都有“冬季进补”的生活习惯，但进补一定要适度，而且要根据每个人的体质状况合理选择，注意饮食营养的均衡搭配其实更为重要。起居注意：人的生理机能也应顺应冬季潜藏的特性，人事活动应该“少动多静”，不要过度地“疏泄”，不宜大汗淋漓，应该“藏精”。冬季日照时间短，天气晴好时宜多晒太阳。可以适当的晚些起床。居室要注意保温、保湿、通风、采光。煤炉取暖者要谨防一氧化碳中毒。药物辅助：以下所列药物并非组方，只是建议季节性参考选用：羌活、防风、荆芥、苏子、菟丝子、远志、枸杞子。

秋冬季节，如果出现皮肤易皴裂，鼻腔干燥、眼角干痒，口干舌燥、咽部干涸、烦渴欲饮等症，就是中医所说的秋冬燥症。因为秋冬季节之燥邪易伤肺、肾之阴，耗损人体津液。此时应生津润燥，滋养肺阴、肾阴，食疗可选择芝麻、牛奶、蜂蜜、银耳、百合、熟地、阿胶等。

## 六、环境、居处养生

人生活在自然界和社会之中，自然环境和社会环境时时处处都在影响着人的身体健康。人是自然的产物，人的生活应该贴近自然，顺应自然，“人与天地相通也，与日月相应也”。但是自然界的诸多因素也有对人体健康不利的方面，聪明的人类自古以来就懂得“趋利避害”的生存方法。就人的生存环境而言，大的方面如空气、阳光、地理、地势、土壤、水源、植被、物产等，小的方面如居住、饮食、睡眠的生活环境、学习、办公的工作环境、车间、矿井的操作、生产环境，以及人人都需要的衣着、经常使用的器物等，都对人体的健康有所影响。古代书籍中有关居处环境的选择，多用“阴阳”、“风水”、“堪舆”等看似神秘的抽象术语来表达，揭开这些朦胧的外表，再分析理解其中的实际内容，也会给我们提供诸多有益的借鉴和参考。

居处、环境养生所涉及的内容太广泛，有些情况不是我们个人所能把握得了的。就居住环境而言，室外周围宜安静，不缺乏树木、花草等绿色植被；室内宜干净整洁，忌杂乱无序。居室装修要尽量避免人为地污染，居室中要留有适当的空间，家具、陈设物品等不要太多、太满。房间要经常通风换气，光照宜充足而不暴烈，空气宜流通而背风，不宜居住在风口、水口、路口的要冲之地。

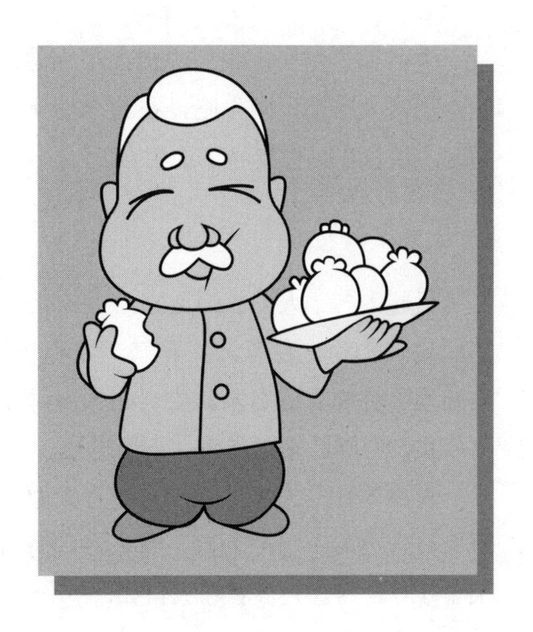

# 第十一章　常见中药养生保健

中药养生保健是我们中国人最为熟悉的养生保健方式之一，尤其是药膳养生保健法，相信大家都不陌生吧，在此介绍常用的养生保健中药以及药膳的用法。在具体应用时，注意在医生指导下选用。

### （一）人参

提起人参，人们都知道它是大补元气的名贵药材，人参的味道是甜的，微有苦味，药性比较平和。它能大补元气，强心救脱，安神定志，增气力，生津液，是补心气、养肺气、健脾胃的名药。中老年人身体虚弱，或久病体虚不能恢复者，气血不足，脾胃不和，心肺肝脾肾诸病，不论男女，皆可服用。

人参的补气力非常强，宋代有人做过这样的实验：让两个体力相近的人同时跑步，一人口含人参，另一人口不含人参，每人都跑五里多路。结果，那个口不含人参的人气喘吁吁，而含人参者呼吸自如。

1. 人参服用方法

怎样正确服用人参，这是关系到充分发挥人参作用的首要问题。现将常用的服用方法介绍给读者，供参考选用。

（1）煎汤：将人参切成薄片，放入砂锅中，加冷水浸泡，约 30 ～ 40 分钟后，即可放火上煎煮，时间为 30 ～ 50 分钟，然后即可滤出药汁饮用，亦可兑入药液中饮用。

（2）研末：将人参研成细粉，装入胶囊，每粒胶囊约装 0.45 克，每次服 3 ～ 6 粒，一日 1 ～ 2 次，温开水送下。

（3）泡茶：将人参片 5 ～ 10 片，装入保温水瓶中，冲入沸水，闷盖 30 分钟左右，即可徐徐倒出，代茶饮用。泡后的人参片还可嚼服。

（4）噙化：每次放入口中人参片 3 ～ 5 片，慢慢噙化，徐徐咽下口中唾液，并将人参片嚼服。

（5）蒸炖：将人参片 10 片，放入搪瓷杯内，加水适量，放入加好水的锅内，用文火蒸炖 60 分钟左右，稍凉后即可饮用。

（6）泡酒：取整支人参 20 克，放入 500 毫升白酒内，拧紧瓶塞，每天将容器振动一次，半月后即可饮用。每次 10 毫升，每天 2 ～ 3 次。

2. 人参药膳

（1）人参莲子羹：生晒参 5 克，莲子（去心）10 克，冰糖 15 克 。将人参、莲子、冰糖同放入小碗中，加少量水，置蒸锅内，隔水蒸 1 ～ 1.5 小时即可；亦可直接用水炖。此羹有益气健脾、养心安神、和中涩精之功效。中、老年人出汗多、夜尿多、睡眠差者，用之较宜。

（2）参归炖母鸡：党参 15 克，当归 15 克，母鸡 1 只（约 1500 克）。将党参、当归填入已经处理干净的母鸡腹中，加入调料，而后将鸡放入砂锅内，加水适量，煨炖 2 ～ 3 小时，至肉烂汤浓，调味离火即可。此鸡有补气养血、滋阴填精之功效。用于中老年人的养生保健和产妇的补养，以及久病体弱等。

人参虽为补气之王，但亦有禁忌证，如感冒发热、腹胀难忍，以及肝阳上亢之高血压病人，慎用人参。另外，在服用人参期间，不宜食用茶叶、萝卜、绿豆、螃蟹等食物。

### （二）西洋参

西洋参，因产于大西洋各国而得名，又因原产地在美国和加拿大，故又有美国参、花旗参、西洋人参等名。

西洋参，味甘微苦，性凉，入心、肺、肾经，其药性特点为滋阴补气、清热生津，被视为补药之上品，主要用于气虚阴亏所致的心悸怔忡，心烦内热，肺虚久咳，健忘失眠，精神不振，咽干口渴，脉虚而数，舌苔少津等，如现代医学所谓的心功能不全、心脏神经官能症、脑神经衰弱、慢性支气管炎、肺气肿、亚健康状态，以及病后或化疗放疗后的体力不支等。常用量为 3 ～ 10 克，大剂量可用 10 ～ 30 克。

由于西洋参偏凉，所以，凡中阳衰微之人，不宜多用或久服。其益气养阴的作用，对中老年人有一定的养生保健功效。

1. 西洋参的用法

西洋参的服用方法有几种，如含化法、冲粉法、炖服法、蒸蛋法、茶汤法、煮粥法、泡酒法等，可根据自己的喜好而选用。但要注意三点：一是服用西洋参不宜饮茶，因为茶中有鞣酸，可降低西洋参有效成分的吸收；二是服用西洋参后不宜吃萝卜，因萝卜是破气的；三是脾胃虚寒，常有胃痛腹泻者不宜服用。

2. 西洋参药膳

（1）西洋参粥：西洋参 3 克，麦冬 10 克，淡竹叶 6 克，大米 30 克。先将麦冬、竹叶水煎，去渣取汁，加入大米煮粥，待粥将熟时，加入西洋参共煮。此粥具有益气养阴、清热和胃的作用。用于气阴不足之烦躁、口干、气短乏力等症。

（2）福禄酒：西洋参 50 克，巴戟天 150 克，怀山药 200 克，黄酒 3500 毫升。将上药料捣碎，为粗末，用布袋装好放入瓶中，加入黄酒浸之，夏浸 1 日，冬浸 5 日，日服 2 次，每次 10 毫升。此酒具有滋阴壮阳作用。主治阳痿气弱，性功能减退、滑精、尿频等症。

### （三）黄芪

黄芪其性味甘温，入肺脾二经。具有补气升阳、固表止汗、托疮生肌、利水消肿的功效。

药理研究表明，黄芪含有丰富的微量元素硒，有抗氧化和调节免疫力的功效。临床研究证实，黄芪还可调节胃肠运动，影响消化液分泌，促进代谢，兴奋子宫，增强心肌收缩力，降低血糖、调节血压、抗肿瘤、抗突变等多项功能。美国癌症研究中心的报告称，黄芪是无法估量的珍贵药草，它可恢复和强化机体的免疫功能，增加干扰素和白细胞的活性，促进体内有毒物质的排出，使人的精力充沛，加大对疾病的抵抗能力，对例如慢性病毒感染、慢性免疫功能低下、职业性过劳综合征等“亚健康”人群患者，具有良好的治疗作用。

黄芪药膳

（1）黄芪粳米粥：黄芪 15 ～ 20 克，粳米 100 ～ 150 克。先将黄芪放入砂锅内，加清水适量，浸泡 30 分钟左右，再加热煮 1 小时，滤去药渣，下粳米，再加适量清水，煮至米粥汤成即可。此粥有补气养胃的功效。可以用于反复感冒、无上火症状的病人，也可用于老年人的饮食保健。

（2）黄芪鸡：黄芪 30 克，小鸡 1 只（约 600 克），冰糖 30 克。先将小鸡内脏挖去，黄芪用纱布袋装好，入鸡腹内，加清水文火炖煮，冰糖后下。待鸡肉煨熟为止，吃肉喝鸡汤。此法有补中益气、润肺健脾的作用。可用于中老年人的日常保健，也是用于病后及产后恢复身体的佳品。

（3）黄芪红花酒：黄芪 15 克，红花 9 克，党参 15 克，玉竹 15 克，枸杞 15 克，白酒 500 毫升。将前五味药物切碎，入纱布袋，扎紧口，置容器中，加入白酒，密封，浸泡 30 天后，去渣即成。具有补气健脾、和血养肾的功效。适用于亚健康状态的气血不和证，如见四肢乏力，精神疲惫，思维减退等。

### （四）白术

白术，味苦、甘，性温，归于脾、胃二经。生白术益气生血，活跃胃肠功能；炒白术健脾燥湿；焦白术助消化，开胃气；土炒白术补脾胃，止泄泻；还有麸炒白术，更宜于脾胃虚弱、慢性腹泻的病人。凡中焦脾胃气虚，水湿不化，食欲不振，运化不健，消化不良，而见痞满、腹胀、便泻、呕恶、泛水、四肢困倦等症，均可考虑用白术为主药治疗。临床证实，大剂量生白术可以益气生津通便，尤宜于老年人。

药理实验表明，白术可使胃肠分泌旺盛，蠕动增速。且有明显持久的利尿作用，且能促进电解质，特别是钠的排出，其利尿作用可能是通过对肾小管重吸收的抑制而产生的。另外，白术还有轻度降血糖的作用。白术所含挥发油，小剂量使用有镇静的作用。此外，白术还有保护肝脏，防止肝糖原减少的作用；并有强壮、增加肌力和增加体重的作用。

白术药膳

（1）白术猪肚粥：白术10克，猪肚片50克，槟榔5克，生姜3片，粳米100克。先将猪肚片洗净，放入砂锅内；另将白术、槟榔、生姜用纱布袋装好放入锅内。加清水煮至猪肚片煮烂为度，捞出肚片，弃药袋。再将粳米入汤锅内，煮至米烂汤稠，少加佐料即可。此粥具有补气健脾，理气和中之功效。对素体脾胃虚弱，食欲不振，食后胃满，畏食生冷等患者较宜。每1～2日1剂，分次喝粥吃肚片，连续食用1～2周。

（2）白术煮酒：①白术200克，白酒700毫升。将白术压碎，置砂锅中，加水600毫升，煮至300毫升，加入白酒，密封，浸泡7天后滤出药酒，饮用。此酒有健脾益气的作用，适用于食欲不振，胸腹胀满，大便泄泻等症。每日饮2～3次，随量。②白术60克，黄酒50毫升。将白术研末。每取6克，加入黄酒内，同煮数沸，待温滤出药酒，分2次饮用。有安胎理气作用。适用于妊娠脾气虚弱、胎动不安等症。

### （五）山药

山药，是老百姓喜爱的药用食品，味道甜润，性平和，归肺、脾、肾三经。主要功能为补脾止泻，养肺宁嗽，固肾益精，养阴止渴。主治范围为脾虚泄泻，食少浮肿；肺虚咳喘，消渴；肾虚尿频，遗精，带下；外可治疗痈肿、瘰疬等症。

现代研究表明，山药含有生命中不可缺少的氨基酸、蛋白质、多糖、钙、磷、铁、维生素等多种营养物质。特别是山药含有大量的黏蛋白，黏蛋白是一种多糖蛋白质的混合物，具有特殊的保健作用。它能防止脂肪沉积在心血管上，保持血管弹性，阻止动脉粥样硬化过早发生。

山药药膳

（1）山药羊肉粥：鲜山药200克，羊肉150克，粳米150克。先将山药去皮切成小块，羊肉去筋膜切块，备用。将粳米下锅，加水煮之，待米开花时，先下羊肉，煮沸十几分钟后，再下山药，煮至汤稠肉香即可；或加调料食之亦可。此粥有益气温阳、滋阴养血、健脾补肾、固元抗衰的功效。可作为脾肾两虚的食疗补方，尤适宜于小儿、老年体虚气弱者。每日一剂，可间断性的长期服用。

（2）山药炒蛋：鲜山药250克，鸡蛋2只。山药去皮洗净，切片；鸡蛋磕破，打匀。将锅内油加热七成时，放入生姜丝煸炒，至香气大出，下山药片，炒至软，将山药拨向一边，将鸡蛋倒入另一边，待结成块，再与山药一并炒匀，放入盐和味精，炒拌几下即可食用。本品美味可口，健脾开胃，可增加食欲。

### （六）大枣

大枣，甘润温和，为益气血、补脾胃的名药，也是安神健脑的佳品。人们对大枣的喜爱主要是它的养生保健作用。民间谚语说："天天吃大枣，青春永不老；五谷加大枣，胜过灵芝草。"

据现代研究，大枣的维生素含量十分丰富，每百克鲜枣中含维生素C380～600毫克，故有"活维生素C丸"之称。大枣还含有糖类、蛋白质、脂肪、有机酸和钙、磷、铁等，这些对健脑增智非常有益。

关于大枣的药用功效，有以下九种：（1）健脑增智；（2）预防心脑血管病；（3）提高人体免疫力；（4）解毒保肝；（5）镇静安神；（6）抗过敏；（7）护肤养颜；（8）补血强身；（9）缓和药性。

大枣药膳

（1）大枣粥：大枣10枚，糯米100克，白糖适量。将前二味放入砂锅中，加入适量水，待粥煮成时加入白糖即可食用。此粥可健脾养胃，补益气血。适宜于脾胃虚弱之人，可作食品常食之。

（2）大枣乌梅汤：大枣10枚，乌梅5～10枚，冰糖适量。三味共煎汤，分二、三次服用。此汤有滋阴补气、收敛止汗的作用。主要用于阴虚盗汗症。

### （七）绞股蓝

绞股蓝是一种应用非常广泛的中草药，味苦酸，性偏寒，其主要功效为养心健脾，益气和血，清热解毒，祛痰化瘀。民间有"北有长白参，南有绞股蓝"，将绞股蓝与人参的功效相提并论，可见绞股蓝的作用绝非一般。

1. 绞股蓝的药理研究有诸多报道，其主要作用如下：

（1）降低血脂，抗动脉粥样硬化。

（2）抗血栓形成。

（3）增强心肌收缩力，保护心肌缺血细胞，缩小心肌梗死的范围。

（4）双向调节血压：可降低血压，亦可升高血压，调节血压适应机体需要。

（5）显著对抗糖皮质激素物质的副作用，增强糖皮质激素药物的疗效。

（6）增强人体免疫力。

（7）抑制肿瘤细胞。

（8）延缓衰老。

2. 绞股蓝的用法

绞股蓝抗衰老茶：绞股蓝全草可以代茶饮用。有镇静、催眠、抗紧张、治白发、降血压的作用。

### （八）鹿茸

鹿茸，味甜中带咸，性温，入肝、肾经，为血肉有情之品，峻补肾阳，调通冲任，补髓养血，健骨强筋。凡有阳气衰弱，精血两亏，冲任不固，肾衰不育，以及小儿发育不良，阴疽溃疡，久不收口等症，均可选用鹿茸治疗。

鹿角胶性味较平，也是历代医家常用的补益强壮之品，作用为补精气，助火衰，兴阳道，健腰膝，被誉为“捷胜之神物”。鹿角胶滋补之力虽大于鹿角，但活血消肿之力则逊于鹿角。鹿角霜，可治疗脾胃虚寒、食少便溏等症。

李时珍在《本草纲目》中说，鹿与龟都是精灵而长寿的动物。龟能通任脉，故取其甲以补心、补肾、补血，以养阴精。鹿能通督脉，故取其角以补命、补精、补气，以养阳气。这是物种的造化，一般动物很难有这种功效。

现代研究证实，鹿茸有多种功效：可以用于治疗关节炎，促进肌肉发育，健体强身；增加红细胞，治疗贫血症，提高血液溶氧量，使外伤迅速愈合；缓解精神压力，促进手术后的恢复，提高某些合成代谢激素的水平，提高免疫力与生殖能力。

鹿茸价格昂贵，可用鹿角胶和鹿角霜作为代用品。另外，鹿的全身都可入药，鹿肉是高蛋白、低脂肪，含胆固醇很低的食品。鹿血有多种活性物质，对人体的血液循环系统、神经系统有良好的调节作用。鹿的肾、胆、鞭、筋、胎、尾等 30 多个部位均可入药。

鹿的药膳

（1）鹿茸酒：鹿茸 2 克，怀山药 20 克，白酒 500 毫升。鹿茸与山药片装入纱布袋内，扎紧袋口，将纱布袋装入酒瓶内，封口，浸泡 7 天后即可饮用。每次 10 毫升，一日 1 ～ 2 次。此酒可壮阳补肾，用于肾虚阳衰、腰膝冷痛、阳痿不举等症。

（2）鹿茸枸杞猪腰汤：鹿茸 6 克，枸杞子 15 克，猪腰 2 个（去内膜，切碎）。将猪腰放入锅内，加生姜小炒即熟，再放入鹿茸、枸杞子，加水炖熟，调味即成。每周可食用 1 ～ 2 次。此汤可补肾填精，用于阳虚不育、腰膝酸软、畏寒肢冷等症。

（3）鹿茸山药酒：鹿茸 15 克或至 30 克，切片，山药 30 克为末。薄绢包之，用白酒 1 瓶，浸泡后饮之。每日 3 小杯为度，酒尽，再浸泡 1 瓶。饮后将鹿茸焙干，作药内用，必效。此酒具有壮阳作用。

### （九）肉苁蓉

肉苁蓉素有地精、沙漠人参、王府苁蓉、甜大芸等别称，主产于内蒙古、新疆、青海、甘肃等地。该药味甘而咸，属温性药，归肾与大肠二经，在养生保健中，它是平补之药，温而不热，补而不峻，暖而不燥，滑而不泄，故可温通肾阳补肾虚，又可润肠通腑疗便秘。为补肾中之佳品。

现代研究表明，肉苁蓉具有激素、性激素的作用，并有降压、强心、扩冠、强壮、增强机体抵抗力等作用，体质虚弱及老年性疾病患者服之尤为适宜。

肉苁蓉药膳

（1）肉苁蓉羊肉粥：肉苁蓉 15 克，洗净切薄片，精羊肉适量，大米 50 克。三味同放锅内，加水煮粥，空腹食之。主治肾虚阳痿、面色藜黑、腰痛、遗尿等症。

（2）肉苁蓉酒：肉苁蓉 60 克，肉豆蔻 30 克，山萸肉 30 克，朱砂 10 克，白酒 1.5 千克。先将朱砂研碎，备用。再将其余药物压成粗末，装入纱布袋内，扎紧口，置于坛中，倒入白酒，再将朱砂均匀地撒进搅匀，加盖密封，置阴凉干燥处。每日摇动数次，7 日后即可启封饮用。早晚各服一次，每次 15 毫升。主治脾肾阳虚所致的腰膝酸冷，遗精滑精，精冷稀少，食欲不振，脘腹冷痛，久泻不止等症。

### （十）补骨脂

补骨脂是以功效为名的一味中药。它味辛苦而性温，补肾壮阳，温脾止泻，固精缩尿，是治疗脾肾虚寒的阳性药物。其应用的指证如黎明泄泻，阳痿遗精，尿频，滑精，腰膝冷痛，头晕健忘等。李时珍将它的功效概括为：“治肾泻，通命门，暖丹田，敛精神。”可谓要言不烦。

补骨脂的温肾作用比较突出，古诗有“奇得春光采在手，青娥休笑白髭须”名句，说的就是补骨脂丸壮阳扶衰的良好功能。

补骨脂含补骨脂素、补骨脂醛、补骨脂粉、挥发油、脂肪油、皂甙等，有扩张冠状动脉，增加其血流量，兴奋心脏，提高心肌功能等作用，并能提高机体的免疫功能，有镇静、解痉作用，对多种病菌有抑制作用。近年来发现，补骨脂还有治疗白癜风的作用。

1. 补骨脂轶事

相传，唐代元和年间，已年届 75 岁高龄的相国郑愚被皇上任命为海南节度使。年迈体弱的郑相国只好马不停蹄地去赴任。由于旅途劳累和水土不服，使得他“伤于内外，众疾俱作，阳气衰绝”，而一病不起。

后来，诃陵国李氏三番登府推荐中药“补骨脂”。郑相国抱着试试看的心情，按照李氏介绍的方法，服用七八天后渐感应验，又连服十日，众疾竟霍然而愈。后郑相国常服此药，82 岁时辞官回京，并将此药广为介绍，并吟诗一首，云：“七年对节向边隅，人言方知药物殊；奇得春光采在手，青娥休笑白髭须。”

2. 补骨脂药膳

（1）补骨脂鱼鳔汤：补骨脂 15 克，鱼鳔 20 克。二味共煮汤，汤沸 50 分钟后，即可饮汤食鱼鳔。可加少量调味品。此汤可补肾并固涩精气，主治由肾虚所致的遗尿、遗精、夜尿多等症。

（2）补骨脂炖猪腰：补骨脂 10 克，猪腰 1 个。将猪腰洗净切碎，与补骨脂共炖。待炖熟后，加入调料即可食用。此汤主治肾虚久泻、腰痛、遗精、耳鸣耳聋等症。

### （十一）菟丝子

菟丝子为旋花科植物菟丝子的成熟种子，我国大部分地区均有生长。秋季果实成熟时，割取地上部分，晒干，打下种子。生用，或煮熟捣烂做饼用。由于菟丝子在煮沸破裂后有丝吐出，故又名吐丝子。菟丝子，辛甘柔润，性平偏温，不温不燥，补而不腻，既能补肾阳，又能补肾阴，有双补之功效，是常用的保健中药。主要用于肾虚阳痿、遗精、早泄、耳鸣、小便频数、腰痛、宫寒不孕、带下等症；又能治疗因肾阴不足所致的两目昏糊，视物不明，以及肝肾不足引起的胎元不固，胎动不安，滑胎；也可用来治疗慢性肾炎、糖尿病等。

现代研究证明，菟丝子具有促进健康人体淋巴细胞转化的作用，可提高巨噬细胞吞噬率的作用，能增强机体免疫功能，并有抗疲劳、耐缺氧，增强体质的作用。

菟丝子药膳

（1）菟丝子炖猪腰汤：猪腰 1 个，菟丝子、韭菜子各 15 克，桑葚子 5 克，生姜 3 片。先将猪腰剖开，去白脂膜，洗净，切薄片。将全部用料放入炖锅内，加适量沸水，盖好，隔水用小火炖 3 小时，汤成调味即可食用。本汤具有补肾填精的功效。

（2）菟丝子红糖粥：菟丝子 30 克，粳米 60 克，红糖适量。先将菟丝子放入清水中浸泡 15 分钟，换水洗净，捣碎，放入锅内，加清水适量，煎煮半小时后取汁，去渣。再将粳米淘洗干净，放入洗净的药锅内，加菟丝子汁与水，用大火煮沸，再改用小火煮 30 分钟，待粥将成时，加入红糖，稍煮片刻即成。此粥可补肝肾，益精血，安胎气，非常适合孕妇食用。每日食一次，以 7 ～ 10 天为一疗程。坚持服用，自然有效。

（3）菟丝子饮：菟丝子 50 克，红糖 60 克。将菟丝子研细，加入红糖，水煮 30 分钟，可当茶随时饮用。适用于腰膝酸痛、遗精、早泄、眩晕、目暗等脾肾虚亏证。

### （十二）沙苑子

沙苑子，又名沙苑蒺藜，潼蒺藜，为豆科一年生草本植物扁茎黄芪的成熟种子。秋末冬初果实成熟但尚未开裂时采割植株，晒干，打下种子，除去杂质后再晒干。种子形状如园肾型而稍扁，表面光滑无刺，呈褐绿色或灰褐色。主产于陕西、山西、甘肃、黑龙江、内蒙古等地。之所以称沙苑蒺藜，是因为陕西同州（今大荔县，古为同州府治所在地）沙苑地区出产者优良，故依名之。

沙苑子，性味甘温，主归于肝肾二经。它既可以补养肾精，又可以温养肾气，还可以养肝明目，是补益类药物的常用之品。其甘温而带有涩性，好似菟丝子平补肝肾而以收涩见长。具体所治之症，如肾虚腰痛，肾虚遗精、多尿，肾虚带下；目暗不明，头昏眼花等。医学家说它是“和平柔润之剂”。但本品偏温，所以阴虚火旺之人要慎用。

药理研究表明，沙苑子可调节机体的生理功能，增强机体的非特异性和特异性免疫功能，有利于机体适应和战胜各种不利的环境因素，是一种具有适应原样作用的补益药。实验还证明，沙苑子有抗炎作用，能改善血液流变学指标，抑制血小板聚集，对循环系统能减慢心率、降低血压、增加脑血流量，还有保肝、降脂、降酶、收缩子宫和抗利尿的作用，此外，还有镇痛、解热、抗疲劳、镇静、增加体重等作用。

沙苑子药膳

（1）沙苑莲须酒：沙苑子 90 克，莲须 30 克，芡实 20 克，龙骨 30 克，白酒 1500 毫升。将前四味加工研碎，装入布袋，置于容器中，加入白酒，密封，每日振摇数次，浸泡 14 天后去渣，饮用。每次 20 毫升，一日 2 次。此酒可补养肝肾，兼固精。用于因肝肾亏虚导致的腰膝酸软、遗精、早泄等症。

（2）沙苑子菊花茶：沙苑子 30 克，白菊花 10 克。同入锅内，加水煎煮约 300 毫升。当茶饮之。其功能为平补肝肾，降压明目，降低血脂。主治高血脂、高血压之头晕目眩，腰痛尿频等症。

### （十三）胡桃仁

核桃，古名胡桃，又称羌桃。它是世界四大干果之一（核桃，腰果，扁桃，榛子），与龙眼、红枣俗称三果。我国是核桃的起源中心之一，西汉时期，张骞出使西域，引进了核桃树种，首先在中原栽培，后遍布全国，主要产地在河北、山西、河南、山东与新疆。

核桃作为药用，始于唐代，孙思邈在《千金要方》中已有记载。历代医家都将核桃作为一种天然补品，它具有补肾固精、温肺定喘、润肠通便的功效。凡属肺肾虚弱引起的咳喘腰痛、脚弱、阳痿、遗精、遗溺等，均可食用。明代李时珍在《本草纲目》中还记述一例洪氏幼子痰喘治验，凡五昼夜不能食，医以危告，后服人参胡桃汤，即取人参寸许，胡桃肉一枚，煎汤灌之，喘既定。第二日，以剥去核桃皮用之，喘复作，仍连皮用，信宿而愈。此方不载书册，盖人参定喘，核桃连皮有敛肺之效。

1. 胡桃仁新研究

现代临床报道，对于泌尿系统各部位结石，一般在服用核桃仁后，即能一次或多次排石，结石会较服用前缩小变软，或分解于尿液中而呈乳白色尿。据此认为，核桃可能有溶石作用。核桃仁富含蛋白质及 18 种氨基酸，能抑制肿瘤生长，核桃油可降低血清胆固醇，预防动脉硬化。核桃含有钙、锌、磷、锰、铬等微量元素，其中锌、锰能促进机体生长发育，性成熟和生殖过程，是组成垂体、胰腺、性腺等内分泌的关键成分。有人测试，吃1斤核桃仁所摄取的营养，相当于吃5斤鸡蛋或4斤牛肉、9.5斤牛奶。吃核桃还对人的大脑神经有益，若与补品同食，有滋补强壮的作用。

2. 核桃药膳

（1）核桃芝麻糖：核桃仁、黑芝麻各等分，炒熟拌和，加糖。每日早晨服用一两匙，用开水调服。既能补脑聪耳，又能养血润肠，乌须黑发。一举几得，且香甜可口，性甚平和。可治中老年人肝肾虚，耳鸣须发早白，以及慢性便秘等症。

（2）核桃人参汤：核桃肉10克，西洋参3克，生姜5片。将三味同放入瓦罐中，加水适量，煎煮1小时，去渣取汁备用。此汤有益气壮阳，温肾补肺，纳气平喘的功效。可用于肺肾两虚的咳喘及便秘病人，亦可作为老年人日常保健之佳品。每日1剂，于临睡前温服。

（3）核桃粥：核桃仁50克，粳米100克。将核桃仁加水捣研，磨成糊状，沉淀后滤取其汁，将汁与粳米一同放入锅内，加清水适量，煮成粥即可。此粥有温补肺肾，健脾和胃，纳气平喘，润肠通便的作用。适用于肺脾肾虚弱的久咳气喘，气短自汗，大便秘结等。每日1剂，分2次食用。

（4）核桃全蝎酒：核桃仁10克，全蝎3只，黄酒150毫升。将前二味焙干研末，加黄酒煮沸1分钟，去渣待温，即成。此酒可壮腰补肾，通利小便。适用于腰膝酸痛，小便淋漓不禁。

### （十四）冬虫夏草

冬虫夏草是一种真菌——麦角菌科冬虫夏草菌。不过，它和其它菌类的不同点在于：真菌中大部分菌体寄生于植物上，而虫草菌却寄生于动物身上，这种动物就是蝙蝠蛾的幼虫。该幼虫在冬季土壤中冬眠时，被虫草菌侵入体内，吸收其营养，并不断繁殖，致使幼虫体内充满菌丝而死亡，这便是“冬虫”。次年夏天，虫草菌在幼虫头部长出一株4～10厘米高的紫红色小草，这便是“夏草”。夏至前后采挖，除去泥土和表面膜皮，晒干后入药，这就是我们在中药店里所见到的冬虫夏草。中医取“冬虫”以滋阴，“夏草”以助阳，是难得的阴阳双补佳品。由此看来，冬虫夏草为动物和植物的复合体，是虫与菌的结合体。

冬虫夏草，味甘性温，主要功能为补肺益肾，秘精益气。适用于肺肾虚劳，精气不足，证见咳嗽、气促、自汗、盗汗、劳嗽痰血，阳痿遗精，腰膝酸软，牙齿松动，耳鸣失眠，发育迟缓等。由于它是一味平补阴阳的药物，所以民间常用它作为病后调补之品。现在生产的保健品如虫草酒、虫草精、虫草蜂皇浆、虫草速溶茶等，已远销海外。

冬虫夏草主产于青海、西藏、四川、云南、贵州和甘肃，以生长在海拔3500～5700米的高寒地带为佳。特别是青海省玉树藏族自治州和西藏自治区曲那地区所出产的冬虫夏草，个体大，体重，外观好，其品质之好在市场上最受欢迎，有"天下第一草"之称。

据现代研究，冬虫夏草含有蛋白质、脂肪糖类、粗纤维、20多种氨基酸、甘露醇、多种维生素和微量元素等，具有降血脂、降血压，增加心肌与脑的血液供应，抑制血小板聚集性等功能，并具有抗炎、镇咳、平喘、镇静及促性腺作用。主要用于慢性支气管炎、高血脂、心脑血管病、性功能衰退等症。由于冬虫夏草具有提高和调节免疫力的作用，故能纠正内分泌失调，对妇女月经不调及更年期发生的综合征均有较好疗效。对于亚健康状态所出现的焦虑不安、烦躁、幻想、失眠、健忘、心律不齐、食欲减退、精神不振等症状，都有良好的治疗作用。

冬虫夏草药膳

（1）冬虫夏草瘦肉粥：冬虫夏草10克，瘦猪肉（切片）50克，小米100克。先将冬虫夏草用布包好，与小米、瘦猪肉一同放入砂锅内，加水煮至粥熟时，拣出冬虫夏草，食粥。此粥具有润肺滋肾，补气生精，纳气定喘的功效。适用于肺肾亏虚的咳喘劳嗽、自汗盗汗、阳痿遗精、腰膝酸痛，也可作为中老年人的保健食品。每日1剂，分次食用，需连续食用20～30剂方可有效。

（2）冬虫夏草炖老鸭：民间对虚损病人，常用冬虫夏草3～5支，置鸭头内，用线扎牢，与老雄鸭同煮。虚喘者，用15～30支，与老雄鸭蒸而食之。阳痿、遗精者，则用20～30支，炖肉或炖鸡食用。本品具有补气养阴、益肺补肾的作用。

（3）虫草附子羊肉汤：冬虫夏草15克，炮附子10克，肉苁蓉10克，羊肉500克。将羊肉切成块，与药物一同放入炖锅内，待肉熟后离火，加入调料即可食用。此汤对老年人的阳虚肢冷、精力不足，有温补作用。

（4）虫草牛髓补肾汤：冬虫夏草15克，核桃仁50克，龙眼肉10克，牛骨髓250克，猪腰一对，生姜2片，红枣5枚。先将猪腰对半剖开，去净筋膜，洗净；核桃仁保留核桃衣；生姜去皮，洗净；红枣洗净，去核；牛骨髓、龙眼肉洗净。将所用料放入煲滚的水中，用中火煲3个小时，以盐调味即可。本汤具有抗衰老的多方面作用，可作为病后康复食疗或日常保健食养之用。

### （十五）地黄

《神农本草经》中将地黄列为上品，名为地髓。从东汉时起，用地黄、蜂蜜煎膏服用，以图养生长寿之风，尤为盛行。唐宋文人白居易、苏东坡、陆游、谢灵运等笃信地黄之补力，作诗吟诵者不乏其人。地黄主产于我国北方，以河南省焦作地区产量最高，质量最好，称怀地黄，为四大怀药之一。

地黄为甘寒之品，入于心、肝、肾三经，尤以补肾功能最为突出。自宋代以后，始有生、熟之分。临床所用的地黄有鲜地黄、干地黄、熟地黄等；另外，入药用的还有地黄炭、鲜地黄汁等。鲜地黄，为新鲜的地黄根或根状茎，性寒凉，功效为清热凉血，主要用于温热病；其干燥者，为干地黄，长于凉血滋阴，多用于阴虚内热病症；经加工蒸制后，为熟地黄，专于补血滋阴，用于精血不足者。据调查，在25种最常用的滋补药中，地黄仅次于甘草，位居第二。

药理研究表明，地黄具有抗血栓形成，抗辐射，以及保肝、降低血糖、强心、止血、利尿、免疫抑制、抗炎、抗真菌等作用。生地黄可以治疗高血压、退行性脊柱炎、氟中毒、上消化道出血、传热性肝炎、风湿性及类风湿性关节炎、皮肤病等。此外，大剂量生地黄可以治疗因使用激素而引起的心律失常等；地黄还可以延缓、减轻皮肤衰老，提高视力等作用。

近代医学家、化学家用分析等手段对地黄按功用、主治不同，对全国各地所产地黄逐一进行考证和化验，得出结论："怀地黄10克的药力等于洛阳地黄30克，临汝地黄100克。"生地黄、干地黄、熟地黄三者均为滋补强壮、美容长寿的代表药。现代临床中，生地黄用于因阴虚型皮肤老化症，如体瘦肌热、五心烦热、皮肤干燥、破裂，雀斑、黄褐斑等；干地黄可用于因肾阴不足所致的肌肉消瘦、褐斑沉着、皱纹增多、腰膝酸软、四肢乏力、早衰等症；熟地黄既能补精血、填骨髓、补虚羸，又可治疗各种贫血、脱发、健忘、腰痛等症。

地黄药膳

（1）鲜地黄粥：鲜地黄250克，粳米50克。将地黄切成细丝或薄片，加水煮沸30分钟，滤出药液；再添水煮沸过滤，两次药液共计200毫升，待用。粳米熬粥，熟时加入药液，搅匀，即成。主治阴虚内热、久咳、盗汗、口渴、目赤等症。

（2）地黄乌鸡汤：地黄120克，乌鸡1只（1500克左右，公母均可），饴糖120克。将乌鸡屠杀去毛与内脏，洗净；将地黄酒洗切片，和饴糖拌匀后装入鸡肚内缝好，置瓦钵内，用铜锅煮得烂熟即成。佐餐食用。有补血养肝的作用。主治肝血亏虚，或由产后血虚等引起的贫血、骨髓造血机能减退所致的贫血、化学或物理损伤及造血功能障碍引起的贫血。

（3）地黄固本酒：生地黄、熟地黄、天门冬、麦门冬、白茯苓、西洋参各60克，上好白酒2公斤。上药共捣碎，先置瓷器内，加酒浸泡3天，然后用文火煮沸，使酒液变为黑色为度。空腹饮之酌量。此酒可补虚乌发，光润容颜，具有抗衰老的作用。

（十六）何首乌

何首乌，直接切成片入药的为生首乌，用黑豆煮汁拌蒸后入药的为制首乌。生的有点苦涩味；制熟的味甜甜的，偏于温性。它的作用是滋补肝肾，养血填精。其性能不寒不燥，不腻膈，不害胃，又有养血祛风之功效。其补养精血的功力是熟地与黄精所不及的。生首乌滑肠泻下及消炎作用较好，可用于风疹瘙痒、肠燥便秘、瘰疬疮痈；制首乌滋补肝肾作用较好，它可以用来治疗血虚眩晕、失眠、头发早白、腰膝酸软、肢体麻木等症。不论是生首乌或制首乌，都可以用于高血脂和高血压病。常用量为 10 ～ 50 克。

1. 何首乌新研究

现代研究表明，何首乌含有蒽醌衍生物，以大黄酚和大黄泻素为最多，其次为大黄酸、大黄泻素甲醚等，大部分呈游离状态存在。此外，还含有卵磷脂等。对实验性家兔血清胆固醇增高有抑制作用，并能减少家兔肠道胆固醇的吸收。还能缓解动脉粥样硬化的形成，阻止类脂质在血清滞留或渗透到动脉内膜，可能与所含的卵磷脂的作用有关。卵磷脂还有强壮神经的作用。本品还能促进肠管蠕动而通便，并能使动物血糖先升高而后降低。

2. 何首乌药膳

（1）仙人乌发粥：制首乌 30 克，枸杞 15 克，黑糯米 120 克，大枣（切开、去核）、冰糖适量。制作时，将前四味一同放入砂锅内，加水煮至粥成，再加冰糖调味即成。此粥功能为益气补血，滋养肝肾。适用于妇女及老年人日常保健；对肝肾气阴两亏之头晕耳鸣、须发早白、失眠健忘、潮热盗汗等症有疗效。每日 1 剂，早、晚趁热各服一小碗，连服 1 个月。

（2）首乌熟地炖兔肉：何首乌 15 克，熟地 10 克，女贞子 6 克，兔肉 250 克，黄酒 10 毫升。先将兔肉切成块，洗净。将兔肉与药物放入炖盅内，加入一碗半沸水炖盅加盖，放锅内隔水炖之。水烧开后，用中火续炖 2.5 ～ 3 小时。熟后，将药渣捞出，放入少许香油、食盐和味精，调和后即可食用。此药具有养颜补髓、生血调经的功效。可用于肝肾虚弱之目眩头晕等症。

（3）首乌鸡蛋汤：何首乌 100 克，鸡蛋 2 只。先将何首乌洗净，鸡蛋煮熟去壳，一同放入锅内，加入清水，武火煮沸后，改为文火煲 1 小时，食蛋饮汤。此汤有补益精气，养颜止带的功效。用于因精血亏虚所引起的头晕眼花，须发早白，或未老先衰，腰膝酸软等症。

（4）首乌枸杞酒：何首乌 120 克，熟地 60 克，枸杞 120 克，黄精 30 克，当归 30 克，白酒 2500 毫升。将前五味洗净切碎，入布袋，置于容器中，加入白酒，每日振动几次，浸泡7天后，即可饮用。每次10～20克，每日2～3次。此酒有补肝肾、健脾养血的作用。适用于腰膝酸软、头晕眼花、食欲不振、精神萎靡等症。

（十七）阿胶

阿胶是以驴皮经煎煮、浓缩制成的固体胶。因产于山东东阿县而取名。

谈到阿胶，城乡人都知道它是一种补血药。前人将阿胶、人参与鹿茸齐名，并称为补益中药的“三宝”。我国现存最早的药物学专著《神农本草经》将其列为上品，《本草纲目》称之为“圣药”。1915年我国阿胶荣获巴拿马万国博览会金奖。

阿胶味甘性平，入肺、肝、肾经，其功能有滋阴润燥，补血止血，安胎。主治血虚心惊，虚劳咳嗽，吐血，衄血，便血，尿血，妇女月经不调，崩中胎漏等症。用时捣碎，烊化冲服，或开水黄酒化服。近年来，传统阿胶出现不少新型制剂，如阿胶膏、阿胶补浆、阿胶口服液、阿胶泡腾片等。但阿胶性质黏腻，有碍消化，故有脾胃虚弱，消化不良或食欲不振及呕吐泄泻者，应慎用。

阿胶的品质与阿井水有密切关系。据史载，阿井水为济水之源，乃洪范九泉之水所汇归，性属甘温，合此水则制胶最善。以东阿镇为例，至清代制胶业就十分兴旺，有“妇幼皆通煎胶”之说。

据现代研究，阿胶由胶质蛋白及其水解产物所组成，水解后可产生多种氨基酸。服用后，可加速人体内血液中红细胞和血红蛋白的生成，从而改善人体的全身功能；能改善人体内钙平衡，促进钙的吸收和在体内停留，使血钙升高。阿胶还有防治实验性动物进行性肌营养障碍的作用，且能升高血压，可对抗创伤性休克。临床常用于治疗贫血、低血压、肺结核、肾炎、神经衰弱、功能性子宫出血、白细胞减少、血小板减少性紫癜以及荨麻疹、风疹等疾患。

阿胶药膳

（1）阿胶鲤鱼粥：炒阿胶15克，鲤鱼（洗净）300克，粳米50克。先将鲤鱼宰杀后，去鳞及肠杂，洗净后下入锅内，加清水1500毫升，煮至鱼烂，剔去骨刺，再下粳米，煮成粥，将成时加入生姜丝、大葱末、鲜橘皮、盐等，再煮15分钟，下入阿胶，使之熔化，搅匀，加调料至鲜即可。此粥可健脾养血，止血安胎。用于妇人伤胎，先兆流产，习惯性流产，人流术后下血不止，月经过多，子宫出血等症。每日1剂，趁热服粥。

（2）阿胶黄芪大枣汤：阿胶9克，黄芪18克，大枣10枚（切开）。先用清水煎煮黄芪大枣，水沸1小时后，取汤去药渣，将阿胶纳入药汁中煎至熔化，服用。每日1剂。此汤可补气养血，用于贫血症。

（3）阿胶炖鸡肉：阿胶50克，鸡肉200克，桂圆肉25克，红枣5枚。将鲜鸡肉洗净去皮，切粒；桂圆肉、红枣（去核）洗净。一同放入炖盅内，加沸水适量，盖好，隔水文火炖 1 小时即可食用。其功效可补血止血，滋阴润肺。用于血虚之眩晕，心悸，妇女崩漏，月经过多，妊娠下血，或阴虚咳嗽，或肺结核咳血等症。

（十八）龙眼

龙眼肉，又名桂圆，《神农本草经》又称“益智”，言其“久服强魂、聪明、轻身、不老、通神明”。它是甘甜而性温的药用食品，它的甜度比蔗糖甜 400 倍以上。古代常被当作贡品，进献给皇帝享用。据考证，我国人工栽培龙眼已有 2000 多年的历史，大约在 1000 多年前，才由我国传到印度和南亚一带。我国主产地在福建、广西、广东、四川、台湾等地，以福建莆田所产者为最佳。

龙眼肉归心、脾二经。其功效为补血安神，养心健脑。主要用于血虚体弱，产后血亏，心悸不宁，失眠健忘，发落不长等症。龙眼肉为补血益心之佳果，益脾长智之要药，凡因思虑过度而引起的健忘、失眠、惊悸，单用龙眼肉或配以它药，均有良效。这是因为它能养心健脾，心主神而脾藏意，心脾康健了，气血充足了，大脑在接触外界事物时，自然会产生智慧。

现代研究，龙眼肉含胡萝卜素 20 毫克 /100 克，维生素 C43 毫克 /100 克，硒 0.83W 微克 /100 克。动物实验，龙眼肉不但有抗癌的作用，还可降血脂，增加冠脉血流量。对于健忘、失眠有一定的治疗作用。

龙眼肉药膳

（1）龙眼枸杞粥：龙眼肉 15 克，枸杞子 15 克，粳米 60 克。先将药食洗净，同时放入砂锅内，加清水适量，煮至米烂粥成，加白糖调味即可食用。此粥能益气养血，滋补肝肾。适用于中老年人因肝肾不足、气血亏所致的头晕眼花、心悸气短、腰膝酸软、夜眠不安等症。也可用于营养性贫血、产后缺乳及高血压等症。每日 1 剂，可以常服。

（2）龙眼龙牡汤：龙眼肉 20 粒，生龙齿 12 克，生牡蛎 15 克，灵磁石 15 克，将其一同放入砂锅内，加清水煮汤，饮汤，龙眼肉亦可食用。主治心脏神经官能症，如见心悸怔忡，心思烦乱等。

（3）蒸龙眼：取龙眼剥肉，每次用 250 克，于饭锅中蒸之，30 分钟后取出，放在日光下曝晒 2 小时，第二天再蒸再晒，约五蒸五晒后即可食用。每蒸一盅，可服用 5 天，每次略加冰糖，用开水冲和服用。整个冬天，约服 10 盅。蒸龙眼的最大功效是可以防止脱发，并可使人的面色红润，手脚温暖。

（4）龙眼羊肉粥：龙眼肉 30 克，羊肉 50 克，粳米 100 克。先将羊肉洗净，后同上述材料一同放入砂锅内，加入清水，武火煮开后，用文火煮之肉烂粥成，调味即成。此粥有温中健脾、益气养血、补肾壮阳的功效。用于中老年人或妇女日常保健；对于因脾肾两虚、气血不足所致的神疲乏力、失眠多梦、腰膝酸软、妇女月经稀少等症，以及营养性贫血、产后缺乳、亚健康状态，亦可服用。

（十九）百合

百合为百合科多年草本植物百合等的肉质鳞片。味甘，性微寒，入心、肺经。具有养阴润肺、宁心安神的功效。清心宜生用，润肺蜜炙用。汉代张仲景所著《金匮要略》中治疗百合病（一种神志疾病）的方剂有七首，其中有六首以百合为主药并以其命名。如百合知母汤、百合地黄汤、百合洗方等。后世的百合固金汤、百花膏，以及药膳百合粥、百合汤、百合肉等，均取百合为主药（料），意在养阴清热，滋补精血，安神宁心。

湖南省资江河畔有一个隆回县，这个县有个紫阳区，以盛产龙牙百合而享有“中国龙牙百合第一乡”之称。紫阳区种植龙牙百合已有1200多年的历史。紫阳百合以个大、瓣大、厚而白，营养价值高而著名。产品大多出口东南亚，被日本客人奉为“长寿之品”、“吉祥之物”。

百合不但含有淀粉、蛋白质、脂肪、钙、磷、铁及多种生物碱，还含有胡萝卜素、维生素B、C等。对呼吸道与消化道黏膜有保护作用，主要用于慢性支气管炎、支气管扩张、咯血等症；据近年来药理研究表明，本品还具有抗癌作用，主要适用于肺癌、乳腺癌、淋巴肉瘤，主治肺癌咳嗽、痰中带血、舌红少苔、脉细数等肺阴不足者，亦用于恶性淋巴癌、白血病等症。

百合药膳

（1）百合粥：百合30克，粳米50克，冰糖适量。先将粳米如常法做粥，待粥将熟时，放入百合煮之，食时加冰糖调匀，可作早餐用。此粥有补肺益脾、止咳定喘的功效。凡因肺阴不足、脾气虚弱引起的咳嗽、气喘、乏力、少痰、食欲不振或时有虚热内燥者，可作为辅食用之。

（2）百合柿饼鸽蛋汤：百合150克，柿饼2个，鸽蛋12个。先将鸽蛋煮熟后去壳，百合洗净，柿饼切小块。把用料全部放入清水锅内，武火煮滚后，改用文火煲至百合软熟，加适量冰糖调和即成。此汤具有润肺、益气、清痰、泻火的作用。适用于肺燥咳嗽日久，干咳痰稠，声音嘶哑，咽干口燥；或咳嗽气短，睡眠不宁；或肺结核低热干咳；或小儿百日咳；或老年慢性支气管炎燥热盛者。

（3）百合绿豆汤：百合100克，绿豆300克，白砂糖200克。先将百合、绿豆放入锅内加清水适量浸泡。30分钟后，用大火煮至绿豆开花时放入白砂糖调味，即可食用。此汤具有清热解毒、消暑除烦、生津止渴的功效。主治各种暑热症，亦可作为夏季保健饮料。

### （二十）黄精

黄精，自古作为补益健身之上品，有轻身不饥、益寿延年之功效。晋代葛洪《抱朴子》中记述；“昔人以本品得坤土之气，获天地之精，故名。”黄精，味甘，性平，无毒，入肺、脾、肾三经，具有补气、养阴、健脾、润肺、益肾之功效。主治阴虚咳嗽，肺痨咳血，筋骨软弱，内热消渴，脾胃虚弱，体倦乏力，以及精力不支等症。中医学认为，人体免疫功能与肺、脾、肾三脏功能有关。肺主气，司呼吸；脾主运，化精微；肾藏精，生骨髓。肺气虚则易患感冒而咳嗽；脾气虚则运化无力易纳呆腹泻；肾气虚易精神困顿而患腰疼。三脏俱虚，则容易出现呼吸、消化、生殖等一系列虚弱症状。而黄精润肺、健脾、益肾之功能，可以达到抗衰老、提高免疫功能的目的。

中国道家、气功家常隐居深山，不食五谷，日饮泉水，采集黄精、茯苓、松子等食用，认为这些仙草、仙果，可以轻身延年，长生不老，甚至还能得道成仙。成仙虽然不可能，但服用黄精确能防病治病，强壮身体。据武汉医学院到广西都安、巴马等县的292例百岁老人中调查，发现他们经常服食黄精，可知黄精确有延年益寿之功效。

现代研究证实，黄精含有多糖、氨基酸、烟酸等多种机体营养物质。这对提高机体免疫功能，增强体质将起到重要作用。另外，还有增强冠脉血流量、降低血压和降低血糖的药理作用。这对防治高血压、冠心病、糖尿病有着重要的意义。近年来研究发现，黄精对由药物引起的耳聋、耳鸣、眩晕、记忆力减退、失眠、多梦等神经系统的毒性症状，有较好的疗效。

黄精药膳

（1）黄精粥：黄精20克，粳米100克。将黄精洗净，切碎，加清水1400毫升，浸2小时，再煮60分钟，去渣取汁。再将粳米淘洗干净，加入黄精汁，再用文火煎煮20～30分钟，以米熟烂为度。粥成后，加入适量调味品。此粥有补脾养胃、润肺生津的功效。

（2）黄精炖肉：黄精50克，瘦猪肉200克，葱、姜、料酒、食盐各适量。先将黄精、瘦猪肉洗净，切成小块，放入砂锅内，加水适量，加入调料，炖熟食用，吃肉喝汤。具有养脾阴、益心肺的功效，适用于阴虚体质的调养，以及心脾阴血不足所致的食欲不振、心悸失眠等症。

（3）补脑汤（浙江名中医魏长春方）：黄精、玉竹各30克，决明子9克，川芎3克。将前四味药用水煎服。此方为魏老60余年的经验方。此方对智力低下、记忆力不足、老年智衰、脑震荡后遗症等损及智力的病症有良好效果。

### （二十一）枸杞

枸杞，从《诗经》“集于苞杞”句算起，用于医药已有三千年的历史。《神农本草经》

将枸杞列为上品，言其“久服坚筋骨，轻身，不老”。由此，它得到许多美名，如却老、天精、地仙、仙人杖、西王母杖等。

枸杞为茄科，多年生灌木植物，其果实、叶、根、皮均供药用。枸杞子，性味甘平，有滋补肝肾，填精明目之功。枸杞叶，性味苦甘、凉，有补虚益精，祛风明目的功用。地骨皮，性寒味甘，有清热除蒸凉血敛汗之功。春季采其叶，夏季采其花，秋季采其子，冬季采其根，一年四季，各取所用。

枸杞是一味药食两用的佳品，无论老幼，均可食用。凡肝肾阴虚，精血不足所引起的头晕目眩，腰膝酸软，遗精滑泄，视力减退，牙齿松动，耳鸣耳聋，须发早白，失眠多梦，潮热盗汗，或未老先衰，精神不振者，可单用或配方使用，也可入药膳食之。相传唐代孙思邈及孟诜常饮枸杞酒而长寿，唐朝宰相房玄龄和杜如晦，协助唐太宗李世民治理朝政，用心过度，出现了虚劳羸瘦、头晕目眩等症，后来食用“枸杞银耳羹”，服用不久，颇见效力，精力充沛。

1. 枸杞子新研究

枸杞子中含有氨基酸与维生素和微量元素等营养物质，对机体免疫功能有促进作用，并同时具有免疫调节作用；可提高血睾酮水平，起到强壮作用；能增强机体造血机能，对健康人白细胞数量也有显著提升作用，还有抗衰老、抗突变、抗肿瘤、降血脂、降血糖、降血压、保护肝肾等多种作用。

2. 枸杞子药膳

（1）枸杞山药大米粥：枸杞 15 克，黄芪 30 克，怀山药 30 克，大米 100 克。将前三味加水，煮沸 15 ～ 20 分钟后取汁，将大米加入药汁中煮粥食用。此粥有健脾养胃，补肾健脑的功效。适用于老年人精力减退，形体消瘦，须发早白，对防治糖尿病也有一定效果。

（2）枸杞当归羊肝汤：枸杞 15 克，当归 25 克，羊肝 250 克，红枣 5 个，生姜 5 片。先将羊肝去筋膜，洗净，用滚水脱去血水，枸杞、当归、红枣、生姜均洗净。把全部用料放入锅内，武火煮滚后，改文火煲 2 小时，加盐调味食用。此汤有益气补血，养肝明目的功效。用于血虚头晕、视力减退等，并可防治夜盲症。

（3）枸杞人参酒：枸杞 35 克，人参 3 克，熟地 10 克，白酒 1000 克，冰糖 40 克。将前三味切片，入布袋，置于容器中，加入白酒，密封，每日振摇几次，浸泡 14 天后，去药袋，加入冰糖，混匀即成。此酒可滋阴补血，乌须发，壮腰肾，明目，并有活血化瘀之功。适用于身体虚弱，营养不良，头晕目眩，腰膝酸软等。

（4）张锡纯先生自五旬后，每夜觉心中发热，必饮凉水漱口，至天明饮水一壶。惟临睡时，嚼服枸杞子一两；凉水即可少饮一半，且晨起后觉心中格外清静，精神格外充足。

（5）肥胖：枸杞子 30 克，每日当茶冲服，早晚各 1 次，长期饮用有效。

（6）神经衰弱：枸杞子 20 克，红枣 ( 切开 )10 枚。水煮，饮汤食枸杞与枣。

（7）视力下降：枸杞子 30 克，杭菊花 15 克，猪肝 ( 或羊肝 ) 适量，加水炖熟，喝汤，食枸杞与猪肝，对视力疲劳有良效。

### （二十二）女贞

女贞子，又名冬青子，味苦，性平，入足少阴经，有补肝肾、强腰膝、壮筋骨、乌须发的功效，被医家视为养阴之佳品。晋代苏彦《女贞经》云："女贞之树，一名冬生；负霜葱翠，振柯凌风。"清代医学家张志聪有另一种说法，他说：三阳为男，三阴为女，女贞禀三阴之气，岁寒操守，因以得名。历代文人常籍之抒情言志，使女贞子颇负盛名。

1. 女贞子新研究

现代药理研究，女贞子具有增强体液和细胞免疫功能，能降低血清胆固醇及血糖，具有保肝、改善蛋白质代谢等作用。此外，还有强心利尿和缓下的功效，年老体衰者经常服用，可祛病强身，改善机体功能。为其"久服肥健，轻身不老"提供了科学依据。

2. 女贞子药膳

（1）女贞子粥：女贞子 15 克，大枣 10 枚（擘），大米 100 克，白糖适量。将女贞子先煎 20 分钟，取药液用；加水适量，放入大米、大枣，用文火煮成粥，加入白糖即可食用。用于治疗由肝肾阴虚所致的头晕目眩、腰膝酸软、须发早白、骨蒸劳热、目暗不明等症。

（2）女贞子酒：女贞子 90 克，黄酒 500 毫升，浸之。密封，7 天后饮用。每次 20 毫升，早晚各 1 次。对于治疗筋骨无力、头晕、耳鸣、须发早白者，疗效较好。

### （二十三）黑芝麻

芝麻，有黑、白、黄 3 种，药用的是黑芝麻。黑芝麻，又名巨胜子、胡麻、狗虱、乌麻、油麻等。

早在《神农本草经》中就有黑芝麻的记载，说它味甘而性平。主治虚劳内伤病，可以补五脏，益气力，长肌肉，填髓脑，久服能延年益寿。后代医家认为，黑芝麻甘平多脂，有养肝血、滋肾阴、坚筋骨、明耳目、充胃津、增气力、增脑髓、长肌肉、催生化毒等功效。适宜于肝肾阴虚、血燥生风、头晕目眩、耳鸣耳聋、肢体麻木、须发早白、大便燥结等症。许多老年便秘的人会在晨间进服芝麻油一小杯，以滑润大肠。

1. 黑芝麻新研究

芝麻含丰富的脂肪，其中油酸、亚油酸、棕榈酸含量较高，而且尚含卵磷脂、蛋白质和维生素 E。维生素 E 能抗拒导致生命衰老的"自由基"，这在众多食品中其含量居于首位。

2. 芝麻药膳

（1）白糖芝麻：取黑芝麻适量，洗净晒干，文火炒熟，碾轧成粉，配入等量白糖。可在早、晚用温开水调服 2 汤匙；也可充入牛奶、豆浆，或稀饭中同食；或加在馒头里食之。具有补血、润燥、补肝肾、乌须发之功效。

（2）黑芝麻粥：黑芝麻 25 克，捣碎，大米随食量而定。将大米、黑芝麻淘净，入锅煮粥，可每日食用。具有补肝肾、润五脏之功。适用于老年体弱之人。

（3）黑芝麻养颜粉：取黑芝麻粉、核桃粉、黑豆粉、炒米粉，加糖制成点心。既可用于营养缺乏的人，又可以作为养颜食品，容易被人体所吸收，可促使皮肤白嫩滋润。

（4）黑芝麻浆：黑芝麻粉 250 克，何首乌 250 克，白糖少许。将上述 3 味煮成浆状，用滚水充服。早晚各一盅，半年后白发转灰，灰发转黑。

### （二十四）龟

龟的寿命很长，被人们认为是长寿的动物。老年人冬季常吃龟肉，能获长寿。上古时期，龟为四灵之一（即麟、凤、龟、龙）。人们还喜欢用龟作为自己的名字，如龟年、龟龄、龟山、龟蒙等，名字中蕴含着长寿的寄托。日本人向来喜欢追随中国的文化，所以至今仍有许多人以“龟”为名，如白井龟太郎、龟山三郎等。

龟是一种滋补强壮良药，在《神农本草经》中说它的作用为“久服轻身不饥”。龟的甲壳、肉、血、肝、胆、蛋，甚至龟尿，都可供药用，但最常用的还是龟壳。古人用龟壳，上下壳皆用，称龟腹甲为龟板，龟背壳为龟壳。到了元代，朱丹溪发现龟板有显著的滋阴潜阳作用。

龟板味咸性寒，有着显著的滋阴潜阳的功效。所谓“滋阴”，即滋补肾水；“潜阳”，即将肾阴虚而致的亢奋之阳引降于阴分之中。临床上所见到的腰膝酸软、头晕目眩、舌红苔少、脉大无力等，就是肾阴不足导致阳气亢奋的证候。这个时候在滋补肾阴方药的基础上（如六味地黄汤）加入龟板，就能使亢奋之阳归于肾水，从而达到阴平阳秘的健康状态。古代医家常用龟做原料制成丸散膏丹，这些药多是养生保健药品，如龟鹿二仙胶、龟龄集、龟鹿回本丸、龟苓补酒等。

龟的全身皆可入药。龟板，滋阴潜阳；龟血，滋阴补血，可治跌打损伤；龟尿，治疗耳聋；龟肉，滋阴补肾，清虚热；龟板胶，滋阴潜阳，补肾壮骨；龟胆汁，主治月经不通。

1. 龟板新研究

近年来，经中国中医科学院杨梅香等人研究，龟的上下甲有相同的化学成分，且龟上甲的出胶量约为下甲的两倍。在 1990 年的国家药典中，龟甲已明确规定：“本品为龟科动物乌龟的背甲与腹甲。”可见，将上甲弃而不用是不对的。研究表明，龟板能有效地降低甲状腺功能亢进，增强机体的体液和细胞的免疫功能，促进肾上腺皮质生长，对动物子宫有明显的兴奋作用。另外，还有延缓衰老、解热、补血、镇静、抗凝血、增加冠状动脉血流量、提升白细胞数目的作用。

2. 龟的药膳

（1）龟肉山药汤：龟肉300克，怀山药15克，百合15克。将龟肉洗净，切块。一同放入炖锅内，隔水炖3～4小时。食肉喝汤。此汤可滋阴润肺，泻火安神。主治肺结核及阴虚火旺者。

（2）核桃杜仲炖龟肉：龟肉200克，杜仲10克，核桃仁5枚，肉苁蓉10克，生姜3片，清鸡汤1碗。将龟肉洗净，切块，杜仲浸泡后刮去粗皮，核桃仁用文火炒香。将所有用料放入炖盅，再加入沸水2碗，盖上炖盅，膈水炖之。先用中火炖1小时，再用小火炖2小时。炖好后，取出药渣，加入适量香油、盐、味精即可食用。此汤可补肾填精，养血益气。用于治疗肾虚尿频、腰痛、精力不足等症。

（3）龟血炖冰糖：拳大乌龟3只，冰糖适量。每次取3只乌龟血，用瓷碗装，加入清水与冰糖，隔水蒸炖，服食。每日1次，7天为一疗程。此方可滋阴养血，通经活络。主治脑卒中后遗症如口角流涎、喉中痰鸣等症。

（4）龟蒜汤：龟1只，洗净切块，蒜头5枚，略加捣烂，将二味一同放入炖盅内，加清水，用文火清炖，喝汤食肉。主治脚气，功效显著。每天炖食一次，四五日肿胀消除。

## （二十五）菊花

菊花，性味甘寒，入肺、肝二经，有黄白之分，功效虽似，但各有所长。白菊（甘菊花）长于清肝明目；黄菊（杭菊花）长于疏风散热；而野菊花长于清热解毒。其应用范围有头痛、眩晕、目赤、心烦、耳鸣、失眠，以及外科疮疡肿毒等。

菊花在我国素有“延寿客”之称，相传河南省内乡县的菊花山，是我国古代著名的长寿之乡。这里山青水秀，菊花遍野，人们长年饮用菊花溪水，寿至百二十岁，其高寿者达145岁。

1. 菊花新研究

菊花含有微量元素基因，尤以硒的含量最高，可以延缓机体的衰老。菊花还有较显著的降压、扩张冠状动脉及增加冠脉血流量的作用，并能强心肌，抑制血栓形成，还可抗癌。同时，菊花还有镇静、解热、抗菌、抗病毒等作用。

2. 菊花药膳

（1）菊花粥：菊花15克，粳米50克。将菊花放入锅中，加水300毫升，煮沸15分钟，倒出药液；再加入300毫升水，煮沸10分钟，倒出药液。将两次药液合并，加入粳米，武火煮沸后，改为文火，煮粥，可加冰糖调味。每日早晚服用。此粥适用于治疗头痛、眩晕、目赤、心胸烦闷等症。尤其适合高血压、高血脂的病人。

（2）菊花山楂茶：菊花 10 克，山楂 15 克，茶叶 10 克。将三味一同倒入杯中，用沸水冲泡，加盖焖浸 5 分钟即可饮用。此茶有清热化痰、平肝明目、健胃消食之功效。适宜于风热头痛、咳嗽有痰或羞明目赤等症。

（3）菊花酒：菊花 50 克，杜仲 50 克，防风、炮附子、黄芪、干姜、桂心、当归、石斛各 12 克，紫石英、肉苁蓉各 15 克，萆薢、独活、钟乳石各 24 克，茯苓 9 克。白酒 3500 毫升，将上述药一同浸泡 5 日，即可饮用。一次 30 ～ 50 毫升，一日 2 次。此方原名“长寿酒”，其味清凉甜美，有养肝、明目、健脑、延缓衰老等功效。原载于明代《奇效良方》，主治男女风寒冷痹，腰背痛，食少羸瘦，嘘吸少气，祛风冷，补不足。

### （二十六）三七

三七与人参、西洋参是人参属植物中的三大名贵药材，素有“南国神草”之称。明代以前本草均无记载，自李时珍《本草纲目》始乃首录。

三七，味甘微苦，性温无毒，归肝、胃经。主产于云南、广西等地。因产于广西田阳，名田三七；因与人参同科，故称人参三七；又因与菊科水三七区别，故又名旱三七。其主要功效可用八字概括之，即“止血，散瘀，消肿，止痛”。民间有“止血金不换”之称，中医称其为“止血不留瘀，散瘀不伤正”。

民间，对三七有一种“生打熟补”之说。有的学者认为三七有人参补气样作用。何谓熟三七？即将三七切成药片，先用文火将鸡的肥油炼成熟油，然后将三七置于油中煎炸，以使黄为度，取出晾干即成。三七可以用来煮肉，或用三七炖蛋，炖童子鸡，作为伤科病人的食疗食品，可促使骨伤早日愈合。三七叶与花亦可入药用。

据研究，三七主要成分为三七皂甙和黄酮甙。能明显缩短凝血时间，治疗各种瘀血性疾病，并用于眼外伤或眼手术后的前房出血。还可用于瘀血阻滞、跌打损伤以及冠心病心肌梗死，还能降低肝损害和血清转氨酶，有保肝作用。有抗炎及镇痛、镇静作用。此外，还有增强肾上腺皮质功能、调节糖代谢、抗衰老及抗肿瘤的作用。

三七药膳

（1）三七花茶：三七花 30 克。每次取 5 克，沸水冲泡饮之。具有清热平肝、降压利咽的作用。适宜于因高血压所出现的头昏、目眩、耳鸣，以及急性咽喉炎等症。

（2）三七炖鸡：约 1000 克重的鸡 1 只，三七 10 ～ 15 克。先将三七用鸡油或麻油炸黄（切无焦枯），再将其砸碎炖鸡。可根据自己的口味加些调料，吃肉喝汤。此药膳具有补气养血的作用，可以作为补养药膳食用之。适用于身体虚弱或产后体虚未复，出现心悸气短、面色萎黄、动则气怯等症。

（3）三七酒：三七、海桐皮、薏苡仁、生地、牛膝、川芎、羌活、地骨皮、五加皮各 15 克，白酒 2500 毫升。将前九味研为细末，置容器中，加入白酒，密封，浸泡 10

天后去渣，即成。此酒具有活血止痛、祛瘀通络的功效。适宜于跌打损伤、瘀血疼痛等症。

（二十七）白果

白果，又名银杏，入药用其果实中的内核——种仁。

白果树为银杏科乔木，它是世界上古老的树种之一，是三亿年前的“活化石”。由于它的种子核色白而叫白果，所以称为白果树；又因它成熟的种子外面包着橙黄色、肉质的种子，看起来像杏，而种子的内壳是白色的，故又名银杏。由于白果树从栽培到结果，需要二三十年的时间，四五十年后才能大量结果，所以人们说，公公种下的树，孙儿才能吃到果，又得名“公孙树”。

白果，味甘苦，性平，有小毒，入于肺经。主要功效为定痰喘，止带浊，用于慢性支气管炎，小便频数、白浊，妇科白带等症。白果叶也是一味中药，它有杀虫的作用，近年来用于冠心病心绞痛，有一定的疗效。

白果含有少量氰苷，为其有毒成分。一般吃 5 ～ 15 粒即可中毒。中毒症状以中枢神经系统为主，如呕吐、昏迷、嗜睡、惊厥、呼吸困难、体温升高，严重者可呼吸麻痹而死亡。中毒后应急往医院抢救。民间用甘草 60 克，或白果窠 30 克煎服可解毒，亦有用鸡蛋清内服解毒的。

白果仁含有多种营养元素，除淀粉、蛋白质、脂肪、糖类外，还含有维生素 C、核黄素、胡萝卜素以及多种微量元素，具有较高的营养和保健价值。有一定的祛痰作用，对气管平滑肌有微弱的松弛的作用；有降血压的作用；有显著的免疫抑制作用，与环磷酰胺及地塞米松相似；还有抗过敏的作用；因可清除机体超氧自由基而有一定的抗衰老作用等。

研究表明，银杏叶提取物具有改善缺血心肌的血液循环，清除氧自由基、抗血小板活化因子的作用，抗过敏、抗休克、对缺血损伤和器官移植排斥反应有保护作用，能提高抗癌化疗的效果，减少不良反应，于血液循环、中枢神经、消化、泌尿、生殖诸系统均具药理与疗效作用，具有抗血栓、改善微循环、降低血液黏稠度等多种效应。

白果药膳

（1）白果粥：白果仁 12 克，豆腐皮 60 克，生山药 30 克，粳米 50 克。将四味药共放入锅内，煮粥食用。适宜于老年人肺虚咳喘症。

（2）蜜腊白果：白果 500 克。将白果仁（去软皮、去心）用水淖过，与清水白糖一起用旺火煮沸，再用微火使汤汁变浓稠，加入桂花酱、蜂蜜，淋上香油，装盘食用。这是鲁菜中的名菜。

（3）白果鸡蛋：白果仁 2 个，放入带壳鸡蛋内，以纸粘封小孔，隔水蒸熟食用。日服 1 次，连服 2 天。可治疗小儿寒性腹泻。

（4）银杏饼：银杏 10 克，柿饼 2 个。先将银杏用开水浸泡 15 ～ 20 分钟，去外壳，入铁锅内炒香，研成泥末状备用；再将柿饼切开，放入银杏，用湿纸包裹，于火塘中煨熟即成。此饼有润肺化痰、止咳平喘的功效。用于体弱而患咳喘的病人，如慢性支气管炎、支气管哮喘等。早晚各食柿饼 1 个，经常食用方可。

（二十八）芡实

芡实，属于睡莲科水生草本植物，生于池沼湖泊中，夏季抽茎长梗，梗端开紫花，不多日即结实，如鸡头状，称芡实，又称鸡头实、雁头、鸡雍等。味甘涩、性平，入脾肾二经。因禀水土之气而生，故可补肾健脾。《神农本草经》将其列为上品，说它有“益精气，强志，令耳目聪明，久服轻身，不饥，耐老”的作用。

1. 芡实新研究

据研究证实，芡实含有丰富的蛋白质、脂肪、粗纤维、钙、磷、铁、核黄素、抗坏血酸等物质。因此，前人所说芡实为“强壮滋养收涩药”，是有科学道理的。

2. 芡实药膳

宋代大文学家苏东坡父子自制一种食疗强身美容方。具体方法是：将芡实煮熟，一枚一枚地细细嚼咽，每天 10 至 20 粒，每次 4 ～ 5 粒，持之以恒，长年不辍。据苏氏讲，这种嚼食芡实的方法中包含有古代气功中的咽津功。食芡时要细细嚼食，不可多食而急咽。用舌抵上颚，促进津液分泌，待津流满口，并使津液在口内反复转注，然后再缓缓咽下。苏氏这种食芡法，能使芡实之精，滋注脏腑，补益脑髓，促进消化，起到强身健脑的作用。

民间食芡方法很多，有用芡实与瘦肉同煮，不但味道鲜美，对解除神经痛、头痛、关节痛、腰腿痛等症，有很大益处。还有用芡实 60 克，加入适量红糖合成大补汤。具有易消化、营养高的特点，能调补气血，健胃补脾，对体虚的产妇、贫血者有良好的疗效。若用芡实 60 克，黄芪 15 克，共煮烂吃，有补肾的作用，可治遗精、白带及多尿症等；若加入莲子、大枣、茯苓，名四精丸，可用于因思虑、色欲过度引起的遗精、尿频等症。常吃芡实还可以治疗老年人尿频，促进消化吸收功效。

亚热带的人，喜欢把芡实与绿豆、苡仁米、百合干等加些冰糖炖汤食，具有补中益气、开胃、解热、滋养身体的作用。

（1）芡实薏仁炖老鸭：芡实、薏仁、怀山药各 10 克，老鸭肉 200 克，瘦猪肉 100 克，生姜 2 片，黄酒 2 茶匙。先将前三味淘洗干净，再将鸭肉去毛洗净，切成中块；瘦猪肉也切成中块。将以上用料倒入炖盅，加入沸水 1 碗半，盖上盅盖，隔水炖之。待水烧开后，用中火再炖 2.5 小时至 3 小时即可。将炖盅取出，加入少许熟油、食盐、味精，咸淡随意。此汤肉有滋阴养胃、健脾益肾的功效。主要用于治疗脾虚水肿、肾虚腰痛等症。

（2）芡实粥：芡实 30 克，煮熟去壳，再以粳米 20 克与芡实相合煮粥，候其烂熟，每日空心食用。此粥可补气养心，填精益髓，益智安神。可作为脑神经衰弱的食用品。

（3）芡实饺子：面粉 400 克，作面皮。芡实 60 克，瘦猪肉 400 克，洋葱 8 个，嫩豌豆 4 小碗，盐、酱油、麻油、胡椒各适量。包成饺子。对老年人有益精气、强意志、聪利耳目的功效。

### （二十九）天麻

天麻，味甘性平，入肝经。功能平肝潜阳，熄风止惊，通经活络。主治头痛眩晕、肢体麻木、癫痫抽风、脑卒中偏瘫、小儿惊风等症。

天麻是一种奇特的植物，它没有根及绿叶，无法进行光合作用，而是靠同化侵入体内的真菌（蜜环菌）获得营养。天麻将蜜环菌消化吸收为自己需要的养分，最终靠蜜环菌提供养料而发育壮大，其根与叶都推化为膜质鳞片，全株只剩下生有穗状花序的地上花茎和肥大的地下块茎。春季出苗后采挖的叫春麻，冬季采挖的叫冬麻，以冬麻质量为优。

服用天麻应掌握正确的方法，有人用它炖鸡、炖鸭，以补养身体，这是不正确的。天麻的主要有效成分遇热极易挥发，不论另煎或共煎，都会因受热而失去镇静与镇痛的作用。正确的服用方法应是先将天麻洗净，再用少量水润透，待软化后，切成药片，晾干，研末吞服，也可研末入丸或散剂服用。

1. 天麻新研究

现代研究表明，天麻有抗癫痫、抗惊厥、抗风湿、镇静、镇惊、镇痛等作用。有人用“三抗”、“三镇”予以概括。另外，天麻还有降压、抗缺氧缺血、减慢心率及改善学习记忆的作用。天麻多糖还可增强机体免疫功能，这与古人对天麻“久服益气力、轻身、增年”的叙述是一致的。

经研究，天麻密环菌与天麻的药理活性相似，所生产的天麻密环菌片，用于治疗各种眩晕、神经衰弱、失眠、耳鸣、四肢麻木等，特别是因基底动脉供血不足所引起的眩晕等症效果显著；还可治疗高脂血症，可使血清胆固醇、甘油三酯等明显下降，同时收缩压或舒张压亦有不同程度的下降，头昏、头痛、胸闷等症状亦有好转。

2. 天麻药膳

（1）天麻炖猪脑：天麻 10 克，猪脑 1 具。先将猪脑洗净，天麻蒸熟切片，将二味一同放入炖锅内，隔水炖熟。此菜具有祛风开窍、疏通血脉、滋养安神之功效。适宜于治疗高血压、动脉硬化、神经衰弱、脑血管意外后遗症等。每周服用 2 次，常服亦有效。

（2）天麻蛋：天麻（研粉）2 克，鸡蛋 1 个。将鸡蛋打开，倒入碗内，用筷子搅拌，加入天麻粉，调匀，蒸熟食用，每日 1 ～ 2 次。此蛋可清头目，补肝肾。可用于治疗头晕、神经衰弱等症。

(3) 天麻生地酒：天麻 15 克，生地 15 克，女贞子 30 克，枸杞子 30 克，黑芝麻 15 克，冰糖 50 克，白酒 1000 毫升。将前五味捣烂研碎，入布袋，置容器中，加入白酒，密封，用文火煮沸，取下待冷，浸泡 14 天后去药袋加入冰糖，再加入白开水 250 毫升，即成。此酒可滋肝肾，补精血，益气力，乌须发。适用于腰膝酸软，头晕目眩，肾虚遗精，须发早白，肠燥便秘等症。饭前口服，每次 10 ～ 20 毫升，日服 3 次。

(4) 天麻鱼头：天麻 10 克，川芎 5 克，茯苓 10 克，鲜鲤鱼 1 尾（约 500 克），调味品适量。先将川芎、茯苓用米泔水泡，滤出米泔水，加入天麻浸泡 4 ～ 6 小时，捞出蒸透，切片，填入鱼头与鱼腹内，上笼蒸 30 分钟，另用水粉淀配制芡汁，浇在天麻鱼上即成。此菜具有平肝熄风、定惊止痛、行气活血的功效。可以用于因虚火上炎所致的头晕、眼黑、肢麻，以及烦躁、易怒、失眠等症。每周可以服用 2 次。

### （三十）杜仲

杜仲原产于我国，已有二千年的历史。其入药首见于《神农本草经》，列为上品，称其为“思仙”。李时珍称之为木绵，因其皮中有银丝如绵，折之不断，故还有“丝连皮”之别名。

杜仲，味甘性温，归脾、肾二经。入药用其树皮，功效为补脾肾，强筋骨，安胎气。是治疗肾虚腰痛、筋骨无力、妊娠漏血、胎动不安以及高血压的良药。《本草汇言》总结其功效为：“凡下焦之虚，非杜仲不补；凡下焦之湿，非杜仲不利；凡足胫之酸，非杜仲不去；凡腰膝之痛，非杜仲不除；然杜仲色紫而燥，质绵而韧，气温可补，补肝益肾，诚为要药。”杜仲的药用价值高、用途广，被誉为“植物黄金”。

#### 1. 杜仲新研究

杜仲的药理作用主要有，强壮身体，降低血压，增强机体非特异性免疫功能，抗癌，防癌等。传统用杜仲的方法是，将杜仲炮制切断丝，这样有利于有效成分的煎出。研究表明，其降压作用以炒杜仲的作用较强。

近代医学研究发现，杜仲除传统的医疗作用外，还有双向调节血压的作用，并可降低人体胆固醇的含量，预防心脑血管硬化。北京大学药学院研究表明，杜仲具有促进记忆、抗疲劳、抗衰老、抗肿瘤及提高综合免疫能力的独特作用。美国航天局专家认为，杜仲能促进机体代谢和预防骨质疏松，可用于加工生产航天食品和老年保健食品。美国哈佛大学胡秀英教授认为，杜仲是世界上最好的天然降压药物。

#### 2. 杜仲药膳

(1) 杜仲腰花：杜仲 12 克，腰花 250 克。将杜仲水煎取汁，用药汁加黄酒、豆粉、盐，调拌腰花；再配以姜、葱、花椒、糖。下油锅爆炒即可食用。其功效可补肝肾、健筋骨。

主治肾虚腰痛、阳痿遗精、步履不健、眩晕耳鸣等症。

（2）杜仲酒：炒杜仲500克，米酒5000毫升。先将炒杜仲洗净，切成细条，放入酒内，加盖密封，浸泡30天后，即可饮用。此酒有补益肝肾、活血舒筋的作用。可治疗中老年人的腰膝疼痛、关节酸冷、屈伸不利、畏寒喜暖等症。每次服30～50毫升，每日2次。

（3）杜仲汤：杜仲5克，猪脚1个，加水炖煮至猪脚熟烂，去杜仲，加食盐调味，吃肉喝汤，每两日一剂。此汤可补肝肾，强筋骨。适用于中老年人腰膝酸软及小儿脑瘫引起的四肢萎软，也可作为中老年人的强身保健食品。

（4）杜仲核桃养发汤：杜仲25克，核桃仁10个，何首乌50克，粟米100克，羊肉250克，生姜2片，红枣去核4枚，盐少许。先将瓦煲内加入清水，用武火煲至水滚后再放入用料，改用中火继续煲3小时，加盐调味即可。本汤具有补肾生精、生发乌发、防止毛发脱落，以及抗衰老的作用。

另外，杜仲还可以制成保健饮料，如口服液、保健茶、可乐等，适当服用能够预防疾病，起到良好的养生保健作用。

### （三十一）决明子

决明子是我国药学史上最早的眼科用药。山西民间的老百姓称决明子为“千里光”，这是对决明子明目功能的更为直接的称赞。

20世纪80年代，江苏省委为90岁高龄的著名中医叶橘泉祝寿。席间，叶老把自己的养生心得“老人保健要点”赠给省委领导，其中有一条是：老人常饮决明子茶，可防便秘、高血压、血管硬化。

1. 决明子新研究

药理研究表明，决明子可使眼中乳酸脱氢酶（LDH）活性提高，增加眼组织中的三磷酸腺苷（ATP）含量，从而具有扩张末梢血管的作用，能改善视网膜及视神经的血液循环，促进水肿吸收，消除眼力麻痹和视力疲劳，因此可以防治近视眼、老花眼。

据研究，决明子中含人体有益的17种氨基酸，包含8种必需的氨基酸。如果长期服用，可抑制血清胆固醇升高和动脉硬化斑块形成。而决明子中所含的蒽醌苷是其降脂的主要成分之一。因其有导泻作用，能减少胆固醇的吸收及增加胆固醇的排泄，从而降低血中胆固醇的水平，延缓和抑制动脉斑块的形成。

2. 决明子药膳

（1）决明子茶：决明子6克，茶叶6克，两味混合后，用沸水冲泡10分钟，即可饮用。每日1剂，多次饮用。其功能为清热、通便、降脂。适用于肥胖症。

（2）决明子粥：决明子15克，粳米50克，冰糖适量。先将决明子放锅内炒至微有香气，待冷却后加水煎汁，去渣，加入粳米煮粥，粥将成时加入冰糖，再煮一二沸即成。

其功能为清肝、明目、通便。适用于高血压、高血脂及习惯性便秘者。可作为保健食品食用。

（3）决明子饼：决明子 50 ～ 100 克，鸡肝 1 具。先将鸡肝洗净去胆，随放锅内微炒，研成细末，过筛备用。用时取决明子粉 10 克，与鸡肝一同捣烂和匀，做成小饼 3~5 张，上笼蒸熟即可食用。此饼有滋补肝肾、清解内热的作用。适用于小儿视力减退及小儿夜盲症等。每日 1 剂，早晚空腹食用，每次 2 张，连食 1 周。

（4）决明子海带汤：决明子 15 克，海带 20 克。将前二味用水煎煮，待海带熟后，即可食用，喝汤吃海带。其功效为清泄肝热。适用于高血压、高血脂及肥胖者。

（5）决明子明目汤（经验方）：决明子 10 克，枸杞子 15 克，杭菊花 10 克，沙参 15 克，蜂蜜适量。将前四味煎汤，冲蜂蜜饮之。其功能为养肝明目，滋阴清热。适用于年老肝肾不足，眼目昏花，视物不清的慢性青光眼患者。

### （三十二）酸枣仁

酸枣仁，为鼠李科落叶灌木或乔木植物酸枣的成熟种子，首载于《神农本草经》，列为上品。《诗经》称为“棘”，陶弘景称为山枣。《神农本草经》谓其“久服安五脏，轻身延年”。酸枣全身都是宝，枣肉可做清凉饮料，壳可作活性炭，枣花是最好的蜜源，枣仁则是贵重药材。

酸枣仁，味甘酸，性平。其功能可养心安神，益阴敛汗。主要用于心悸、自汗、盗汗等症。古代有生枣仁治多眠，炒枣仁治失眠之说，后相沿成习。实际上酸枣仁生用亦不影响安神之效。山东名医刘惠民先生对酸枣仁的运用经验独到，他说：“酸枣仁不仅是治疗失眠之要药，而且具有滋补强壮作用。久服能养心健脑，安五脏，强精神。”“临证不论何疾，只要伴有心烦不眠之症，均可用之”。并指出，用药之巧在于量，一般成人一次多在 30 克以上，甚至可达到 75 ～ 90 克，用量 5 ～ 6 倍于他人。余受其启发，每用酸枣仁量至 30 ～ 60 克，其功效果然不同。但煎服酸枣仁偶可发生过敏反应，出现大片荨麻疹、全身皮肤瘙痒，有的表现为恶寒发热、关节疼痛等现象。

1. 酸枣仁新研究

酸枣仁含皂甙，其组成为酸枣仁皂甙 A 及 B。其提取物具有镇静催眠及抗心律失常的作用，并能协同巴比妥类药物的中枢抑制作用。其水煎液及乙醇提取液还有抗惊厥、镇静、降体温、降压的作用。此外，酸枣仁还有降血脂、抗缺氧、抗肿瘤、抑制血小板聚集、增强免疫功能及兴奋子宫的作用。

2. 酸枣仁药膳

（1）酸枣仁粥：酸枣仁 15 克，糯米 100 克。先将糯米加水煮至将熟时，加入酸枣仁末，再煮片刻即可。此粥有益气和胃、养心安神、固表敛汗之功。主要用于因心脾两虚、气血不足引起的心悸、失眠、汗出等症。每日1剂，可以常服。

（2）酸枣仁龙眼肉粥：酸枣仁30克，龙眼肉15克，糯米80克，红糖6克。将酸枣仁、龙眼肉去渣洗净，酸枣仁研碎，用双层纱布包好；肉切成小块；糯米洗净下锅，加入清水煮成稀粥，加红糖即成。此粥有健脑、安神、补血、养胃、益脾的功效，是治疗气血双亏之神经衰弱的佳品。

（3）酸枣仁细茶：酸枣仁30克，细茶60克，共研末，以人参须6克煎汤送服，每日2次。治疗不射精4例，均获痊愈。

（4）安神茶（光绪皇帝代茶饮方）：酸枣仁（炒、研）、茯神（研）各10克。将上二味同煎，冲朱砂末1克，代茶饮。其方中的酸枣仁、茯神可养心安神，朱砂安神定惊，对因心血不足而致的虚烦不眠，效果甚佳。

### （三十三）灵芝草

灵芝，通称灵芝草，古称瑞草、长寿草，被视为“祥瑞”、“吉祥如意”的象征。《神农本草经》中，有紫芝、赤芝、黄芝、白芝、黑芝六种，均列为上品。郭沫若在《题灵芝草》中这样描写灵芝：“茎高四十九公分，枝茎处处有斑纹。根部如髹光夺目，乳白青绿间紫金。”灵芝以体大、完整、色紫赤、有漆状光泽者为上品。最近据全国中药资源调查发现，我国仅存赤芝和紫芝两个品种。

灵芝，为多孔菌科真菌灵芝或紫芝的干燥子实体。主产于四川、浙江、江西、湖南等地。除野生外，现多为人工培育的品种。

灵芝的味是甘甜的，性质平和，入于心、肝、脾、肺、肾五脏。补气养血是其主要作用，还有止咳平喘、宁心安神的功效。凡身体虚弱，病后正气未复，或化疗、放疗后体力不支，或产后气血亏虚等，均可考虑用灵芝调补。一般可用煎剂，用量为5～12克；也可研粉冲服，用量为每次3克。

1. 灵芝新研究

国内外学者对灵芝的研究都十分重视，我国学者经对灵芝的多年的研究，得出结论为：（1）灵芝含有丰富的营养物质，能滋补人体器官，并能双向调节各器官的生理功能，使之恢复正常；（2）具有明显的强心作用，能增强心肌收缩力，增加冠状动脉血流量，降低心悸耗氧量；（3）能降低血中的胆固醇和甘油三酯，防止动脉粥样硬化的发生和发展；（4）具有保护肝脏的作用，能降低血清丙酮酸氨基转移酶；（5）有较强的镇静、止咳平喘和祛痰功效；（6）具有抗肿瘤的作用；（7）具有抗放射性损伤的作用；（8）对中枢神经系统有抑制作用，具有明显的镇静、镇痛作用。

2. 灵芝药膳

（1）灵芝酒：灵芝30克，白酒500毫升。灵芝浸泡的时间以白酒变成棕红色为度，还可加入适量的冰糖或蜂蜜。每次饭后饮用10毫升，每日2～3次。适用于神经衰弱，消化不良、咳嗽气喘等症。

（2）灵芝茶：将灵芝剪成碎块，放在茶杯内，冲入沸水，当茶饮之。边泡边饮。也可水煎2～3次，将煎出的茶水装入暖水瓶内，细细频饮。可以提神，消除疲劳。

（3）灵芝炖乳鸽：灵芝片5克，乳鸽1只。先将乳鸽煺毛，去内脏，洗净后，放入盅内，加水适量。再将灵芝片也放入盅内，加绍酒、姜片、食盐、味精等，上笼蒸至熟烂即可。具有补益中气、温肾固本、滋阴养血的功效。适合儿童与老年人食用。也可用于治疗支气管哮喘、慢性支气管炎、白细胞减少症等。

（4）灵芝猪蹄汤：灵芝30克，黄精15克，鸡血藤15克，黄芪18克，猪蹄250克，味精、食盐各适量。先将猪蹄去毛洗净切块，将其它四味药装布袋内，扎紧口。将药袋和猪蹄一同放入砂锅内，加适量水，先以武火煮沸，后改文火慢炖至猪蹄烂熟，捞出药袋不用。加入味精、食盐即可食用。此汤具有补气养血的功效。适用于白细胞减少症。

### （三十四）茯苓

茯苓，味甘淡，性平，入心、脾、肝、肾经，具有补脑健身、健脾和胃、利水渗湿、宁心安神的功效，被誉为中药“八珍”之一。茯苓的特点是补而不峻，利而不猛，性质和平，既能扶正，又能祛邪。正虚（脾虚）邪胜（湿胜）者，必不可缺。

茯苓为真菌类，前人认为，凡根下结苓之松树，叶必萎黄，或发红色，松树附近地面有白色菌丝，此即松之精气凝聚结苓之兆，土人望而知为有苓，这是前人多年积累采药的经验。由于云南产药为最，故自清代有云苓之称。本品以多孔菌科植物茯苓的干燥菌核入药，有天然野生和人工培植两种，人工培植者皮厚松浮，内肉不坚，色白无神，可资鉴别。

茯苓是一味延年益寿之药，《神农本草经》记载，茯苓“久服安魂养神，不饥延年”。到了魏晋时期，服饵茯苓以求长寿已蔚然成风；唐宋时期服食茯苓已很普通；宋代文学家苏东坡所著《服茯苓赋》及《东坡杂记》中都记述了茯苓的功效和制作茯苓饼的方法。到了清代，茯苓乃被当作养生益寿要药，尤其是慈禧太后，不但自己食用，还将茯苓制成茯苓饼，赏赐于大臣。有人对慈禧太后的长寿补益药方进行研究，发现常用的补益药共64种，而使用率最高的一味药就是茯苓，占78%。由于茯苓饼越做越精细，终于成了清朝末期的宫廷名点。北京城里做出的茯苓饼白可凌雪，薄如绵纸，中夹蜜饯与松果仁，不仅清香可口，而且还是祛病延年的良药，成为北京的名特产，是人们馈赠老人亲友的佳品。

#### 1. 茯苓新研究

茯苓含蛋白质、卵磷脂、胆碱、茯苓多糖等有效成分，是高级保健营养补给剂。

不但具有增强生理活性，刺激人体免疫系统功能的恢复，诱生和促诱生干扰素和白细胞调节素，间接抗病毒、抗肿瘤，减轻放疗与化疗的副作用，而且有保肝降酶、延缓衰老，安神健胃、美容养颜的作用。茯苓所含的卵磷脂和胆碱，能增强和改善大脑功能，不仅可以“强记忆”、“益心智”，还能“防痴呆”。其中茯苓素的利尿功效较佳，有助于降血糖和减肥。

2. 茯苓药膳

（1）茯苓蜂蜜面膜：茯苓粉 15 克，蜂蜜 30 克。将茯苓粉与蜂蜜调成糊状即成。晚上睡前敷于面部，翌晨用清水洗去。具有营养肌肤，消除老年斑和黄褐斑的功效。

（2）茯苓饼：白茯苓、大米粉、白砂糖各 250 ～ 500 克。先将白茯苓研细粉，过 100 目筛；再将白茯苓粉、大米粉、白砂糖倒入面盆搅匀，加水调成糊状，用平底锅，以微火摊成薄煎饼即可。此饼有健脾益气之功，尤其适合老人日常保健食用；气虚体弱，纳少，便溏者，亦可食用。每服 5 ～ 7 天，随意食之。

（3）茯苓贝母梨：茯苓 16 克，川贝母 10 克，梨 1000 克，蜂蜜 500 克。把茯苓切成小块，贝母洗净，梨切丁。将茯苓、贝母放入铝锅内加适量水煮沸，煮至茯苓、贝母熟透，加入梨与蜂蜜，煮至梨熟为度。本品可清热润肺，生津止渴，止咳平喘，具有降血压、降血糖、抗癌的作用。

（4）茯苓酒：茯苓 60 克，米酒 1000 克。先将茯苓洗净，研碎，到入米酒中，加盖密封，浸泡 7 天即可饮用。本酒有健脾利湿、益气安神之功效。可用于慢性泄泻、慢性胃炎等病。每次饮 20 ～ 30 毫升，每日 1 ～ 2 次。

### （三十五）山楂

山楂，又名山里红、红果，为蔷薇科植物山里红或山楂的干燥成熟果实。山楂是我国的原产植物，栽培历史已超过 3000 年，早在《尔雅》中已有记载。自元代朱震亨发现山楂有消食的功效后，山楂才成为临床常用之药而被广泛应用。

山楂，味甘酸、性温。具有消积化滞、散瘀止痛之功效。消食多炒用，降压多生用，活血化瘀、止痢多炒炭用。山楂还可用于单纯性肥胖、高脂血症、冠心病、心律失常、各种由气滞血瘀所致的疼痛，以及肝经湿热引起的疝气痛等。

民间根据山楂消肉积的原理，常在炖老母鸡或老鸭时加山楂数枚，且肉易烂，有利于消化。

1. 山楂新研究

山楂具有丰富的营养价值，每 100 克中含钙 85 毫克，在各类水果中居第一位；含维生素 C 89 毫克，仅次于红枣和猕猴桃，居第三位；还含有丰富的铁、磷、蛋白质和脂肪等。据药理研究，山楂可促进脂肪分解，帮助消化；还有抑菌、降压、强心、收缩子宫等作用。焦山楂煎剂对痢疾杆菌及绿脓杆菌有强烈的抗菌作用。

2. 山楂药膳

（1）山楂保心茶：山楂、决明子、杭菊花各10克。将此三味置入容器中，冲入1000毫升沸水，浸泡10～15分钟即可饮用。此茶具有保护血管内膜、降低心肌再灌注损伤的作用。中老年人每天饮用保心茶，对心血管有通瘀祛浊的作用，可以防止心肌梗死的发生。

（2）山楂降脂茶：山楂、生麦芽各30克，决明子15克，绿茶5克，鲜荷叶适量。先将前三味放入容器内，加水煮沸30分钟，然后加入茶叶和鲜荷叶，再煮10分钟。如此共煎煮2次，将两次煎液混合，当茶饮用。每日1剂，可供10人饮用。此茶有降脂、降压、活血化瘀的作用。冠心病患者也可饮用。

（3）山楂粥：山楂15克（鲜者可用30克），大米100克，白糖适量。将干净的山楂放入锅中，加入清水，浸泡十几分钟，然后煎煮15～20分钟，过滤取汁，用汁加大米煮粥，待熟时加入白糖，再煮几沸即可。此粥有健脾、消食、化积的作用。适用于食积不化的脘腹胀痛、吞酸嗳气，以及腹泻等症。还可作为高血压、高血脂、肥胖症、冠心病，以及癌症的饮食。

（4）山楂乌梅汤：山楂15克，乌梅10克，白糖适量。将山楂、乌梅放入锅内，加入适量清水，用武火烧开，再改用文火熬煮30分钟。熄火静置15分钟，滤出汤汁，加白糖调味即成。此汤有生津止渴的作用。适用于暑天闷热、口渴唇燥、食欲不振、倦怠无力等症，是夏季很好的保健饮料。

**图书在版编目（CIP）数据**

老年健康长寿指南/李杰，王丽主编．—北京：华夏出版社，2014.5
ISBN 978-7-5080-8108-3

Ⅰ.①老… Ⅱ.①李… ②王… Ⅲ.①老年人－保健－指南 Ⅳ.①R161.7-62

中国版本图书馆 CIP 数据核字（2014）第 086318 号

老年健康长寿指南

---

主　　编　李　杰　　王　丽
责任编辑　曾令真　　马　丽

出版发行　华夏出版社
经　　销　新华书店
印　　刷　三河市李旗庄少明印装厂
装　　订　三河市李旗庄少明印装厂
版　　次　2014 年 5 月北京第 1 版
　　　　　2014 年 6 月北京第 1 次印刷
开　　本　787×1092　1/16 开
印　　张　17.5
字　　数　342 千字
定　　价　39.00 元

---

**华夏出版社**　地址：北京市东直门外香河园北里 4 号　邮编：100028
　　　　　　　网址：www.hxph.com.cn　电话：（010）64663331（转）

若发现本版图书有印装质量问题，请与我社营销中心联系调换。